权威·前沿·原创

皮书系列为
"十二五""十三五"国家重点图书出版规划项目

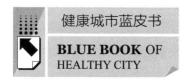

健康城市蓝皮书

**BLUE BOOK** OF
HEALTHY CITY

编委会主任／王彦峰　杜英姿

# 中国健康城市建设研究报告
# （2019）

ANNUAL REPORT ON HEALTHY CITY CONSTRUCTION
IN CHINA (2019)

主　编／王鸿春　盛继洪

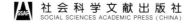

社会科学文献出版社
SOCIAL SCIENCES ACADEMIC PRESS（CHINA）

图书在版编目（CIP）数据

中国健康城市建设研究报告 . 2019 ∕ 王鸿春，盛继
洪主编 . －－北京：社会科学文献出版社，2019. 11
（健康城市蓝皮书）
ISBN 978 － 7 － 5201 － 5774 － 2

Ⅰ. ①中⋯　Ⅱ. ①王⋯ ②盛⋯　Ⅲ. ①城市卫生－研
究报告－中国－2019　Ⅳ. ①R126

中国版本图书馆 CIP 数据核字（2019）第 238590 号

健康城市蓝皮书

**中国健康城市建设研究报告（2019）**

主　　编 ∕ 王鸿春　盛继洪

出 版 人 ∕ 谢寿光
责任编辑 ∕ 曹义恒
文稿编辑 ∕ 陈　静

出　　版 ∕ 社会科学文献出版社 · 社会政法分社（010）59367156
　　　　　　地址：北京市北三环中路甲 29 号院华龙大厦　邮编：100029
　　　　　　网址：www. ssap. com. cn
发　　行 ∕ 市场营销中心（010）59367081　59367083
印　　装 ∕ 天津千鹤文化传播有限公司

规　　格 ∕ 开　本：787mm × 1092mm　1/16
　　　　　　印　张：22. 75　字　数：336 千字
版　　次 ∕ 2019 年 11 月第 1 版　2019 年 11 月第 1 次印刷
书　　号 ∕ ISBN 978 － 7 － 5201 － 5774 － 2
定　　价 ∕ 198. 00 元

# 《中国健康城市建设研究报告（2019）》
# 编辑委员会

# 组织编写单位

中国城市报中国健康城市研究院
中国医药卫生事业发展基金会
首都社会经济发展研究所
北京健康城市建设促进会
北京健康城市建设研究中心

# 主要编撰者简介

**王彦峰**　中国医药卫生事业发展基金会创始人，中国城市报中国健康城市研究院名誉院长，国际健康与环境组织创始主席，北京师范大学北京文化发展研究院兼职教授，中国健康城市蓝皮书和北京健康城市蓝皮书编委会主任。曾长期在中央宣传理论部门工作，主要编著有《社会主义初级阶段理论探索》《社会主义在中国的实践》《世界动荡之源》《民族复兴之路》《中国国情辞书》《健康是生产力》《中国健康城市建设实践之路》等。经国务院批准成立中国医药卫生事业发展基金会后，他首先向北京市政府申请参加奥运会筹办等多项工作，并建议将奥运会筹办和健康城市建设结合起来，得到北京市委市政府的大力支持，于2007年4月27日正式启动"健康奥运、健康北京——全民健康活动"，此举不仅为北京奥运会成功举办创造了健康安全的社会环境，而且将人民健康促进活动同党和政府的领导融合成建设"健康北京"的巨大物质力量。2009年北京市政府制定发布《健康北京人——全民健康促进十年行动规划》，他被聘为健康促进活动总顾问。中国医药卫生事业发展基金会在推动"健康奥运、健康北京——全民健康活动"中做出突出贡献，并将"健康北京"建设经验及时传播到全国。同时，他积极倡导的中国医药卫生扶贫活动已扩展到全国14个省市自治区，受益人口达到1.4亿人以上。他提出的"健康是生产力"这一科学理念相继在国家重要报刊、网站上发表，引起广泛社会反响。他先后荣获地方政府、国务院业务主管部门及联合国有关组织颁发的奖牌和证书，包括"健康城市建设杰出人物"和"健康中国年度十大人物"等荣誉称号。

**杜英姿**　人民日报《中国城市报》社总编辑、国家城市品牌评价项目组组长、中国城市大会执委会主任，研究方向为城市管理、企业管理和产业经济，长期致力于国内外城市与经济发展新闻报道和决策应用研究。主持编写《聚焦中国省委书记》《聚焦中国省（部）长》《觉醒的中国》《人品与官品》《岁月河山》等著作 10 余部。所撰写或组织撰写的长篇纪实通讯《温家宝总理民勤纪行》《民勤之殇》《铁腕治污洞庭湖》得到中央领导的关注，引起了很大的社会反响。

**王鸿春**　中共北京市委研究室办公室原主任、首都社会经济发展研究所原所长，现任中国城市报中国健康城市研究院院长、北京健康城市建设促进会理事长、北京健康城市建设研究中心主任、首席专家、研究员、高级经济师，北京师范大学北京文化发展研究院兼职教授。近年来主持完成决策应用研究课题 60 余项，其中世界卫生组织委托课题、省部级项目共 9 项，主编或合作主编决策研究书籍 23 部。主持决策研究课题获国家及北京市领导批示 20 余项，"转变医疗模式政策研究"等课题获北京市第九届优秀调查研究成果一等奖等市级奖项共 11 项。著有《凝聚智慧——王鸿春主持决策研究成果文集》《有效决策》，并先后主编《人文奥运研究》《北京健康城市建设研究》《2012 北京健康城市建设研究报告》《2013 北京健康城市建设研究报告》，以及 2015~2018 年的《健康城市蓝皮书：北京健康城市建设研究报告》、2016~2018 年的《健康城市蓝皮书：中国健康城市建设研究报告》等，其中《健康城市蓝皮书：北京健康城市建设研究报告（2017）》获得中国社会科学院第五届皮书学术委员会颁发的第九届"优秀皮书奖"一等奖。

**盛继洪**　首都社会经济发展研究所所长、北京市决策学学会常务副理事长，中国城市报中国健康城市研究院特约研究员，高级政工师。曾担任《2013 北京健康城市建设研究报告》《首都安全战略研究》副主编，《首都全面深化改革政策研究》《建设国际一流的和谐宜居之都研究》《北京经济高质量发展研究》《健康城市蓝皮书：中国健康城市建设研究报告（2016）》《健康城市蓝皮书：中国健康城市建设研究报告（2017）》《健康城市蓝皮书：北京健康城市建设研究报告（2017）》《健康城市蓝皮书：中国健康城市建设研究报告（2018）》《健康城市蓝皮书：北京健康城市建设研究报告（2018）》主编，其中《健康城市蓝皮书：北京健康城市建设研究报告（2017）》获得中国社会科学院第五届皮书学术委员会颁发的第九届"优秀皮书奖"一等奖。长期在北京市委从事决策应用研究工作，为市委市政府领导科学决策服务。近年来主持课题24项，其中省部级课题9项，获北京市调查研究成果奖二等奖3次、三等奖1次，曾参与组织起草北京市第十一次党代会报告。

# 序言
## 将健康中国战略落实到健康城市建设实践之中

　　人民健康是民族昌盛和国家富强的重要标志。推进健康中国建设，是新时代的国家战略，是一项重大的民心工程。习近平总书记强调："没有全民健康，就没有全面小康。"① 在全面建成小康社会的战略机遇期，抓住健康城市建设这一有力抓手，将健康中国战略落实到健康城市建设的实践之中，是当前乃至今后一个时期的重要工作。党的十九大报告明确提出："我国社会主要矛盾已经转化为人民日益增长的美好生活需要和不平衡不充分的发展之间的矛盾。"② 具体到与人民群众息息相关的健康领域，可以说体现在人民日益增长的健康生活需要和健康资源、健康保障、健康环境、健康服务等不平衡不充分的发展之间的矛盾上。抓住这个主要矛盾，以问题为导向，围绕《"健康中国2030"规划纲要》提出本地区、本部门实施的具体方案和措施，分阶段、分步骤组织实施，健康中国战略确立的奋斗目标就有了实实在在的实施基础，加速健康城市建设将为满足人民群众日益增长的健康美好生活需要起到强有力的助推作用。

　　中国健康城市建设正在驶上加速发展的快车道。中国的健康城市建设从一开始就带有鲜明的中国特色、中国风格，有强有力的顶层设计和组织实施。党和政府对保障人民群众健康生活高度重视，在不同的历史阶段，健康教育、健康服务、健康保障各有特点，且落到基层、落到社区、落到家庭，

---

① 《习近平谈治国理政》第2卷，外文出版社，2017，第370页。
② 习近平：《决胜全面建成小康社会　夺取新时代中国特色社会主义伟大胜利——在中国共产党第十九次全国代表大会上的报告》，人民出版社，2017，第11页。

有广泛扎实的群众基础。健康城市作为卫生城市的升级版，提升的不仅有健康设施、健康环境、健康服务，更有广大群众的健康视野、健康理念和健康素质。从爱国卫生运动的持续普及开展，到卫生城市建设的全面拓展铺开，再到健康城市建设领跑城市的先试先行、先夺时机、先尝甜头，中国的健康城市建设呈现出后劲强劲、生机勃勃的态势。包括一些起步较晚的城市，由于领导高度重视、规划设计完善、措施切实可行、群众参与面广，也有明显的后发优势，已经取得初步的成果。随着改革开放全面深入，改革成果不断积累，各个城市经济实力不断攀升，建设健康城市有了更好的物质条件和实践需求，把健康城市和健康村镇建设作为推进健康中国战略的重要抓手已经成为共识。

党的十九大报告对健康中国战略做了宏观描述，包括完善国民健康政策，为人民群众提供全方位全周期健康服务；深化医药卫生体制改革，全面建立中国特色基本医疗卫生制度、医疗保障制度和优质高效的医疗卫生服务体系；深入开展爱国卫生运动，倡导健康文明生活方式，预防控制重大疾病；实施食品安全战略，让人民吃得放心；积极应对人口老龄化，加快老龄事业和产业发展……这一切，充分体现了党和政府对国民健康的高度重视，既是对实施健康中国战略的宏观部署，又是对关系广大人民群众健康方面面工作的具体要求。近几年各省份在依照《"健康中国2030"规划纲要》制定地区规划纲要时，已经做了总体安排。在新的时期，还要结合各自实际，对标《全国健康城市评价指标体系（2018版）》，使我们的健康城市建设在国家宏观指导下，体现各地特色，有效地将健康中国战略落实到健康城市建设的实践之中。

《中国健康城市建设研究报告（2019）》是第四次以健康城市蓝皮书的形式推出，集纳了新的一年中国健康城市建设的新实践、新成果，也选录了国际健康城市建设新的研究课题，这是非常好的总结方式，我们可以从中学习借鉴的东西很多，深入研读可以获得很多启发。我仔细翻阅了全部书稿，感到中国健康城市建设确实又有了新的探索、新的跨越，令人兴奋和鼓舞。书中既有关于全国健康城市建设的评价情况，又有关于健康城市规划如何从理论到实践的探讨；既有食品安全示范城市建设面临的挑战分析，又有智慧化养老服务实践启示；既有构建整合型健康服务体系的思考，又有"安康乐知"产业发展的研究；特别是健康旅游发展现状、问题与建议非常有针对性，对抗衰老与人群健康的分析更是当前大家关注的热点问题。本书实际上既是一年一度中国健康城市建设研究报告，有很强的资料性和保存价值，又是健康城市建设领导者、实践者和研究者可以置于案头的参考读本，有很强的可读性、启发性。这里，我感谢本书的作者、编者所做出的辛勤努力，感谢大家为记录中国健康城市建设步伐留下了美好的一笔。

健康中国战略是中华民族伟大复兴中国梦的重要组成部分。健康城市建设关系着健康中国战略的稳步实现。摒弃城市病，实现科学发展、健康发展，建设健康的城市、培育健康的人群、享受健康的生活、打造健康的社会，我们会有更多值得骄傲的地方让世界注目。健康城市蓝皮书需要有更多更好的健康城市建设经验、做法，丰富充实健康城市建设的中国方案。健康城市建设的领导者、实践者和研究者责无旁贷，期待明年大家创造新的业绩、拿出新的成果！

中华医学会名誉会长：

2019 年 5 月 17 日

# 摘　要

本书由总报告、健康环境篇、健康社会篇、健康服务篇、健康文化篇、健康产业篇、健康人群篇、案例篇、国际借鉴篇九个部分组成。

总报告提出健康城市工作已成为落实健康中国战略的重要内容和抓手，总结中国健康城市建设的实践和健康城市的评价工作情况，并指出新时期健康城市建设应总结和推广健康城市的中国经验，积极应对健康城市发展中的不平衡和薄弱环节，积极稳步推进工作。

健康环境篇从回溯城市规划与公共健康的关系入手，提出三位一体的健康城市规划核心内容；基于高温热浪的成因和其产生的负面影响，提出针对性的对策建议。

健康社会篇通过对国内外智慧化养老服务技术与实践应用的深度研讨，为明确我国智慧养老战略方向提供学术参考；分析已经创建成功的国家级食品安全示范城市的现状和现存问题，有针对性地提出对策建议。

健康服务篇结合全国在建的健康小镇案例，讨论中医药健康小镇的建设思路和建议；从五个方面探讨基层医疗卫生服务供给体系的发展现状，剖析主要问题，提出构建整合型基层健康服务体系的思考。

健康文化篇指出健康传播需要通过精准传播、数据传播、场景传播以及提高传播内容专业性等方式来实现全民健康素养的提升；指出传统中医药凭借其自身独特性，在贯彻健康中国战略、建设健康中国的工作中发挥着不可替代的作用。

健康产业篇总结我国健康旅游发展取得的初步成效，剖析存在的主要问题，并提出发展建议；以航天科工"安康乐知"产业平台为研究对象，介绍平台的发展背景与趋势，提出建设发展方案。

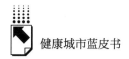

健康人群篇探讨如何助力健康老龄化，提高生存质量，建立全民抗氧化健康指数和抗氧化抗衰老（双抗）体系；介绍北京市控烟条例的背景、制定过程、内容和执行情况，总结北京市烟草控制综合治理的成就。

健康城市案例篇选取广东省珠海市、江苏省无锡市、浙江省桐乡市、四川省攀枝花市、海南省琼海市和北京市平谷区六个典型，对这些地方在健康城市、健康乡村、健康细胞建设方面的经验、存在的问题进行深入分析并提出对策建议。

国际借鉴篇介绍日本医疗体制的实践与经验；总结健康国家的经验，对世界健康国家健康指数排名进行归纳；通过对荷兰生命公寓的分析，为找到中国特色养老模式提供宝贵经验。

**关键词：**健康中国　健康城市　健康环境　健康社会　健康服务　健康文化　健康产业　健康人群

# 目　录

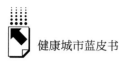

# Ⅷ　案例篇

# Ⅸ　国际借鉴篇

皮书数据库阅读**使用指南**

# 总 报 告

**General Report**

# B.1

# 中国健康城市发展现状及思考

李长宁　吴敬　卢永*

摘　要：　我国的健康城市工作一方面借鉴了国际健康城市的理念和策略，另一方面注重结合中国国情和社会经济发展特定阶段，在组织实施的方式、工作内容等方面具有自身特点。中国健康教育中心牵头进行的一系列评价显示，我国健康城市工作显著提升了城市和县区的健康治理水平；试点市健康治理取得实效，人群健康优于全国平均水平；试点市健康城市建设工作还有较大提升空间，且在不同地区和不同建设领域间发展不平衡。当前，健康城市工作已成为落实健康中国战略的重要内容和抓

＊ 李长宁，硕士，中国健康教育中心主任、党委书记，研究员，主要研究方向：健康促进与健康教育、人力资源管理；吴敬，硕士，中国健康教育中心副主任，研究员，主要研究方向：健康促进与健康教育；卢永，硕士，中国健康教育中心健康促进部主任，副研究员，主要研究方向：健康促进与健康教育。

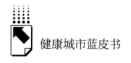

手。要总结和推广健康城市的中国经验,积极应对健康城市发展中的不平衡和薄弱环节,积极稳步推进健康城市建设工作。

**关键词:** 健康城市 健康中国 健康城市评价

全球城市化进程持续加快,一方面显著提升了人们的健康福祉,另一方面也带来大规模人口迁移、老龄化、环境污染、住房短缺、交通拥挤、公共服务需求激增、饮食结构和生活方式改变等健康挑战。[①] 从 20 世纪 80 年代起,世界卫生组织积极倡导健康城市工作。世界卫生组织认为,健康城市是场所健康促进的一种类型,健康城市的重要特征就是在城市规划和城市治理中充分考虑健康的社会决定因素,其主要目标包括创造健康支持性环境、实现良好的生活品质、提供基础卫生设施、确保健康服务可及性等。[②] 2016年,第九届全球健康促进大会指出,城市和社区是实现健康的关键场所,是2015 年后全球健康促进的优先领域之一。[③]

## 一 中国健康城市建设的实践

自 20 世纪 80 年代末至今,我国先后启动了卫生城市创建、健康城市建

---

① World Health Organization, *Why Urban Health Matters*, Http://www.who.int/world-health-day/2010/media/whd2010background.pdf? ua = 1 (last accessed 31 March 2019); Chen M., *Keynote Address at the World Health Summit*, Https://www.who.int/dg/speeches/2015/world-health-summit/en/ (last accessed 31 March 2019); Gong P., Liang S., Carlton E.J., et al., "Urbanization and Health in China", *Lancet*, 379 (2012), pp.843 - 852.

② World Health Organization, *Types of Healthy Settings: Healthy Cities*, Https://www.who.int/healthy_settings/types/cities/en/ (last accessed 31 March 2019).

③ World Health Organization, *Shanghai Declaration on Promoting Health in the 2030 Agenda for Sustainable Development*, Https://www.who.int/healthpromotion/conferences/9gchp/shanghai-declaration.pdf? ua = 1 (last accessed 31 March 2019); World Health Organization, *Shanghai Consensus on Healthy Cities 2016*, Https://www.who.int/healthpromotion/conferences/9gchp/9gchp-mayors-consensus-healthy-cities.pdf? ua = 1 (last accessed 31 March 2019).

设、健康促进县区建设等一系列场所健康促进工作。这些工作与国际上倡导的健康城市理念和策略一致，坚持预防为主和健康促进，秉承"政府主导、多部门协作、全社会参与"的理念，在政府治理和社会治理中突出健康治理，积极改善影响健康的环境因素、社会因素和个人因素，对维护人民群众健康和促进经济社会可持续发展做出了重要贡献。

## （一）卫生城市创建

我国自 20 世纪 50 年代起开展爱国卫生运动，坚持预防为主、多部门协作和全社会参与的工作模式，较早地体现了健康促进的理念。1989 年，针对当时城市公共卫生总体状况有待改进、垃圾和污水处理问题较为突出、卫生基础设施滞后于城市发展和群众生活需要的情况，全国爱卫会决定在全国组织开展卫生城市创建活动，目的是改善城乡环境卫生面貌，提升群众文明卫生素质，进一步提高人民群众健康水平。

卫生城市创建的主要做法是国家制定评审标准和管理办法，各城市自愿申报，通过评审后给予命名。卫生城市创建标准先后经过 5 次修订，目前使用的标准包括爱国卫生组织管理、健康教育和健康促进、市容环境卫生、环境保护、重点场所卫生、食品和生活饮用水安全、公共卫生与医疗服务、病媒生物预防控制 8 大项 40 条。[①]

截至 2017 年底，全国共有 337 个城市（区）建成国家卫生城市（区），占中国城市（区）总数的 46.35%，这项工作在城市环境卫生改善、传染病预防控制等领域发挥了重要作用。世界卫生组织认为，中国较早开展的爱国卫生运动、卫生城市创建等工作，充分体现了"将健康融入所有政策"和健康城市等理念。所以，我们把卫生城市创建作为我国健康城市工作的一种形式。

## （二）健康城市建设

在开展卫生城市创建的同时，我国在 1994 年进一步借鉴国际上的健康

---

① 全国爱国卫生运动委员会：《国家卫生城市标准（2014 版）》，全爱卫发〔2014〕3 号。

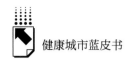
促进理念，探索健康城市建设。我国健康城市建设大体上可分为两个阶段：
1994~2013 年主要开展试点，2013 年起启动全面建设。

从 1994 年起，全国爱卫办选择部分城市，与世界卫生组织开展了健康城
市项目合作。2007 年，全国爱卫办批准 10 个城市（区、镇）开展健康城市试
点。2013 年，世界卫生组织授予中国政府"健康（卫生）城市特别奖"。

2013 年 12 月，全国爱卫会提出要"全面启动健康城市建设"。2014
年，全国爱卫会下发《关于进一步加强新时期爱国卫生工作的意见》，要求
推进新型城镇化建设，鼓励和支持开展健康城市建设。在 2016 年全国卫生
与健康大会上，习近平总书记指出："要深入开展健康城市和健康村镇建
设，形成健康社区、健康村镇、健康单位、健康学校、健康家庭等建设广泛
开展的良好局面。"①《"健康中国 2030"规划纲要》对健康城市建设做出明
确部署。② 2016 年全国爱卫会下发《关于开展健康城市健康村镇建设的指导
意见》③，在内容要求上，将健康城市定位于卫生城市的升级版，明确了现
阶段我国健康城市的内涵：通过完善城市的规划、建设和管理，改进自然环
境、社会环境和健康服务，全面普及健康生活方式，满足居民健康需求，实
现城市建设与人的健康协调发展。该文件提出了我国健康城市建设工作的目
标：到 2016 年，启动一批试点城市，探索可推广的健康城市建设模式。到
2017 年，建成一套科学、有效、可行的指标和评价体系。到 2020 年，建成
一批健康城市建设示范市，以典型示范带动全国健康城市建设广泛深入开
展。在未来更长的一段时期内，实现城市建设与人的健康协调发展，以环境
宜居、社会和谐、人群健康、服务便捷、富有活力的健康城市促进健康中国
目标的实现。现阶段健康城市建设的重点领域包括营造健康环境、构建健康
社会、优化健康服务、培育健康人群、发展健康文化。

---

① 《受权发布：〈习近平关于社会主义社会建设论述摘编〉（六）：加快推进健康中国建设》，
中国共产党新闻网，http://theory.people.com.cn/n1/2018/0207/c416915 - 29809761.html?
tdsourcetag = s_ pctim_ aiomsg，最后访问日期：2019 年 9 月 1 日。
② 《"健康中国 2030"规划纲要》，新华网，http://news.xinhuanet.com/health/2016 - 10/25/
c_ 1119786029.htm，最后访问日期：2019 年 9 月 1 日。
③ 《关于开展健康城市健康村镇建设的指导意见》，全爱卫发［2016］5 号。

2016 年 11 月，全国爱卫办印发《关于开展健康城市试点工作的通知》，确定 38 个国家卫生城市（区）作为全国健康城市建设首批试点城市（见表1）。2018 年，全国爱卫会正式印发了全国健康城市评价指标体系，随后对 38 个试点市开展了评估，目前正在组织开展全国健康城市评价工作。

表 1  38 个健康城市试点市名单

| 省份 | 试点市 | 省份 | 试点市 | 省份 | 试点市 | 省份 | 试点市 |
|---|---|---|---|---|---|---|---|
| 北京 | 西城* | 上海 | 嘉定* | 湖北 | 宜昌 | 云南 | 玉溪 |
| 天津 | 和平* | 江苏 | 苏州、无锡、镇江 | 湖南 | 资兴** | 西藏 | 拉萨 |
| 河北 | 迁安** | 浙江 | 杭州、宁波、桐乡 | 广东 | 珠海 | 陕西 | 宝鸡 |
| 山西 | 侯马** | 安徽 | 马鞍山 | 广西 | 南宁 | 甘肃 | 金昌 |
| 内蒙古 | 包头 | 福建 | 厦门 | 海南 | 琼海** | 青海 | 格尔木** |
| 辽宁 | 大连 | 江西 | 宜春 | 重庆 | 合川* | 宁夏 | 银川 |
| 吉林 | 长春 | 山东 | 济南、威海、烟台 | 四川 | 成都、泸州 | 新疆 | 克拉玛依 |
| 黑龙江 | 大庆 | 河南 | 郑州 | 贵州 | 贵阳 | | |

注：表中标注"＊"的城市为直辖市辖区，标注"＊＊"的城市为县级市，其他为地级及以上城市。
资料来源：《关于开展健康城市试点工作的通知》，全爱卫办发〔2016〕4 号。

## （三）健康促进县区建设

习近平总书记强调："在我们党的组织结构和国家政权结构中，县一级处在承上启下的关键环节，是发展经济、保障民生、维护稳定、促进国家长治久安的重要基础。"[①] 考虑到县区是中国政府治理的重要一环，是实现健康治理的重要基础，且数量较多，国家卫生健康委员会自 2014 年开始，在健康素养促进行动项目中，设置了健康促进县区建设工作内容，目的是提升县区健康治理水平，实现县域经济社会与人民健康协调发展。

健康促进县区建设的主要任务和当前健康促进的重点工作是一致的。一是推动落实"将健康融入所有政策"，积极倡导"大卫生、大健康"理念，

---

① 《习近平谈治国理政》第 2 卷，外文出版社，2017，第 140 页。

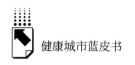

制定有利于健康的公共政策，开展跨部门健康行动。二是广泛建设健康支持性环境，特别是推进健康社区、健康家庭，以及健康促进学校、医院、机关、企事业单位的建设。三是大力开展健康教育和健康科普，提升人群健康素养水平，倡导健康生活方式。在健康促进县区建设中，国家明确了工作标准和具体行动计划，各省份在国家卫生健康委的指导下组织实施。截至2018年末，全国开展建设工作的国家级健康促进县区有3批197个，省级健康促进县区495个，合计692个，占全国县区总数的24.3%，总体上已提前实现《"十三五"全国健康促进与教育工作规划》提出的2020年健康促进县区达到20%的目标。

## （四）卫生城市、健康城市、健康促进县区的比较

卫生城市、健康城市、健康促进县区三者是我国健康城市工作的不同实践形式。三者的理论基础是相同的，其指导思想和主要策略是一致的，都强调政府应当将维护和保障人民群众健康放在重要位置，发挥政府、部门和个人的健康责任，针对主要健康问题和需求，改善健康影响因素，创造健康支持性环境，提高居民健康素养水平和健康状况，实现人的健康和区域经济社会发展协调一致。三者的工作内容各有侧重，实施范围和评价方式有所不同（见表2）。

表2 卫生城市、健康城市、健康促进县区的不同点

| 项目 | 卫生城市 | 健康城市 | 健康促进县区 |
|---|---|---|---|
| 工作重点 | 改善城乡环境卫生状况，重点解决预防控制传染病、寄生虫病、地方病等问题，促进人民群众的健康 | 是卫生城市的升级版，进一步综合提升健康环境、健康社会、健康文化、健康服务和健康人群，着力解决慢性病等公共卫生问题，全面促进群众身心健康 | 关注广泛的健康影响因素，旨在从政策、环境、个人三个层面提升人群健康水平，在政策层面强调建立"将健康融入所有政策"的长效机制，在环境层面强调创建各类健康促进场所，在个人层面强调提升人群健康素养 |
| 实施范围 | 除直辖市以外的设市城市和直辖市所辖行政区 | 所有级别的城市都可以开展 | 所有县区都可以开展 |
| 评价方式 | 评审命名 | 只对卫生城市开展健康城市评价，采用第三方评估 | 开展达标式的技术评估 |

### （五）我国健康城市工作与国际上的比较

总体上来看，我国的健康城市工作一方面借鉴了国际健康城市的理念和策略，另一方面注重结合中国国情和社会经济发展特定阶段。我国健康城市工作与国际上相比有一些不同。

1. 组织实施的方式不同

国际上健康城市行动是在世界卫生组织倡导下，许多城市依托世界卫生组织各个区域搭建的健康城市网络开展相关建设项目。城市的市长是否认同和采纳世界卫生组织提出的健康城市理念和策略，是城市能否实施健康城市项目的关键。在许多情况下，相关的科研机构、非政府组织也会积极倡导政府开展健康城市建设。国际上健康城市往往是一个个城市的项目，由各个城市自己开展，而不是一个国家的整体行动。

我国健康城市工作中的卫生城市创建和健康城市建设是由政府主导，全国爱卫会牵头，国家卫生健康委（全国爱卫办）具体组织实施。全国爱卫会的成员单位目前包含32个部委，省、市、县各级都成立了本级的爱卫会。健康促进县区也是政府主导的一项工作，由国家卫生健康委牵头开展。我国健康城市工作是自上而下、涉及各级政府各个部门的全国统一的行动，有统一的标准和指标，健康城市的推进力度是其他国家无法相比的。

2. 工作内容不同

不论国际上还是在我国，都强调健康城市要致力于城市的规划、建设和管理与人的健康协调发展。但是，在具体推进过程中，国际上一般较多从健康的环境、社会因素以及健康服务着手，且在一个建设周期内常常是针对单一或个别的健康问题。我国的卫生城市创建聚焦环境问题和传染病控制，健康城市建设和健康促进县区建设则要求从整体推进健康促进工作出发，从政府、社会、个人三个层面统筹应对各类健康问题及其危险因素，并强调在整体推进的同时要着力解决当地突出的重点健康问题。

3. 我国健康城市工作的形式多样

国际上对健康城市的理解和运用只有一种形式，而我国比较丰富，包括

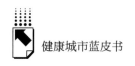

卫生城市、健康城市和健康促进县区。在今后一段时期内,卫生城市创建仍将是我国健康城市工作的重要组成部分。健康城市是卫生城市的升级版,健康促进县区是县区治理层面的健康城市建设工作。这三种形式的工作同时开展,共同维护和促进人民健康。另外,城乡统筹推进也是我国健康城市工作的一个特点。

## 二 中国健康城市的评价工作

### (一)评价工作概况

开展健康城市评价工作,有助于为健康城市发展提供导向,总结经验教训,推动建设工作规范开展。2014 年,全国爱卫办委托中国健康教育中心、复旦大学、北京健康城市建设促进会开展健康城市评价的研究工作。2015 年全国爱卫办在中国健康教育中心设立全国健康城市评价工作办公室。2016 年形成全国健康城市评价指标体系("2016 版指标"),对全国 247 个卫生城市尝试开展了健康城市评价工作。2017 年之后,在总结 2016 年首次评价的基础上,结合党中央、国务院对卫生健康工作的新要求,对指标进一步修订完善,形成了《全国健康城市评价指标体系(2018 版)》。①2018 年,全国爱卫办委托中国健康教育中心、复旦大学、中国社会科学院对 38 个城市开展了健康城市评价,目前正在组织开展全国健康城市评价工作。

### (二)2016年全国健康城市评价结果

2016 年对 247 个卫生城市开展了首次全国健康城市评价,主要结果在第九届全球健康促进大会国际健康城市市长论坛上进行报告。评价结果显

---

① 全国爱国卫生运动委员会《全国健康城市评价指标体系(2018 版)》,中国政府网,http://www.nhc.gov.cn/ewebeditor/uploadfile/2018/04/20180409130611370.pdf,最后访问日期:2019 年 9 月 1 日。

示：一是各个城市都积极推进"将健康融入所有政策"的工作，绝大多数城市都印发了健康城市建设的政策文件和发展规划。二是各个城市人群健康状况高于全国的平均水平，如人均预期寿命、婴儿死亡率和孕产妇死亡率等指标优于全国。三是环境卫生状况明显高于全国平均水平，城乡环境卫生状况以及生态环境明显改善。四是健康服务体系更加健全。五是居民健康素养明显提高，城市人均体育设施用地面积和经常参加体育锻炼的人口比例都高于全国。首次评价工作对进一步提高健康城市建设的发展水平和推动健康城市建设的深入开展发挥了重要作用。

## （三）2018年试点城市评价结果

健康城市试点市评价使用的是《全国健康城市评价指标体系（2018版）》。该指标体系共包括 5 个一级指标，20 个二级指标，42 个三级指标。一级指标对应"健康环境""健康社会""健康服务""健康人群""健康文化"5 个建设领域，二级指标和三级指标着眼于我国城市发展中的主要健康问题及其影响因素。该指标体系中的 42 个指标涉及 10 多个部门的工作，体现了"大卫生、大健康"理念，也贯彻了"将健康融入所有政策，人民共建共享"的工作方针（见表3。）

1. 试点市健康治理取得实效，人群健康优于全国平均水平

例如，评价显示，受评城市 29 项与全国水平可比指标中有 28 项高于全国水平，32 项可比指标中有 23 项高于国家 2020 年目标值。受评城市在健康环境、健康社会、健康服务、健康文化等建设领域取得成效，人群健康水平优于全国平均水平，许多人群健康指标已经超过国家 2020 年目标，人均预期寿命中位数达到了 79.35 岁，婴儿死亡率、5 岁以下儿童死亡率、孕产妇死亡率、重大慢性病过早死亡率及传染病发病率处于相对较低水平。本次评价结果提示，受评城市通过卫生城市创建和健康城市建设，健康治理水平显著优于全国平均水平。结果也证明，健康城市建设对于统筹应对当前复杂的健康挑战是卓有成效的。

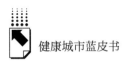

表3 《全国健康城市评价指标体系（2018版）》架构

| 一级指标 | 二级指标 | 三级指标 |
|---|---|---|
| 健康环境 | 1. 空气质量 | （1）环境空气质量优良天数占比 |
| | | （2）重度及以上污染天数 |
| | 2. 水质 | （3）生活饮用水水质达标率 |
| | | （4）集中式饮用水水源地安全保障达标率 |
| | 3. 垃圾废物处理 | （5）生活垃圾无害化处理率 |
| | 4. 其他相关环境 | （6）公共厕所设置密度 |
| | | （7）无害化卫生厕所普及率（农村） |
| | | （8）人均公园绿地面积 |
| | | （9）病媒生物密度控制水平 |
| | | （10）国家卫生县城（乡镇）占比 |
| 健康社会 | 5. 社会保障 | （11）基本医保住院费用实际报销比例 |
| | 6. 健身活动 | （12）城市人均体育场地面积 |
| | | （13）每千人拥有社会体育指导员人数 |
| | 7. 职业安全 | （14）职业健康检查覆盖率 |
| | 8. 食品安全 | （15）食品抽样检验批次 |
| | 9. 文化教育 | （16）学生体质监测优良率 |
| | 10. 养老 | （17）每千名老年人口拥有养老床位数 |
| | 11. 健康细胞工程 | （18）健康社区覆盖率 |
| | | （19）健康学校覆盖率 |
| | | （20）健康企业覆盖率 |
| 健康服务 | 12. 精神卫生管理 | （21）严重精神障碍患者规范管理率 |
| | 13. 妇幼卫生服务 | （22）儿童健康管理率 |
| | | （23）孕产妇系统管理率 |
| | 14. 卫生资源 | （24）每万人口全科医生数 |
| | | （25）每万人口拥有公共卫生人员数 |
| | | （26）每千人口医疗卫生机构床位数 |
| | | （27）提供中医药服务的基层医疗卫生机构占比 |
| | | （28）卫生健康支出占财政支出的比重 |
| 健康人群 | 15. 健康水平 | （29）人均预期寿命 |
| | | （30）婴儿死亡率 |
| | | （31）5岁以下儿童死亡率 |
| | | （32）孕产妇死亡率 |
| | | （33）城乡居民达到《国民体质测定标准》合格以上的人数比例 |
| | 16. 传染病 | （34）甲乙类传染病发病率 |

| 一级指标 | 二级指标 | 三级指标 |
|---|---|---|
| 健康人群 | 17. 慢性病 | (35)重大慢性病过早死亡率 |
| | | (36)18~50岁人群高血压患病率 |
| | | (37)肿瘤年龄标化发病率变化幅度 |
| 健康文化 | 18. 健康素养 | (38)居民健康素养水平 |
| | 19. 健康行为 | (39)15岁以上人群吸烟率 |
| | | (40)经常参加体育锻炼人口比例 |
| | 20. 健康氛围 | (41)媒体健康科普水平 |
| | | (42)注册志愿者比例 |

（1）健康环境。受评城市环境控制质量优良天数占比、重度及以上污染天数、生活饮用水水质达标率、集中式饮用水水源地安全保障达标率、生活垃圾无害化处理率、国家卫生县城（乡镇）占比等指标高于全国水平，有部分指标已经超过国家的2020年目标值，提供了较好的公共基础设施和环境卫生保障。

（2）健康社会。受评城市的城市人均体育场地面积、每千人拥有社会体育指导员人数、每千名老年人口拥有养老床位数等指标明显高于全国水平，有3项指标已经超过国家的2020年目标值，受评城市在全民健身支持性环境、职业人员健康体检、食品安全、养老服务等方面具有优势。

（3）健康服务。受评城市8项指标均高于全国水平，有6项已经超过国家的2020年目标值，受评城市在精神卫生、妇幼健康、卫生人力资源、中医药服务等方面有非常显著的优势（见表4）。

表4　38个健康城市试点市健康服务指标发展水平

| 指标 | 38个试点市总体水平 | 全国水平（2017年） | 2020年目标值 |
|---|---|---|---|
| 严重精神障碍患者规范管理率(%) | 84.72 | 67.87(2016年) | 80 |
| 儿童健康管理率(%) | 94.47 | 91.1(0~3岁) | 90 |
| 孕产妇系统管理率(%) | 93.57 | 89.6 | 90 |
| 每万人口全科医生数(人/万人) | 2.04 | 1.82 | 2 |
| 每万人口拥有公共卫生人员数(人/万人) | 8.04 | 6.28 | 8.3 |
| 每千人口医疗卫生机构床位数(张/千人) | 6.34 | 5.72 | 6 |
| 中医药服务社区卫生服务机构、乡镇卫生院(%) | 95.73 | 92.39 | 100 |
| 中医药服务村卫生室(%) | 76.98 | 66.4 | 70 |

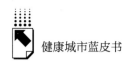

（4）健康文化。受评城市的居民健康素养水平、15 岁以上人群吸烟率、经常参加体育锻炼人口比例、媒体健康科普水平、注册志愿者比例等指标明显优于全国水平或超过了国家 2020 年目标值，形成了较为良好的健康文化氛围。

（5）健康人群。受评城市有 7 项指标明显优于全国水平，有 6 项已经明显超过国家 2020 年目标值（见表 5）。

表5　38 个健康城市试点市健康人群指标发展水平

| 指标 | 38 个试点市总体水平 | 全国水平（2017 年） | 2020 年目标值 |
|---|---|---|---|
| 人均预期寿命(岁) | 79.35(中位数) | 76.7 | 77.3 |
| 婴儿死亡率(‰) | 3.3 | 6.8 | 7.5 |
| 5 岁以下儿童死亡率(‰) | 4.3 | 9.1 | 9.5 |
| 孕产妇死亡率(1/10 万) | 11.26 | 19.6 | 18 |
| 城乡居民达到《国民体质测定标准》合格以上的人数比例(%) | 90.14(中位数) | 89.6(2014 年) | 90.6 |
| 甲乙类传染病发病率(1/10 万) | 184.96 | 222.1 | — |
| 重大慢性病过早死亡率(%) | 13.47(中位数) | 17(2016 年) | 16.65 |
| 肿瘤年龄标化发病率变化幅度(%) | −0.09(中位数) | — | 增幅低于1% |

2. 试点市健康城市建设工作还有较大提升空间，且在不同地区和不同建设领域之间发展不平衡

本次评价构建了健康城市指数，包括健康城市综合指数以及健康环境、健康社会、健康服务、健康文化和健康人群 5 个分指数，用来反映受评健康城市发展的整体水平和各个建设领域的发展水平。我们将指数的满分设为 100 分，代表基于当前国际和国内健康城市相关领域的理论和实践水平，期望中国健康城市在未来一段时期（2030 年或更长时期）能够达到的一个较高发展水平。

（1）健康城市综合指数。38 个健康城市试点市的健康城市综合指数介于 51.94～72.52，中国的健康城市建设仍有较大的提升空间。分城市级别来看，直辖市辖区健康城市综合指数高于地级以上城市和县级市。分不同地区来看，东部地区健康城市综合指数高于中部地区、东北地区和西部地区。

（2）健康城市分指数。在 5 个分指数中，健康人群指数代表健康结局，

即受评城市人群健康水平。健康环境指数、健康社会指数、健康服务指数、健康文化指数分别代表影响人群健康的环境、社会、健康服务和文化等因素的控制水平。结果显示，参评城市健康人群指数与期望的水平相比，仍有一定差距，但已经达到了中等偏上水平。从 4 个代表健康影响因素控制水平的分指数来看，其均值从高到低依次为健康环境指数、健康服务指数、健康社会指数、健康文化指数，受评城市健康环境与健康服务指数相对较高，健康社会指数与健康文化指数相对较低。

## （四）特色和亮点

在试点城市中，有的是从成为试点后开启了健康城市建设，有的在被确定为试点前，就曾开展多年的健康城市探索工作。这些试点城市在健康城市的组织实施方面有许多共性经验，包括成立领导小组，建立健全政府主导、多部门协作、全社会参与的工作机制，组建专家咨询委员会，制定建设规划和实施方案，部署重点项目和工程，加强经费投入和督导考核等，同时结合本地实际，开展了许多探索和实践。为了进一步推动全国工作，中国健康教育中心组织专家，挖掘和总结了试点城市在工作内容上的特色和经验。这里先介绍 5 个城市的特色和经验，今后还将进一步总结更多城市的经验。

### 1. 江苏苏州

苏州市自 1999 年起开始健康城市建设，始终坚持通过城市健康建设，发现本地主要健康问题，采取针对性的行动计划，逐步提升城市健康水平，人均预期寿命由 1999 年的 77. 46 岁增长到 2018 年的 83. 54 岁。苏州不同时期主要健康问题及对策见表 6。

苏州健康城市建设在每个具体项目中同样以需求评估为基础，有针对性地开展工作。例如，在交通安全方面，针对缺少相关法律、群众安全意识不够、交通管理水平有待提高、交通事故救治能力不足等重点问题，苏州市出台了道路交通安全条例，实施"文明交通"行动计划，研发"车辆特征智慧识别系统"，建立城市多中心的创伤协同救治体系，多措并举，2011 ~ 2015 年万车交通事故死亡率下降了 30. 5% 。

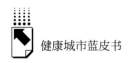

表6 苏州健康城市不同时期健康问题及对策

| 时期 | 主要问题 | 主要对策 |
|---|---|---|
| 试点启动阶段<br>（1999~2002年） | 健康城市建设思路、方法空白,国内无参考经验 | 选择试点单位;<br>借鉴国外经验;<br>确定战略目标 |
| 全面发展阶段<br>（2003~2015年） | 健康城市理论指导不够 | 成立健康城市研究所 |
| | 健康城市缺乏落地抓手 | 实施健康细胞工程、实施近百项国际、多部门、社区层面健康城市项目建设 |
| | 健康服务体系薄弱 | 健康服务工程 |
| | 居民健康素养水平不高,市民对健康城市知晓及参与度低等 | 实施健康宣传工程 |
| | 健康城乡发展不均衡 | 启动健康村镇建设 |
| 继承发扬阶段<br>（2016年至今） | 健康期望寿命和人均期望寿命存在差距;因恶性肿瘤、心脑血管疾病、呼吸系统疾病、损伤和中毒死亡占比高等 | 实施健康市民、健康城市、健康卫士、健康场所、健康市民倍增"531"等系列行动计划 |
| | 空气污染和水污染等环境健康问题 | 实施农村生活污水治理三年行动计划、环境保护"263"行动等 |

## 2. 北京西城

北京市西城区2003年启动健康城区建设项目,在健康城市建设中注重通过多部门协作和全社会参与,解决老百姓关注的健康问题。例如,针对人均食盐摄入量过高的问题,以广受欢迎的老字号名店为突破口开展减盐项目,在全市20多家餐饮企业中推出减盐菜品,部分传统名吃含盐量下降了15%。面向公众开展减盐教育宣传,同时对慢性病患者,联合工商等部门推广低钠盐,动员食品企业提供低盐食品,收到了很好的效果。又如,为了解决城区公园绿地不足、老百姓锻炼休闲去处少的问题,在制定了全区公园绿地500米服务半径覆盖率达到95%的目标的情况下,联合规划、住建等部门,共同推进目标的实现,2016~2018年新增城市绿地37.2公顷,建成城市森林6处,口袋公园67处,微绿地140处,在寸土寸金的闹市中"挤"出公园,广受老百姓欢迎。

## 3. 上海嘉定

上海市嘉定自1994年开始健康城市试点工作,目前正开展第六轮健康城市建设三年行动计划。近年来,上海嘉定在健康城市建设中抓住慢性病这一突出问题。例如,嘉定区推出"3 + X"新型家庭医生服务模式,促使家庭医生服务从以治疗为中心向以健康为中心转变,家庭医生服务依从性和服务水平明显提升。又如,嘉定区在健康自我管理小组的基础上,以社区学校为依托,在各街镇成立健康自我管理学校,规范学籍管理,统一学习内容和评估标准,提升市民健康自我管理的能力和质量。

4. 四川成都

成都市以健康细胞工程创建为健康城市建设的抓手,将健康建设任务直接落实到社区、单位、家庭等社会基础单位,以小细胞推动大健康。通过细胞创建,在各级政府和各部门中逐渐树立起"大卫生、大健康"和"共建共享"理念,改善了"小环境",提升了城乡社区治理水平,提高了市民健康意识。

就国内来看,成都市"健康细胞"建设工作算不上开展早的,截至目前建成的各类"细胞"的数量也不算很多,但涌现了都江堰市柳街镇、郫都区青杠树村等一批极具川西特色的健康村镇典型。这些村镇在原卫生乡镇卫生环境整治的基础上,探索出了"生态环境大提升、健康生活大进步、生态农业为基础、农家旅游为配套"的健康村镇发展模式,推行标准化的健康农家乐创建,吸引了越来越多的人前往休闲、旅游和度假。健康村镇建设推动了乡村经济发展,逐步显现出健康和经济发展双赢局面。

5. 广东珠海

珠海市在健康城市建设中将打造健康环境作为重要抓手。珠海1992年在环境保护方面就提出了"八个不准",为环境发展提供了有力的政策保障。例如,不可在观赏景区和公园里修建与民众观赏游玩、休息无关的建筑物,不可进行排放污染物及建设对环境有严重污染的项目,不可修建没有附带停车场的建筑设施等。

除了加强政策保障,珠海还始终坚持解决好环境治理中的重点难点问题,逐步形成绿色低碳的发展模式。例如,禁止新建燃煤锅炉,通过采取财政补贴等措施,推动全市小于35蒸吨燃煤锅炉的淘汰或者改用清洁燃料;全市

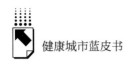

160 个行政村（涉农社区）实现生活污水的收集和治理；全市公交车 100% 新能源化、纯电动化；建成公园绿地 610 处，"园在城中，城在园中，城园相融"的公园网络已渐渐成型；建造绿色走廊生态网络体系，不断完善绿道等。目前，全市绿色空间超过陆地面积的 70%，绿化覆盖、空气质量等指标在全国名列前茅。好山好水好空气，已成为珠海未来健康发展的最大优势。

## 三 分析与思考

### （一）卫生城市创建、健康城市建设、健康促进县区等场所健康促进工作是推进健康中国建设的重要内容和抓手

健康中国战略强调"大卫生、大健康"理念，坚持预防为主，"将健康融入所有政策"和人民共建共享的工作方针，针对生活方式和行为、生产生活环境以及医疗卫生服务等健康影响因素，统筹社会、行业和个人三个层面，形成维护和促进健康的强大合力。[①] 多年来，我国卫生城市创建、健康城市建设、健康促进县区建设等工作取得显著成效，在"大卫生、大健康"工作机制、建设健康环境、普及健康生活等方面为建设健康中国奠定了良好的工作基础。一些地方将健康城市规划与当地健康中国规划合二为一，并以各类场所健康促进为抓手，将健康中国建设推进到各个社区和单位。实践证明，场所健康促进是"将健康融入所有政策"和共建共享的有效载体，是推进健康中国建设的重要内容和抓手。

### （二）总结和推广健康城市的中国经验

回顾我国健康城市工作，主要积累了以下经验：一是始终坚持党和政府领导，把人民群众健康作为党和政府的重要工作，放在经济社会发展全局中统筹考虑。二是始终坚持人民群众的主体地位，坚持发动群众、依靠群众、

---

① 《"健康中国 2030"规划纲要》，新华网，http://news.xinhuanet.com/health/2016 – 10/25/c_1119786029.htm，最后访问日期：2019 年 9 月 1 日。

造福群众，使每个人成为自身健康的第一责任人。三是始终坚持走中国特色卫生与健康发展道路，将社会主义制度的政治优势、组织优势、文化优势转化为一系列增进人民群众健康福祉的具体行动。四是始终坚持健康促进和预防为主的策略，建立健全政府主导、多部门协作、全社会参与的工作机制，从治理健康影响因素入手，推动"将健康融入所有政策"。2017 年 7 月 5 日，世界卫生组织向中国政府颁发"社会健康治理杰出典范奖"，表彰中国在爱国卫生和卫生/健康城市等方面的杰出贡献。在今后的工作中，我们要充分发挥爱国卫生运动的政治优势、组织优势和群众动员优势，结合当前主要健康问题和人民群众健康需求，研判新时代健康治理的有效策略和措施，继承和发扬好场所健康促进的中国经验，推动实现健康中国战略目标。

### （三）积极应对健康城市发展中的不平衡和薄弱环节

从 38 个试点市健康城市指数分析来看，受评城市还有较大提升空间，同时存在地区发展不平衡以及相关建设领域的发展不平衡。东部地区健康城市发展快于西部地区、中部地区及东北地区，在健康城市建设中应注重均衡发展，加大西部地区、中部地区及东北地区工作力度。在开展健康城市建设时，加大统筹推进健康中国战略和乡村振兴战略的力度，大力推进健康乡村建设，制定完善健康乡村评价的指标体系和评估办法。

此外，依据评价和平时工作中了解的情况，我国健康城市发展还存在一些薄弱环节。例如，全社会参与程度虽然不断提升，但还有较大提升空间；一些城市在整体推进的同时，可能弱化对重点问题的应对和解决；健康城市建设评价中大数据应用等方面仍需加强等。

### （四）积极稳步推进健康城市建设工作

近年来，我国健康城市建设工作快速发展，取得许多成效，但仍需不断完善。健康城市建设和健康促进县区建设虽已全面启动，但仍处于开始阶段，还有许多工作要做。下一步，应继续贯彻落实有关要求，进一步加强研究和探索，及时总结推广典型经验，稳步推动健康城市工作开展。

# 健康环境篇

**Healthy Environment**

# B.2
# "健康中国"战略推进下的健康城市规划核心内容建构

王 兰*

摘　要： 健康城市规划提供了健康城市建设对空间要素配置的战略思
　　　　 路和操作细则，有利于通过优化建成环境提升公共健康。基
　　　　 于城市环境与人类健康之间的广泛联系，需要为健康而规划
　　　　 设计，将健康的考虑纳入规划和设计成为当前对城市空间品
　　　　 质的重要干预和提升维度。当前健康城市建设的难点在于：
　　　　 在机制方面，健康城市在一定程度上立足于卫生城市建设，
　　　　 主要由卫生与健康委员会系统的部门主导，与城市建设的其
　　　　 他相关部门是平行关系，互动协作需要推动力；对健康城市

* 王兰，同济大学建筑与城市规划学院教授，博士生导师，院长助理，健康城市实验室主任，
研究方向：健康城市规划与治理、城市更新和全球城市发展。

如何建设存在知识储备的不足；健康城市相关知识急需本土化。因此，要建立"研究－实践－政策"三位一体的健康城市规划，通过理论和实证研究的支撑，开展空间尺度的规划设计循证实践，并推进针对城市规划方案的健康影响评价。

**关键词：** 健康城市　公共健康　城市规划

# 一　城市规划与公共健康

建成环境对公共健康的影响由来已久，对于传染病、非传染性疾病和心理疾病有不同程度和效应的影响。其中，传染病（如霍乱、黄热病等）和公共服务设施、住房通风采光等相关，建成环境的密度和风场等影响着疾病的传播。而非传染性疾病（如心血管疾病、呼吸系统疾病、肥胖和糖尿病等）被认为是城市的"新疫情"。全世界每年大概有3800万人死于非传染性疾病，占总死亡数量的63%。体能活动缺乏所导致的年均死亡人数是320万人。同时，日益增加的心理疾病与建成环境的相关性包括住房条件、空间拥挤度、噪音、光和空气污染等；促进社会交往的城市空间有利于疏解心理压力。[1] 患病风险具有个体差异，基因和环境的相互作用能最好地解释疾病发病率；疾病的成因在于个体基础和生活方式与外部要素之间的互动。[2] 背景性建成环境（Contextual Built Environment）、自然环境和社会环境的风险因素，与人体生物因素和生活方式相结合，最终影响个体的健康结果。因此，对建成环境进行健康干预和调控，有助于在较大人群范围内降低疾病

---

[1] Gary W. Evans, "The Built Environment and Mental Health", *Journal of Urban Health：Bullet of the New York Academy of Medicine*, No. 80, 2003, pp. 536－555.

[2] 王兰、赵晓菁、蒋希冀、唐健：《颗粒物分布视角下的健康城市规划研究：理论框架与实证方法》，《城市规划》2016年第9期。

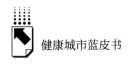

风险。①

城市已是全球半数以上人口日常生活的重要环境，成为非常重要的促进公共健康的空间载体。预计到 2050 年，世界总人口将达到 100 亿人，其中75% 将居住在城市。因此，城市规划被认为是解决人类不良健康状况的综合治理方案的重要部分。② 在中国，相比于农村地区，城市提供了更好的市政基础设施和医疗保健设施和服务，也是健康管理的关键。③ 世界卫生组织于1984 年提出了健康城市的理念，并推进了健康城市计划。世界卫生组织欧洲区域办公室于 1997 年启动了健康城市规划倡议，作为健康城市运动的健康议程和可持续发展议程相结合的一部分。④ 第一阶段编制了关于健康城市规划的指导性文件：《健康城市规划：以人为本的世界卫生组织城市规划指南》；第二阶段成立了世界卫生组织健康城市规划行动小组。⑤ 美国的健康城市规划可追溯至 1996 年的旧金山可持续发展规划；经过 20 多年的发展，美国目前明确提及公共健康的规划共有 890 项，覆盖超过 45 个州。⑥ 而我国在 1989 年启动全国卫生城市项目，健康城市是在卫生城市项目的基础之上进行拓展，更广泛地关注影响健康的多种因素。⑦ 世界卫生组织 1993 年 8月在马尼拉召开的关于城市卫生发展双边地区会议推动了北京、上海、苏州

① Sarkar C., Gallacher J., Webster C., "Built Environment Configuration and Change in Body Mass Index, The Caerphilly Prospective Study (CaPS)", *Health &Place*, No. 19, 2013, pp. 33 – 44.

② BillieGilescorti, et al., "City Planning and Population Health: A global Challenge", *Lancet Series*, 2016, http://dx. doi. org/10. 1016/S0140 – 6736（16）30066 – 6.

③ The Lancet Commission, "The Tsinghua-Lancet Commission on Healthy Cities in China: Unlocking the Power of Cities for a Healthy China", *The lancet*, No. 391, 2018, pp. 2140 – 2184.

④ Hugh Barton, Claire Mitcham, Catherine Tsourou, "Healthy Urban Planning in Practice: Experience of European Cities", *Report of the WHO City Action Group on Healthy Urban Planning*, London: Routledge, 2000.

⑤ Hugh Barton, Maecus Grant, Claire Mitcham, Catherine Tsourou, "Healthy Urban Planning in European Cities", *Health Promotion International*, No. 24（S1）, 2009, pp. 91 – 99.

⑥ American Planning Association, *Healthy Planning: An Evaluation of Comprehensive and Sustainability Plans Addressing Public Health*, https://www. planning. org/publications/document/9148251/.

⑦ 《国务院关于加强爱国卫生工作的决定》（国发〔1989〕22 号）。

等城市加入第一批健康城市项目；长春、成都和攀枝花为第二批。① 2007 年至今中国已在 10 个城市进行健康城市试点，主要集中在东部地区；针对烟草使用、健康生活方式、道路安全等方面，实施了一系列干预措施。② 随后，2012 年国家卫生计生委发布《"健康中国 2020"战略研究报告》。③ 2015 年我国提出"健康中国"战略；2016 年中共中央政治局通过《健康中国 2030 规划纲要》，明确健康城市建设是推进健康中国的重要抓手；全国爱卫会在浙江省杭州市召开全国健康城市健康村镇建设座谈会暨健康城市试点启动会，宣布了首批 38 个全国健康城市试点市的名单。2018 年《全国健康城市评价指标体系（2018 版）》发布，并启动了对 38 个试点市的测评工作。健康城市建设日益受到关注。

作为对建成环境进行安排和美化的专业技术和公共政策，城市规划对传染性疾病、慢性疾病和心理疾病三个方面的公共健康问题均可发挥作用。城市居民身心健康的优化均与城市建成环境密切相关；城市规划作为建成环境的重要塑造者需要重新审视。从传统传染病到新类型传染病、慢性非传染性病和心理疾病的公共健康是城市规划的新挑战。世界卫生组织大力倡导以各种方式重新建立城市规划与公共卫生的联系，提出城市规划对公共健康具有重要和正面的作用，而"健康必须是城市规划者的首要重点"。④

因此，基于城市环境与人类健康之间的广泛联系，需要为健康而规划设计，将健康的考虑纳入规划和设计成为当前对城市空间品质的重要干预和提升维度。健康城市是"以推进健康环境、健康经济和健康社会的规划建设

① 玄泽亮、魏澄敏、傅华：《健康城市的现代理念》，《上海预防医学》2002 年第 4 期；蒋莹、常春：《国内外健康城市建设实践》，《中华预防医学杂志》2012 年第 8 期；任苒：《健康城市建设的新理念及其导向》，《医学与哲学》2012 年第 4 期。
② 《健康城市——城市决心打造更健康的生活工作环境》，世界卫生组织网站，http://www.wpro.who.int/china/mediacentre/factsheets/healthy_cities/zh/，最后访问日期：2019 年 7 月 19 日。
③ 《卫生部长发布〈"健康中国 2020"战略研究报告〉》，中国政府网，http://www.gov.cn/gzdt/2012-08/17/content_2205978.htm，最后访问日期：2019 年 7 月 19 日。
④ 《卫生部长发布〈"健康中国 2020"战略研究报告〉》，中国政府网，http://www.gov.cn/gzdt/2012-08/17/content_2205978.htm，最后访问日期：2019 年 7 月 19 日。

为前提，以建成环境的优化为核心，提升居民身心健康的城市"。① 健康城市空间规划以空间要素为抓手，旨在通过规划设计优化城乡环境，减少居民的患病风险，提升居民的身心健康水平。② 传统城市规划对建成环境调控的基本方式为规划指标，如土地混合使用、日照间距、绿地和开放空间布局、公共设施的千人指标等。③ 在建构国土空间规划体系的当前，城乡规划可以对更广泛和更多元的空间要素进行健康考虑，从而提高城乡空间品质，践行世界卫生组织"将健康融入所有政策"的号召。

## 二 健康城市建设的难点

健康城市在我国的城市发展中日益受到关注，但在如何推进建设方面存在难点。

在机制方面，健康城市在一定程度上立足于卫生城市建设，主要由卫生与健康委员会系统的部门主导，与城市建设的其他相关部门是平行关系，互动协作需要推动力。部门之间的关注点和职权范围的差异，带来健康城市从硬件到软件整合推进的不易。例如，卫健委关注健康教育、社区医疗中心器械配置和医疗改革等内容；而住房与城乡建设部门负责城市道路、基础设施和公共服务设施的规划和建设，但不一定在此过程中考虑和预见到这些规划和建设内容对公共健康的促进和影响。

部分城市建立了健康城市建设小组或促进小组，致力于建立跨部门的协作行动小组。以杭州为例，杭州健康城市建设工作领导小组由市委书记、市长任组长，统筹健康城市推进工作。领导小组下设办公室，负责领导小组日常工作；包含七个专项组（健康文化组、健康环境组、健康服务

---

① 王兰：《健康城市规划：回归与提升》，载孙施文等《品质规划》，中国建筑工业出版社，2018，第201~216页。

② 王兰、赵晓菁、蒋希冀、唐健：《颗粒物分布视角下的健康城市规划研究：理论框架与实证方法》，《城市规划》2016年第9期。

③ 王兰、〔美〕凯瑟琳·罗斯：《健康城市规划与评估：兴起与趋势》，《国际城市规划》2016年第4期。

组、健康社会组、健康人群组、健康产业组、保障支撑组），由组长单位、副组长单位、成员单位组成，组长单位组织、协调本专项组所有成员开展工作。领导小组成员单位根据《健康杭州 2030 规划》[①] 结合部门职能进行工作部署，并设立了相应的评价机制。但是，在健康城市建设工作的具体实施过程中，健康城市建设小组不是常设机构，权限有限，推动实施具有不确定性。

同时，对健康城市如何建设存在知识储备的不足。健康城市涵盖面广，涉及城市发展和建设的多个方面，而学科之间在知识体系、专业术语和基本原则等方面存在差异。研究的开展存在壁垒，交流互动需要平台。例如，国内目前的城乡规划学和建筑学等教学课程体系中暂未开设专门课程讲授公共健康和健康城市相关的规划原则、技术和方法；公共卫生专业和健康教育相关专业也没有向学生提供关于规划设计相关的思路和知识。学科的实践对象存在不同，城乡规划学和建筑学等主要以空间为对象，而医学以人为对象。因此，迫切需要从两个学科角度将空间和人联系起来，关注空间对人的健康的影响，从而形成健康城市建设的整体框架体系。在此背景下，中国城市科学研究会健康城市专业委员会作为我国第一个以健康城市命名的学术委员会，纳入了医学、城乡规划学、地理学和公共管理学等多个学科的专家和实践者，致力于推动健康城市的研究和实践。

此外，健康城市相关知识急需本土化。针对中国城市发展阶段和特点的研究需要大力推进。循证实践（Evidence-based Practice）致力于连接研究和实践，对具有针对性的研究提出高要求。[②] 需要充分考虑实践对象的背景条件、问题和特征开展相应研究。中国城市具有建筑密度高和人口密度高的特征，产业结构处于转型期间，具有特定的空间要素特征和健

---

① 中共杭州市委办公厅：《健康杭州 2030 规划》，杭州市政府网，http：//www. hangzhou. gov. cn/art/2018/5/30/art_ 1256297_ 18391679. html，最后访问日期：2019 年 7 月 10 日。

② Ann Forsythi，"Evidence-Based Practice：Challenges in a Changing World"，in Timothy Beatley，Carla Jones，Reuben Rainey，*Healthy Environments，Healing Spaces：Practices and Directions in Health，Planning，and Design*，University of Virginia Press，2018，pp. 44 – 61；孙文尧、王兰译《健康城市的循证实践：变化世界中的挑战》，《城市与区域规划研究》2018 年第 4 期。

康问题。国外相关研究提供了参考，但非常有必要收集中国的数据，分析社会经济和政策条件，形成适用于特定背景环境的实践证据。同时，需要通过研究，从细节突破，建立实践所需的多方面健康规划设计原则和标准。强化研究的成果转化，提高健康研究对城市规划编制、管理和决策的影响力。

在健康城市建设中，城市规划是多层级、多部门协同机制中的重要一环。迫切需要建立相应的法规、机制以及技术性城市规划设计框架。① 城市规划发源于改善公共卫生和健康条件，但目前仍在"寻找回到健康本质的道路"。② 我国规划界已经开始意识到健康城市的重要性和城市规划对公共健康的回归作用，但需要进一步从机制、政策到研究、实践，全方位推动健康城市规划。

## 三　健康城市规划核心内容

针对现存问题，笔者提出建立"研究－实践－政策"三位一体的健康城市规划核心内容，包括：①健康城市规划的理论建构，用于指导实证研究，对已有规划和设计原则进行反思和优化；②基于健康城市规划设计导则的循证实践，将理论和实证研究紧密结合，提供证据支撑有利于公共健康的多空间尺度实践；③对规划设计方案进行健康影响评估，作为发展决策和政策制定的依据。这也是笔者主持的健康城市实验室开展的三大板块工作。

### （一）健康城市规划理论构建

健康城市建设需要规划先行，提供针对公共健康优化的愿景、引导和路

---

① BillieGilescorti, et al., "City Planning and Population Health: A global Challenge", *Lancet Series*, 2016, http://dx.doi.org/10.1016/S0140-6736（16）30066-6.

② Ann Forsythi, "Evidence-Based Practice: Challenges in a Changing World", in Timothy Beatley, Carla Jones, Reuben Rainey, *Healthy Environments, Healing Spaces: Practices and Directions in Health, Planning, and Design*, University of Virginia Press, 2018, pp. 44-61.

径。健康城市规划将通过对城市发展相关资源和要素等进行空间配置，在健康风险、健康资源和健康公平三个维度影响公共健康水平。

其中，健康风险主要包含空气污染、噪音、水污染等增加人体患病风险的环境要素。城市建成环境的现状具有健康影响，新的开发会带来健康影响的变化。例如，城市已建成的"餐饮一条街"对于周边地区存在空气污染的隐患，而新增的污水处理厂和具有一定污染的工业会带来新的负面健康影响和患病风险。因此，需要在健康城市建设过程中梳理现有的健康风险，也明确在未来城市发展愿景和建设计划中具有的潜在负面健康影响。健康城市规划需要纳入健康风险的辨别和空间落点作为重要现状分析和规划的内容，从而有利于优化建成环境，提升公共健康。

健康资源是促进公共健康的城市建成环境设计要素。其中包含促进体力活动和交往的组成要素，如慢行步道、公园、健身苑所等；也包含广泛健康生活方式的组成要素，如住房、工作地点、优质设施（教育、零售、开放空间等）和公共交通的可达性、获得健康食物的机会、安全的环境等。[1] 健康要素的品质决定着人群的出行行为和休闲娱乐行为。高品质的健康要素将激励人们选择步行或骑行等体力活动，而不是选择机动车出行；也会增加人们在室外活动的时间，接触阳光和自然，与其他人发生互动交往；还可能让上班族在中午或下班时间在舒适清洁的环境中便捷地锻炼身体。城市建成环境拥有大量促进健康的空间资源，需要通过规划和设计，打造高品质和有利于促进健康的建成环境。

健康公平是健康城市规划的重要方面，关注于健康相关的公共资源在规划布局和容量供应中是否确保了公平性。健康公平一方面包含健康资源在城市范围实现较好的覆盖性和可达性；另一方面也包含针对弱势群体的政策倾斜，从而实现每个人具有相同的机会实现自身的健康状态。城市规划管理通过公共设施的服务半径和千人指标控制要求决定设施的区位和数

---

① 张雅兰、蔡纯婷、王兰：《城市再开发中健康影响评估的应用——以美国亚特兰大市环线复兴项目为例》，《规划师》2017 年第 11 期。

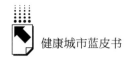
量，但也通过基尼系数、区位熵等进行深入分析，可进一步明确其健康公平的程度。①

　　健康城市规划的核心本质是运用空间规划可调整的要素，通过多种路径，实现提升公共健康的目标。可调控的要素包括土地使用、空间形态、道路交通以及绿地和公共开放空间；路径可包括减少污染源及其人体暴露风险、促进体力活动和交往、提供可获得的健康设施。② 这一"四要素三路径"的理论框架涵盖了健康风险、健康要素和健康公平的核心内容，提供了实现健康城市的规划先行的着力点。路径一"减少污染源及其人体暴露风险"应对了健康风险；路径二"促进体力活动和交往"需要高品质健康要素的支撑；而路径三"提供可获得的健康设施"则可集中致力于实现健康公平。因此，在健康城市规划中，规划要素通过特定路径作用于健康维度，影响着居民身心健康（见图1）。基于此理论框架，实证研究可针对建成环境开展不同路径影响身心健康的研究，对于不同健康维度进行深入分析，为现有的规划设计思路、方法和原则提供优化的证据。

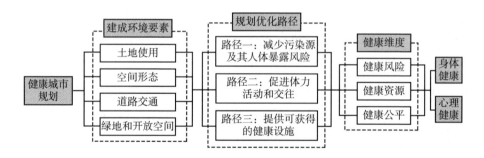

**图1　健康城市规划理论框架**

资料来源：王兰：《健康城市规划：回归与提升》，载孙施文等《品质规划》，中国建筑工业出版社，2018，第201~216页。

---

①　王兰、周楷宸：《健康公平视角下社区体育设施分布绩效评价——以上海市中心城区为例》，《西部人居环境学刊》2019年第2期。

②　王兰：《健康城市规划：回归与提升》，载孙施文等《品质规划》，中国建筑工业出版社，2018，第201~216页。

## （二）多空间尺度的健康城市规划循证实践

我国正在建构新的国土空间规划体系，将在不同空间尺度对各种空间要素进行整合和配置。预计将设立全国整体到省市、再到县级和乡镇的不同空间规划层级。这是超越了过去城市规划边界，纳入各类用地和水系，城乡融合的空间规划体系。在建构过程中，需要响应世界卫生组织提倡、我国中央政府所推行的"将健康融入所有政策"，将健康作为重要的价值理念融入各个层级的国土空间规划。其中，城市是实现公共健康的重要空间范围和政策平台，从城市整体到单个城区、再到社区的不同空间层级，均可推进健康规划。在这些多层级和多尺度空间中开展健康城市规划设计实践，需要基础研究的支持，并编制系统的健康设计导则，从而开展循证实践。

国外已经编制多种健康设计导则。例如，美国规划协会在2014年发布了《健康融入所有规划政策》，纽约和洛杉矶等城市均编制了健康导向的设计导则，分别是纽约的《积极设计导则：促进体能活动和健康的设计》和洛杉矶的《设计一个健康的洛杉矶》。英国大伦敦政府在2018年发布的《市长交通战略》中强调了健康街道设计。加拿大多伦多市在2014年由多伦多公共健康部门、规划部门和交通服务部门共同发布了《积极城市：为健康而设计》。

对于导则的关键词，根据美国规划协会的一项调查，在美国与公共健康有关的规划中，最常涉及的共同健康主题为积极交通（包括步行和骑行）、积极生活、环境健康、体力活动、清洁的空气和水、休闲健身以及公共安全。① 例如，美国纽约的《积极设计导则：促进体能活动和健康的设计》从城市和建筑两个层面提出设计策略，并通过一系列指标进行引导，将健康纳入设计，鼓励体力活动和健康饮食；洛杉矶的《设计一个健康的洛杉矶》倡导积极活动、健康饮食和健康社区，着重提出可步行性、可骑行性、积极

---

① American Planning Association, *Healthy Planning*: *An Evaluation of Comprehensive and Sustainability Plans Addressing Public Health*, https://www.planning.org/publications/document/9148251/.

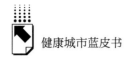
公交、公共开放空间等设计建议，创造社会资本和清洁的环境。

因此，我国的健康城市建设需要在不同空间尺度的规划设计中纳入健康的考量；需要从公共健康角度，反思现存的设计原则和规划指标，编制针对多层面空间规划设计的健康设计导则；也需要将研究与实践紧密结合，从而推进基于证据的、有利于居民健康结果的规划设计实践。笔者所主持的健康城市实验室分别开展了针对城区的健康导向城市设计①和针对社区的健康导向微更新设计；同时编制了城市和街区层面的健康设计导则，并尝试应用于雄安新区，提供针对健康的引导。②

### （三）建构针对城市规划方案的健康影响评价

城市规划方案对于居民健康结果存在正面和负面两个方面的影响，需要在规划编制和审批过程中充分考虑和评估。例如，随着人们日益关注慢性非传染性疾病，城市规划方案带来的建成环境变化，对人们的工作、生活和娱乐方式均有影响，具有正面引导效益。同时仍然有部分城市用地具有一定的污染性，包括空气和噪音污染等。健康影响评估正是针对健康结果，逐渐从环境影响评价中独立出来，在项目决策、政策制定和规划设计中发挥作用，更加综合和完整评估对人群的健康影响。

根据世界卫生组织的官方定义，健康影响评估是评判一项政策、计划或者项目对特定人群健康的潜在影响，以及这些影响在该人群中分布的一系列相互结合的程序、方法和工具。③ 这里不仅明确需要辨析特定范围内人群的健康影响，也强调该影响在人群中的分布，需特别关注对不同族裔和阶层人群影响的不同。因此，健康影响评估隐含了对健康风险、健康要素和健康风险的评价。

---

① 王兰、孙文尧、古佳玉：《健康导向城市设计的方法建构及其上海市黄浦区实践探索》，《城市规划学刊》2018 年第 5 期。

② 引自国家自然科学基金委员会管理科学部 2017 年第 4 期应急管理项目"安全韧性雄安新区构建的理论方法与策略研究"课题三"面向公共健康的韧性雄安空间规划与建设策略研究"部分成果。

③ *About HIA*，https：//www.who.int/hia/about/en/.

在建成环境与公共健康之间关系日益密切并获得共识的基础上，目前对规划方案的健康影响评估与其他政策不断增加。例如，在 2004～2014 年十年间，美国规划学会发现约有 1/3 的健康影响评价对规划决策进行了评估，界定了这些规划、政策和行动在特定地理范围内的建成环境如何对整个人群产生了影响。[①] 我国的健康影响评估刚起步，由中国健康教育中心牵头的"健康影响评价手册"正在编制。

健康影响评估可在我国城乡规划体系的各个层面发挥不同程度的作用，特别需要融入正在架构的国土空间规划体系中。在总体层面的规划中，健康影响评估需要考虑城乡整体范围内的健康风险，如城市污水处理厂、垃圾收集处理场、工业园区等具有负面健康影响，同时考虑整体路网布局、公共交通设施、绿道等具有的正面健康影响。总体层面的健康影响评估应致力于提供整体功能布局、道路系统和重大设施选址等的决策依据。在详细规划层面，健康影响评估可细化分析土地使用、开发强度、建筑密度和高度等规划指标对日照、通风等方面的影响，进而明确地块开发的外部效应，评估对周边区域带来的潜在健康影响。[②] 同时，对公共服务设施的健康公平效益进行评估，可分析其整体可达性和针对弱势群体的倾斜程度，明确正面健康要素对不同人群的影响。因此，针对规划设计方案的健康影响评估可以在不同层面发挥不同的作用，需要针对国土空间规划的新体系，明确编制层面和空间尺度的健康风险和要素，对健康结果进行评估。

健康影响评估涉及多个学科，包括经济、政策、社会、心理、环境等与人群健康相关的要素，被统称为健康的"社会决定因素"（Social Determinant）。[③] 迫切需要通过跨学科系统分析，基于理论和数据进行评估

① American Planning Association, *Health Impact Assessment Toolkit for Planners*, 2016.
② 张雅兰、蔡纯婷、王兰：《城市再开发中健康影响评估的应用——以美国亚特兰大市环线复兴项目为例》，《规划师》2017 年第 11 期。
③ American Planning Association, *Healthy Planning: An Evaluation of Comprehensive and Sustainability Plans Addressing Public Health*, https://www.planning.org/publications/document/9148251/.

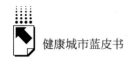

和判断。① 因此，健康城市建设应将健康影响评估作为重要的政策工具，用于建构步行和骑行友好、公共设施可达性高的城市，促使人们进行体力活动和交往，减少污染，让居民过上健康生活。

# 四　政策建议

在当前机制保障和知识储备有待提升的情况下，我国健康城市的建设需要规划先行，可以改善建成环境作为抓手，提供作为引导和调控的战略思路和操作细则。在理论－实践－政策三位一体的框架下，健康城市规划可通过理论和实证研究的支撑，开展空间尺度的规划设计循证实践，并推进针对城市规划方案的健康影响评价。三者相互支持，实现反馈优化。健康城市规划强调从提升公共健康角度，对各类空间要素进行整体布局和资源配置，从根本上入手改善城乡自然环境和建成环境，为健康城市建设提供愿景、引导和路径。具体政策建议如下。

第一，加强健康城市基础研究：针对我国城市特征和健康城市建设的具体问题，开展跨学科基础研究，打破学科壁垒，建立环境学、医学和城乡规划学等多个学科协同创新平台。建构健康城市规划的理论，用于指导实证研究，对已有规划和设计原则进行反思和优化，编制健康城市规划设计导则。

第二，开展健康城市循证实践：在国土空间规划体系中纳入公共健康的规划与设计内容，推动基于研究结果的健康城市建设实践，将理论和实证研究紧密结合，确保健康城市建设推进的有效性和合理性。

第三，推进健康影响评估：在相关建设领域建立健康影响评估机制，明确特定开发项目和规划方案对周边地区人群的健康影响，作为进行发展决策和制定政策的依据。

第四，建立健康城市实施机制：主要由卫生与健康委员会系统的部门主

---

① Grant S, Wilkinson J. R. , Learmonth A. , "An Overview of Health Impact Assessment", *Northern & Yorkshire Public Health Observatory*, 2001; Bhatia R. , *A Guide for Health Impact Assessment*, California Department of Public Health, 2009.

导,建构高于单个部门的常设的城市层面协调管理机构,整合各个相关部门的资源和项目;制定相应法规,编写相关技术文件,如健康城市设计导则。

第五,通过基础研究的深化、循证实践的开展、健康影响评估的推进和实施机制的建构,健康城市规划将有效推动健康城市建设,从而落实"健康中国"国策,整体提升我国公共健康水平。

# B.3
# 高温热浪对公共健康的影响及应对策略

赵秀阁 李小峰 杨云鹏 李政蕾*

**摘　要：** 基于高温热浪的成因，面对高温热浪天气，应该有效采用各种适应措施有效降低热浪对健康的可能影响，其中最重要和最有效的措施是建立健全高温热浪预案体系，减轻热浪对人类健康的影响；加强高温热浪的立法工作，积极做好对人体健康的保护和减缓城市热岛效应，缓解高温热浪等，避免和降低高温热浪造成的危害。

**关键词：** 高温热浪　公共健康　健康影响

## 一　概述

### （一）高温热浪的定义

目前，国际上尚未对高温热浪形成统一的定义。世界气象组织和世界卫生组织将"热浪"定义为持续数天的高温天气，是一种普遍存在的自然灾害。持续时间较长的热浪可能对人类社会造成严重损害，影响健康、生计和

---

* 赵秀阁，中国环境科学研究院，硕士，副研究员，研究方向：环境污染的人体暴露测量、评价与健康风险评估；李小峰，北京民力健康传播中心理事长、北京健康城市建设促进会监事长，研究方向：美国、日本和中国台湾的有效经济模式，中国健康城市发展途径，高中低档次养老经济性及社会性；杨云鹏，首都经济贸易大学，硕士研究生，研究方向：城市经济与规划；李政蕾，兰州大学，硕士研究生，研究方向：环境与健康风险评价。

基础设施，自然系统也会受到严重影响。① 加拿大环境部将热浪定义为连续3 天以上最高气温超过32℃的天气过程。② 荷兰皇家气象研究所将热浪定义为连续5 天以上最高温度超过25℃，其中至少3 天最高温度超过30℃。③ 部分国家和地区尚未对热浪做出权威的界定，部分学者在研究中根据实际情况对其进行了定义，如尼奇科（Nitschke）和阿兰娜（Alana）在澳大利亚阿德莱德地区开展研究时，将该地区热浪定义为连续3 天及以上最高气温超过35℃。④

在我国，高温一般指日最高气温超过35℃的天气现象，中国气象局将高温热浪定义为连续3 天以上的高温天气过程。⑤ 谈建国等认为，高温是一种天气现象，而高温热浪通常指一段持续性的高温过程，由于高温持续时间较长，引起人、动物以及植物不能适应并且产生不利影响的一种气象灾害。⑥ 为了规范高温热浪的监测、评估、预报、预警及相关研究，2012 年国家质量监督检验检疫总局、国家标准化管理委员会发布了《高温热浪等级》（GB/T 29457 - 2012）⑦，将高温热浪定义为通常情况气温高、湿度大且持续时间较长，使人体感觉不舒适，并可能威胁公众健康和生命安全、增加能源消耗、影响社会生产活动的天气过程。同时，该标准以热浪指数（HI）作为指标，将高温热浪划分为3 个等级，即轻度热浪（Ⅲ级）、中度热浪（Ⅱ级）和重度热浪（Ⅰ级）。

① World Meteorological Organization, *Heatwaves and Health: Guidance on Warning-System Development*, https://library.wmo.int/pmb_ged/wmo_1142_en.pdf.

② Hudson A., "Heat Wave Hazards: An Overview of Heat Wave Impacts in Canada", *Natural Hazards*, No. 28, 2003.

③ *Huynen M.*, "The Impact of Heat Waves and Cold Spells on Mortality Rates in the Dutch Population", *Environmental Health Perspectives*, No. 5, 2001.

④ Nitschke M., "Morbidity and Mortality During Heatwaves in Metropolitan Adelaide", *Medical Journal of Australia*, No. 11, 2007; Alana H., "The Effect of Heat Waves on Mental Health in a Temperate Australian City", *Environmental Health Perspectives*, No. 10, 2008.

⑤ 《认识高温天气》，《中国气象报》2018 年7 月6 日。

⑥ 谈建国：《高温热浪与人体健康》，气象出版社，2009，第2 页。

⑦ 国家质量监督检验检疫总局、国家标准化管理委员会：《高温热浪等级》（GB/T 29457 - 2012），http://cmastd.cmatc.cn/reader.jspx，最后访问日期：2019 年7 月19 日。

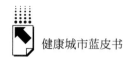

### （二）高温热浪形成的主要原因

#### 1. 天气系统

天气系统是指气压、风、温度、湿度等主要气象要素的空间分布上具有一定结构特征并引起天气变化的大气运动系统。[①] 天气系统分为锋面系统、气压系统和锋面气旋。高温热浪的形成与天气系统密不可分，形成高温热浪的天气系统主要有副热带高亚、大陆暖高亚（脊）、热带气旋、低气压、弱冷锋过境等。

在南北半球的副热带地区，经常维持着沿纬圈分布的不连续的高压带，即副热带高压带，副热带高压带常断裂成若干个副热带高压。有研究发现，受副热带高压持续偏强影响，北美西部地区盛行下沉气流，以晴好天气为主，在太阳短波辐射加热即下沉增温效应共同作用下，出现高温热浪。2018年东亚地区日本、韩国以及中国东北和华北等地的高温热浪事件是由极度异常的西太平洋副高压增强导致的。[②] 我国的华北地区、长江中下游地区、华南地区的高温天气与西太平洋副热带高压密切相关。刘还珠等研究发现，2003年夏季长江以南高温少雨与西太平洋副热带高压偏强、位置异常偏西以及垂直结构呈现较强的动力型特征有关。[③]

在东亚大陆的高空，常有反气旋环流存在，即高亚中心。当有暖中心与高亚中心配合出现时，称此系统为大陆暖高压。夏季在大陆暖高压控制下的地区，在太阳辐射和下沉升温的作用下，空气温度激增，容易形成高温热浪天气。2002年强大的暖高压呈东西带状阻挡了冷空气南下，850hPa暖中心控制了河北中南部，12日08：00邢台探空850hPa达27℃，这一天新乐出现41.5℃的全省高温中心。[④] 1993年6～7月，美国由于暖高亚徘徊在上空，美国东部地区一个月以来连遭热浪袭击，在北起新罕布什尔、南至佛罗里达

① 王益厓：《地学词典》，中华书局，1930。
② 王倩：《2018年7月北半球极端天气气候事件及环流特征分析》，《大气科学学报》2019年第1期。
③ 刘还珠：《2003年夏季异常天气与西太副高和南亚高压演变特征的分析》，《高原气象》2006年第25期。
④ 连志鸾：《2002年夏季石家庄两类历史极端高温成因分析》，《气象科技》2003年第31期。

的整个东部沿海地区，气温一直在 38.7℃ 以上。[①]

热带气旋又称为台风，它的出现，会对位于它北侧的西太平洋副热带高压西伸北抬起到一定作用，容易形成高温热浪过程。2016 年墨西哥湾东北地区由于异常的反气旋环流系统，阻断了来自低纬度热带大西洋暖湿气流向北输送的通道，导致输送到美国中东部地区的水汽异常减少，使这一地区的高温情况加剧。[②] 异常反气旋亦是 2017 年 7 月中下旬陕西极端高温热浪天气的成因。[③]

热低压是由于地面的加热作用使空气变暖，暖空气的减压在近地面层形成一个浅薄的低压区，这种低压在没有冷空气加入前一般稳定少动。在我国，这种热低压一般从西北地区向东移动到内蒙古一带，是造成我国部分地区高温热浪天气的原因之一。2017 年甘肃省出现高温热浪过程，研究发现当热低压带范围扩大时，在其影响下的西北中东部和内蒙古西部地区地面气温明显上升，当热低压带覆盖的范围逐渐减小时，高温天气逐渐减弱。[④] 研究表明，热低压也是导致我国西南地区春季高温天气的主要天气系统，70% 的热低压天气过程会带来超过 35℃ 的高温天气。[⑤]

弱冷锋过境由于锋面上有强烈的扰动和下沉增温作用，使近地面层的温度垂直递减率明显加大，基本以干绝热或少量的超绝热递减率形式表现出来，如果空中是一个相对较暖的气团，亦可形成高温天气。有研究表明，弱冷锋过境是北京出现高温热浪天气的原因之一，但相对次数较少。

2. 全球变暖

众所周知，全球变暖是由于温室效应不断积累，导致地气系统吸收与发射的能量不平衡，能量不断地在地气系统累积，从而导致温度上升的一种现象。联合国政府间气候变化专门委员会（IPCC）第四次评估报告指出，

① 易爱军：《美国天灾接踵》，《湖北气象》1993 年第 Z1 期。
② 孙劭：《2016 年全球重大天气气候事件及其成因》，《气象》2017 年第 4 期。
③ 刘嘉慧敏：《2017 年 7 月陕西高温热浪天气的成因分析及前期信号初探》，《干旱气象》2019 年第 1 期。
④ 刘世祥：《2010 年 7 月下旬甘肃省持续高温天气成因》，《干旱气象》2013 年第 31 期。
⑤ 熊方：《典型高影响天气系统之西南热低压研究——统计分析》，《热带气象学报》2008 年第 24 期。

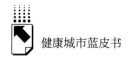

1950～2000 年 50 年全球大部分地区发生暖昼的频率平均每 10 年增加 4～8 天、暖夜增加 2～3 天。第五次评估报告指出，1983～2012 年是过去 1400 年里最热的 30 年，且每 10 年地球表面温度呈递增趋势，2012 年陆地和海洋表面温度较 1880 年升高了 0.85℃。据日本科学家统计，近 100 多年来，整个地球的年均气温上升了 0.7℃，而大城市的平均气温上升了 2℃～3℃，东京市区的气温竟然上升了 7℃。联合国政府间气候变化专门委员会称人类活动造成的全球变暖约为 1.0℃，高于工业化前的水平，如果继续以目前的速度增长，2030～2052 年全球变暖将达 1.5℃。[1] 由此可见，全球变暖形势已十分严峻，同时由全球变暖所引发的高温热浪过程也成为亟待解决的全球性问题。

在全球变暖的大背景下，大部分北半球地区出现高温热浪天气过程。与 1986～2008 年的平均水平相比，2018 年全球单个热浪的平均持续时间增加了 0.37 天；1960 年以来地中海地区夏季日间温度和夜间温度分别增加了 0.38℃和 0.30℃，热浪强度、持续时间分别增加了 7.6℃、7.5 天。[2] 联合国政府间气候变化专门委员会预测，大部分陆地地区不同时间尺度上热浪的发生频率将更高且持续时间更长。预测研究表明，受全球变暖的影响，2050 年英国的平均气温将会上升 2℃，目前平均 350 年一遇的高温热浪，届时可能每 5～6 年就会发生一次。[3] 中东地区热浪将从两年一遇转变为每年多发的常见现象，其频率、持久性和严重性都将大幅增加，热浪将持续几周甚至几个月。[4]《第三次气候变化国家评估报告》指出，到 21 世纪末，我国可能增温 1.3℃～5.0℃，高温热浪事件将会增加。[5] 国家气候中心的最新研究

[1] IPCC, *Global Warming of 1.5°C*, WMO, 2019.
[2] F. G. Kuglitsch, "Heat Wave Changes in the Eastern Mediterranean Since 1960", *Geophysical Research Letters*, No. 2, 2010.
[3] 谈建国：《高温热浪与人体健康》，气象出版社，2009，第 44 页。
[4] Zittis G., "Projected Changes of Heat Wave Characteristics in the Eastern Mediterranean and the Middle East", *Regional Environmental Change*, March, 2014.
[5]《第三次气候变化国家评估报告》编写委员会：《第三次气候变化国家评估报告》，科学出版社，2015，第 233～235 页。

表明，未来我国夏季极端高温事件的出现概率将会大幅度增加，到 2025 年 50% 的夏季可能出现长时间的高温热浪过程。如果这一问题无法得到有效解决，预计到 21 世纪末期，我国的极端高温热浪事件出现的频率将比现阶段高 5 倍。[①] 美国麻省理工学院的研究报告显示，随着热度和湿度增加，2070～2100 年中国华北平原将成为全球频繁遭遇致命热浪的地区。[②] 由于全球变暖，上海每年热日（日最高气温 ≥34℃）将由 12 天/年增加到 15.7 天/年。[③]

### 3. 城市化

城市化是指由于工业化而引起的人口向城市集中的过程。[④] 城市规划建设伴随着土地利用方式的变化、植被的减少、城市人口密度的增加等现象。随着城市化进程的加快，城市极端高温天气在城市区域呈现快速增长的趋势。

城市热岛效应是城市化所带来的一种城市温度高于农村和郊区温度的现象。其成因与城市下垫面的改变、城市高楼密集、人为热源和污染物增加、城市规模以及局部的天气条件有关。随着世界各国城市化的快速发展和生态保护意识的增强，城市热岛受到国内外学者的普遍关注。国外对城市热岛的监测已有 200 多年历史。[⑤] 曼莉（Manley）在 1958 年首次在论文中正式提出城市热岛（Urban Heat Island）这个概念，并引起关注。[⑥] 据报道，英国伦敦和德国柏林等地的城市热岛强度（城市中心区的温度高峰值与郊区温度的差值定义为热岛强度）达到 10℃。对美国 38 个城市利用遥感技术研究

---

① 肖潇：《高温天气的辩证唯物主义观》，《中国气象报》2018 年 8 月 8 日。
② Suchul K. , "North China Plain Threatened by Deadly Heat Waves Due to Climate Change and Irrigation", *Nature Communication*, 2018（9）。
③ 谈建国：《高温热浪与人体健康》，气象出版社，2009，第 44 页。
④ 旷怡然：《产业化支撑乡村城市化的典型调查》，《学理论》2005 年第 1 期。
⑤ Howard L. , *The Climate of London, Deduced from Meteorological Observations, Made at Different Places in the Neighbourhood of the Metropolis*, Vol. 1. Charleston：Nabu Press, 1833.
⑥ Manley, G. , "On the Frequency of Snowfall in Metropolitan England", *Quarterly Journal of the Royal Meteorological Society*, No. 84, 1958.

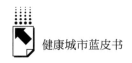
城市的热岛效应发现，夏季热岛强度平均为 8℃，年均热岛强度为 2.9℃。①
通过对我国东部 463 个国家基本站和普通站的月平均气温数据和 NCEP/
NCAR 再分析数据的对比分析可知，我国东部地区的城市热岛效应对区域气
温增暖的贡献可以达到 24.2%，较强的城市化效应发生在特大城市和大城
市，分别为 0.398℃/10 年和 0.26℃/10 年。陈倩等发现，城市分布密集的
长三角地区可以导致地表气温升高 2℃。②

　　研究发现，城市站点的高温热浪过程发生频率普遍高于农村站点。相比
于 20 世纪 60 年代，90 年代美国城市站点夏季暖夜的增加是农村站点的 3
倍。国内关于城市热岛效应的研究略晚于西方国家，研究成果大多集中于北
京、上海、广州、珠江三角洲等城市化发展迅速的城市和地区。对上海市的
研究发现，自 80 年代起，城市热岛强度增强，使高温热浪日数呈现市区高
于近郊和远郊的格局。③ 郑祚芳 2011 年针对北京的研究也得出类似结论，
认为这个现象与 80 年代改革开放后城市化进程加速有关。④ 1975～2004 年
上海市区由于城市热岛效应，市区较郊区的高温日数增加，高温热浪持续时
间更长。⑤ 就 2010 年 7 月北京一次持续五天的高温热浪过程而言，通过分
析城市热岛效应对城区地面时空分布的影响发现，城区和郊区午后的最高气
温平均相差 1.5℃，最高时相差 2.5℃。⑥ 近半个世纪左右，城市化影响对年
平均地面气温增加的贡献率非常显著。北京市观象台 2000 年之前 40 年的观
测数据显示，城市热岛效应加强带来的增温速率达到 10 年 0.32℃，占总升
温趋势的 80%。

①　DeGaetano, "Trends in Twentieth-Century Temperature Extremes Across the United States",
　　*Journal of Climate*, No. 15, 2002.
②　陈倩：《城市高温热浪与热岛效应的协同作用及其健康风险评估》，江西师范大学，硕士学
　　位论文，2017。
③　崔林丽：《上海极端气温变化特征及其对城市化的响应》，《地理科学》2009 年第 29 期。
④　郑祚芳：《北京极端气温变化特征以及城市化响应》，《地理科学》2011 年第 4 期。
⑤　谈建国：《上海夏季城市热岛演变特征及其健康影响》，载《第五届长三角气象科技论坛论
　　文集》，中国上海，2008 年 7 月。
⑥　任国玉、初子莹、周雅清等：《中国气温变化研究最新进展》，《气候与环境研究》2005 年
　　第 8 期。

## 二 高温热浪天气现状

### （一）国外高温热浪天气现状

与 1986~2008 年相比，2018 年单个热浪的平均长度增加了 0.37 天；1961~2013 年印度 4~6 月的热浪频率、总持续时间和最大热浪持续时间都在增加，热浪频率在 20 年内增加 1 次，平均持续时间增加 2 天/年，最大热浪持续时间增加 1.5 天/年。[1] 2018 年，《每日邮报》报道称，罕见的热浪席卷美国 18 个州，多地气温达有气象记录以来的最高值；欧洲多国遭遇恐怖热浪天气，葡萄牙、西班牙山火不断，芬兰、拉脱维亚等多国经历了历史上最干旱的年份，欧洲航天局通过卫星观测图发现高温热浪使德国、丹麦和挪威等国的绿色景观变成了黄褐色；日本遭遇 142 年以来最热夏天，其气象厅表示，全国 230 多个观测站温度超过 35℃，逾 1 万人因热浪天气送医，使日本变成一个"火焰岛"；2018 年底至 2019 年 3 月，澳大利亚遭热浪袭击，成为该时期全球最热的地区，塔斯曼尼亚州温度更是达到 39.1℃，创 131 年来最热纪录。美国宇航局研究员彼得·吉布森表示，几十年来持续且正在加速的变暖趋势，使极端热浪更为常见，全球每升温 1℃，欧洲和北美的部分地区可能会经历额外的 10~15 个热浪日，且如果全球继续变暖，热浪天气的频率、强度和持续时间都将增加。

### （二）国内高温热浪天气现状

20 世纪 60 年代以来，我国平均高温日数（日最高气温≥35℃）在波动中呈现明显上升趋势，特别是 2010 年以来各年平均高温日数高于 1981~

---

[1] P. Rohini, "On the Variability and Increasing Trends of Heat Waves over India", *Scientific Reports*, 2016（5）.

2010 年平均值,三个高温天气的频发区域:新疆地区、东南地区和川渝地区,夏季高温日数每十年分别增加 0.92 天、1.70 天和 1.80 天;2018 年,夏季北半球持续高温,多地遇史上最高温度,"桑拿天气"席卷了我国约 1/5 的地区,同时拉响长达 33 天的高温预警;全国平均高温日数为 11.8 天,较常年偏多 4.1 天,为历史次多,仅少于 2017 年。7 月底 8 月初,东北平均温度为 25.1℃,为 1961 年以来同期最高,吉林和辽宁有 47 个站点日最高温度突破历史极值。① 从空间分布来看,除新疆地区外,夏季高温热浪从西北内陆到东南沿海地区逐渐增加:夏季平均高温热浪大值区集中在新疆、东南以及川渝地区,新疆东部和东南部分地区夏季高温日数均超过 30 天,新疆由于日照时间长、沙土覆盖面积大,故存在一个高温热浪的高值中心;长江中下游以南地区受夏季副热带高压的影响成为高值区;华北地区高温热浪天气过程集中出现在 6~7 月,占高温天气的 90%;华东地区高温天气主要集中在 7~8 月,以 7 月中旬出现频率最大;华中、华南和西南地区主要集中在 7~8 月,分别占高温天气总频数的 85%、78% 和 80%。②

## 三 高温热浪的主要影响

科学家们对 2004~2018 年全球 190 起极端天气事件的归因研究发现,2/3 的案例可归咎于地球变暖,"极端高温、干燥气候"也被《自然》杂志列入了年度科学事件。③ 高温热浪给人类带来的负面影响越来越大,引起人们的高度关注,值得我们深入研究并寻求解决对策。为了更好地应对高温热浪天气,需深入探究全球变暖背景下高温热浪天气的影响,提高抗御和防范极端高温天气灾害的能力,减少由此造成的损失。

---

① 中国气象局科技与气候变化司:《2018 年中国气候公报》,中国气象局网站,http://www.cma.gov.cn/root7/auto13139/201903/t20190319_ 517664.html,最后访问日期:2019 年 7 月 19 日。

② 中国气象局科技与气候变化司:《2018 年中国气候公报》,中国气象局网站,http://www.cma.gov.cn/root7/auto13139/201903/t20190319_ 517664.html,最后访问日期:2019 年 7 月 19 日。

③ "2018 in News: The Science Events that Shaped the Year", *Nature*, https://www.nature.com/articles/d41586-018-07685-3.

## （一）高温热浪对公众健康的影响

高温天气不仅给人类出行和生活带来不便，更威胁到了人类健康。高温热浪加剧了中暑的发生概率，持续高温让人体感到不适，情绪不稳定，容易出现眩晕、恶心等症状，致使工作效率低下，也容易增加肠道和心脑血管等病症的发病率。《2018 年全球气候状况声明》显示，全球近 6200 万人死于气候变化和极端天气引起的自然灾害。2018 年，美国有 20 多万人因与极端天气和气候变化相关的灾害而流离失所。其中，2000～2016 年，受热浪影响的人数估计增加了 1.25 亿人左右，仅 2015 年，就有 1.75 亿人暴露于 627 个热浪，刷新了历史纪录。1987 年，希腊中暑死亡人数达 1000 余人，1988 年和 2002 年印度的热浪共导致近 4000 人死亡；在 1995 年，芝加哥市经历了毁灭性的热浪，导致超过 700 多人在一周内死亡；2003 年，反常热浪在整个欧洲大陆夺去了超过 7 万人的生命，其中大部分是老年人；2010 年，俄罗斯遭遇长达 44 天的热浪天气，造成 55000 多人死亡。[1] 2015 年，约 1.75 亿人暴露在 627 个高温天气下，其中巴基斯坦卡拉奇约 65000 人因发热症状就医；2015 年 5 月，严重的热浪影响了印度东南部地区，造成 2500 多人死亡，此外，在印度热浪造成的死亡人数比任何其他自然灾害都多。2018 年高温天气和火灾在欧洲、日本和美国共造成 1600 多人死亡，仅在美国造成的经济损失就高达 240 亿美元。2000～2016 年，受热浪影响的人数增加了 1.25 亿人左右。[2]

高温热浪导致相关疾病的死亡率增加。热是与天气有关的死亡的主要原因，并可能加剧其潜在疾病的发生，如中暑、心血管疾病、呼吸系统疾病、传染病、精神疾病等。

---

[1] Haposhinikov D. , "Mortality Related to Air Pollution with the Moscow Heat Wave and Wild Fire of 2010", *Epidemiology*, No. 13, 2014.

[2] Jacob D. , "EURO-CORDEX: New High-resolution Climate Change Projections for European Impact Research", *Regional Environmental Change*, No. 14, 2014.

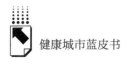
1. 热效应

热效应包括中暑、热性晕厥、体液耗竭引起的热衰竭、短暂性热疲劳和其他特指的和未特指的热效应等。高温天气对人群有广泛的生理影响，环境的外部热量和身体活动产生的内部热量会引起人体热量增加，过度暴露将会导致一系列疾病，如热痉挛、中暑和体温过高等，因此户外工作人群是高温天气健康风险的易感人群。[1] 高温是引起中暑的主要气候因素。当热辐射较高时，将给心脏造成 10% ~ 15% 的附加热，加上较高的相对湿度和较小的风速，不利于人体散热，引起中暑、热痉挛和热衰竭等热相关疾病。[2] 国内外研究表明，高温热浪会增加热效应疾病发生的风险，热浪期间中暑的病例数迅速增加，并占全年总数的 1/2 以上。[3] 对 1995 年芝加哥热浪和 2003 年欧洲热浪的研究发现，与热相关疾病的发病率和死亡率与高温显著相关，1995 年芝加哥热浪引起的疾病主要为脱水、中暑和热衰竭。[4] 1980 年，孟菲斯热浪最常见的热相关疾病是热衰竭（58%）、中暑（17%）和热痉挛（6%）。[5] 罗学荣等对武汉夏季高温热浪的研究发现，由此导致的武汉市居民超额死亡率达到 2 ~ 4 倍，尤其是极端高温天气事件。[6]

2. 传染病

气候变暖带来的高温酷热天气会使病菌、病毒、寄生虫等更加活跃，大大增加人类的患病概率，从而增加易感染疾病的发病率和死亡率。[7] 高温热

① Kjellstrom Tord, Lemke Bruno, "Systematiskakunskapsöversikter; 11. Health Impacts of Workplace Heat on Persons with Existing Ill Health", *ArbeteochHälsa*, No. 8, 2017.
② 谈建国：《热浪与人体健康》，气象出版社，2009，第 66 页。
③ 崔亮亮：《2011 - 2014 年济南市高温中暑病例流行病学特征及风险分析》，《环境与健康杂志》2015 年第 9 期。
④ Semenza J. C., "Excess Hospital Admissions During the July 1995 Heat Wave in Chicago", *American Journal of Preventive Medicine*, No. 16, 1999.
⑤ Applegate W. B., "Analysis of the 1980 Heat Wave in Memphis", *Journal of the Americam Geriatrics Society*, No. 29, 1981.
⑥ 罗学荣：《夏季高温热浪对武汉市居民死亡的影响》，载《第 27 届中国气象学会年会气候环境变化与人体健康分会场论文集》，中国北京，2010 年 10 月。
⑦ Green R. B. R., "The Effect of Temperature on Hospital Admissions in Nine California Counties", *International Journal of Public Health*, No. 2, 2010.

浪天气还会助长虫媒、水媒以及动物传媒疾病的传播，很多病原性媒介疾病属于温度敏感型疾病。随着温度的增加，病原体将突破其原有的寄生以及感染分布区域，可能形成新的传染病的病原体，或是某种动物病原体与野生或家养动物病原体之间的基因进行了交换，使原病原体披上新的外衣，从而躲过人体的免疫系统，引起新的传染病。[①] 研究发现，高温天气易引起疟疾、登革热、蜱传脑炎和腹泻等传染病的频发和传播。[②] 困扰 100 多个国家超过 25 亿人的登革热疫情主要受高温影响[③]，拉尼娜时期登革热的发病率比平时高9%。[④] 此外，气候变暖使水质恶化，进而使水体成为疾病传播的媒介。1991年秘鲁爆发的霍乱沿着 2000 千米的海岸线蔓延至厄瓜多尔、哥伦比亚、智利、巴西等 19 个拉美国家，导致 50 多万人患霍乱病，近 5000 人死亡。[⑤] 世界卫生组织《1995 年全球卫生形势》报告指出，在过去的 20 年，全球至少出现了30 种新的传染病。这些新产生的病原体引起的传染病是人类自身免疫系统所无法抵抗的，极具危害性。美国科学家曾经发出过警告，一些未知的病毒会因为气候不断变暖而复苏并快速传播，这无疑会给人类健康带来巨大灾难。

3. 慢性非传染性疾病

（1）心脑血管疾病。热浪期间死亡率增加主要归因于心血管疾病（13%～90%）、脑血管疾病（6%～52%）和呼吸系统疾病（最高14%）。[⑥]高温刺激神经调节循环系统，导致大量出汗，增加血液黏度和胆固醇水平，血管扩张，加速血液循环，血压变化和内脏血液供应不足。[⑦] 高温热浪天气

① 杨国静：《气候变化对媒介传播性疾病传播影响的评估模型》，《气候变化研究进展》2010年第 4 期。

② 李芙蓉：《热浪对城市居民健康影响的流行病学研究进展》，《环境与健康杂志》2008 年第12 期。

③ 陈清：《1978～2014 年我国登革热的流行病学分析》，《南方医科大学学报》2014 年第 12 期。

④ 王金娜：《气象因素影响登革热传播研究进展》，《中国媒介生物学及控制杂志》2014 年第12 期。

⑤ 王力建：《1991 年秘鲁霍乱传入途径探讨》，《上海预防医学杂志》1994 年第 9 期。

⑥ Edwin M. K. , "The Spectrum of Illness During Heat Waves", *American Journal of Preventive Medicine*, No. 16, 1999.

⑦ Basu R. , "High Ambient Temperature and Mortality: A Review of Epidemiologist Studies from 2001 to 2008", *Environment Health*, No. 8, 2009.

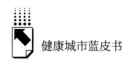

会引起一系列生理变化，如血浆黏度和血清胆固醇水平升高，恶性心律失常，心脏输出量的增加和内皮细胞损伤等，在不同程度上导致血栓栓塞行疾病和冠状动脉疾病等。① 北美地区日平均气温每升高约4.7℃，心血管疾病死亡率就会增加2.6%，其中缺血性心脏病风险最高。② 2006年加利福尼亚热浪期间，全州发生了16166次超额就诊和1182次超额住院，其中儿童（0~4岁）和老人（≥65岁）承受的风险最大，急性肾功能衰竭、心血管疾病、糖尿病、电解质失衡和肾炎的就诊人次显著增加。③ 中老年人群比年轻人受到的影响更大，特别易受影响的是那些患有急性或慢性心血管和肺疾病的老年人。④

（2）呼吸系统疾病。哮喘患者受损的热调节机制使其无法适应温度的迅速变化，极易受大气温度短期变化的影响，使伴随高湿度的高温热浪天气成为哮喘发作的"导火索"。⑤ 研究发现，热浪会使心脑血管和呼吸系统疾病的死亡人数增加，2003年上海热浪期间呼吸系统疾病的比率高于心脑血管疾病。⑥ 2000年伦敦热浪期间急诊住院人数未显著增加，但呼吸和肾脏疾病、5岁以下儿童和75岁以上老人的呼吸系统疾病的急诊住院人数显著增加。⑦ 美国研究发现，当平均气温高于温度－健康效应曲线阈值（29℃~36℃）时，温度每升高1℃呼吸系统疾病同日住院人数增加2.7%~3.1%，

① Cheng Xiaoshu, "Effects of Climatic Temperature Stress on Cardiovascular Diseases", *European Journal of Internal Medicine*, No. 21, 2010.

② Basu R., "A Multi-county Analysis Identifying the Populations Vulnerable to Mortality Associated with High Ambient Temperature in California", *American Journal of Epidemiology*, No. 6, 2008.

③ Kim Knowlton, "The 2006 California Heat Wave: Impacts on Hospitalizations and Emergency Department Visits", *Environmental Health Perspectives*, No. 1, 2009.

④ Henschel A., "An Analysis of the Heat Deaths in St. Louis During July, 1966", *Americam Journal of Public Health Nations Health*, No. 12, 1969.

⑤ Peter C., "Climate and Chronic Respiratory Disease in Sydney— The Case of Asthma", *Climatic Change*, No. 25, 1993.

⑥ Huang Wei, "The Impact of the 2003 Heat Wave on Mortality in Shanghai, China", *Science of the Total Environment*, March, 2010.

⑦ Kovats R. S., "Contrasting Patterns of Mortality and Hospital Admissions During Hot Weather and Heat Waves in Greater London, UK", *Occupy Environment Medicine*, Feb., 2004.

慢性气道阻塞、哮喘、缺血性心脏病和心律失常等疾病的入院率也有所增加。[1]

（3）消化系统疾病。在高温条件下，皮肤血管扩张，腹腔内脏血管收缩，从而引起消化道贫血，可能出现消化液分泌减少，大量排汗和氯化物的损失使血液中形成胃酸所必需的氯离子储备减少，也会导致胃液酸度降低，出现食欲减退、消化不良以及其他胃肠疾病。高温天气对人群的循环系统疾病发病、死亡有明显的影响，尤其是老年人。[2] 1980 年孟菲斯热浪期间几乎所有的超额死亡者都是 60 岁以上老人。[3]

（4）泌尿系统疾病。气温过高时若不适当补水，会使尿液浓缩，加重肾脏负担，湿度高时，还会抑制出汗，若再进行体力劳动，可导致肾脏等脏器衰竭。研究表明，温度影响泌尿系统疾病急诊入院人数，以高温效应较明显，平均温度每升高 1℃，当日泌尿系统疾病急诊入院增加的相对危险度为 1.0132。[4]

（5）神经系统疾病。太阳辐射中红外线可穿透颅骨，导致脑组织温度骤然升高，大脑皮层调节中枢的兴奋性增加，由于负诱导，使中枢神经系统运动功能受抑制，因此肌肉工作能力、动作的准确性、协调性、反应速度及注意力均降低。另外，高温可以引起小脑 PC 小白退行性变性，对小脑造成损害，引发帕金森病和小脑共济失调综合征等疾病；此外，高温还可能对脊髓的前角、侧角均有损害，造成四肢麻痹症。[5] 在 1995 年芝加哥热浪中，

---

[1] Wheeler T., "Climate Change Impacts on Global Food Security", *Science*, No. 341, 2013.

[2] 肖冰霜：《中国大陆高温与干旱指数的关系及典型城市高温天气对人群健康的影响》，兰州大学，硕士学位论文，2009。

[3] Applegate W. B., "Analysis of the 1980 Heat Wave in Memphis", *Journal of the American Geriatrics Society*, No. 29, 1981.

[4] 王敏珍：《北京市泌尿系统疾病急诊入院人数与日平均气温的关系》，《气候环境变化与人体健康》2012 年第 6 期。

[5] 陈忠：《高温中暑的病理生理学研究进展》，《国外医学（生理、病理科学与临床分册）》1997 年第 4 期。

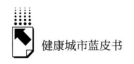

中枢神经系统退行性疾病的入院人数显著增加，包括帕金森病和阿尔茨海默病。[①]

（6）精神疾病。高温热浪对精神疾病影响研究相对较少，意见不一，但大多研究认为热浪促发精神类疾病。有研究表明，孕期经历热浪天气时，男童和女童精神分裂症的可能性显著增加。[②] 在1999年芝加哥热浪中，精神疾病显然是年轻人因热死亡的一个重要危险因素。[③]

## （二）高温热浪对农业的影响

气候变化可能会阻碍我们迈向一个没有饥饿的世界的进程。联合国政府间气候变化专门委员会和联合国粮食及农业组织认为，农业是最易受气候变化影响的产业之一，尤其是发展中国家。众所周知，我国是一个农业大国，农业的生产力高度依赖气候条件，然而我国地处地球环境变化速率最大的季风气候区，即代表天气、气候条件在一年当中的变化会非常明显，并且伴随气象灾害的频发。这种变化不定的大环境无疑给我国的农业生产增添了极大的压力。

当高温天气频发，大气降水量明显减少，土壤水分蒸发速度加快，因此高温热浪天气还伴随着大气干旱和土壤干旱，从而造成干旱或加重干旱的严重程度，给农作物和农业生产造成重大不良影响。研究表明，气温每上升1℃，粮食将减产10%。[④] 干旱造成内蒙古和东北旱区春耕春播偏晚，部分地区播种困难、出苗率较低、长势偏弱，影响当地玉米及牧草生长；2018年8~9月，江汉江南西部和北部出现阶段性伏旱，作物减产，造成严重经

① Jan C. S., "Excess Hospital Admissions During the July 1995 Heat Wave in Chicago", *American Journal of Preventive Medicine*, No. 4, 1999.

② Bark N. M. "Heat Waves During Pregnancyasa Risk Factor for Schizophrenia", *Schizophrenia Research*, No. 18, 1996.

③ Mary P. Naughton, "Heat-Related Mortality During 1999 Heat Wave in Chicago", *American Journal of Preventive Medicine*, No. 4, 2002.

④ 崔春红：《中美光伏贸易战》，《现代工业经济和信息化》2012年第5期。

济损失。① 2019 年澳大利亚农业受热浪影响，葡萄产量降至最低水平，影响葡萄酒出产，小麦收成亦受影响，产量下降至历史新低。同时，高温天气增加了夏季降温能耗，2018 年夏季全国用电量为 18668 亿千瓦时，较 2017 年同期增长 7.9%，而高温天气带来的高能耗反作用于气候变化，形成恶性循环。

联合国政府间气候变化专门委员会第五次评估报告指出，大量农作物相关研究都表明，气候变化对作物产量的不利影响远远大于有利影响。降水和温度是影响粮食生产的重要因素，其中降水变化是影响中国粮食生产变化的主要原因，而温度是影响高纬度和高海拔地区粮食生产的主要原因。不可否认，一些地区的农业可能会由于气温升高而受益。例如，随着气候变暖，我国一年两熟和一年三熟种植制的边界北移，这导致部分地区由一年一熟制变一年两熟制从而使粮食增产 54%～106%；部分地区由一年两熟制变一年三熟制从而使粮食增产 27%～58%。② 然而，气温升高会增加干旱、强降水等极端天气与病虫害爆发的频率，直接加大粮食生产面临的风险。由于气候变化引起灌溉用水增加量平均超过 1000 亿立方米，单位面积粮食减产量平均超过 1000 千克/公顷，而气候变化造成的干旱将引发用水危机进而恶化粮食安全问题。③ 毫无疑问，近几年高温酷热天气的频繁出现已经并将进一步加剧中国甚至全球农业生产面临的危机。

中国气象科学研究院副院长周广胜指出："农业是受气候变化影响最敏感的领域之一，气候变化可能使中国农业变得更加脆弱。极端农业气象灾害事件频发也将导致农业病虫害加剧，使粮食作物产量降低。"④ 统计数据显示，我国每年有 0.5 亿公顷以上的农田因为气候灾害而毁坏，这些损坏农田造成的粮食产量减少波动可高达 18%。

---

① 王胜：《基于 RCP 情景的全球 1.5℃和 2.0℃升温下安徽省气候变化及气象干旱预估》，《中国农业大学学报》2018 年第 6 期。

② 杨晓光：《全球气候变暖对中国种植制度可能影响 I. 气候变暖对中国种植制度边界和粮食产量可能影响的分析》，《中国农业科学》2012 年第 8 期。

③ 吴普特：《气候变化对中国农业用水和粮食生产的影响》，《农业工程学报》2010 年第 2 期。

④ 《气候变化可能使中国农业更加脆弱》，中国气象网，http：//www.cma.gov.cn/kppd/kppdmsgd/201811/t20181129_484487.html，最后访问日期：2019 年 7 月 19 日。

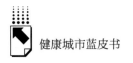

### （三）其他影响

高温热浪天气间接引起大气降水减少，易造成干旱。2015～2018年是有气温记录以来最热的四年，2018年的弱拉尼娜条件使全球平均温度较前三年有所下降。2018年成为捷克和比利时历史上第二干旱的年份，斯德哥尔摩1892年以来最干旱的一年，更是拉脱维亚有史以来最干旱的一年；5～7月，斯堪的纳维亚中部和南部以及芬兰许多地区进入有记录以来最干旱、最炎热的时期；4～9月，是德国有记录以来第二干旱的时期；7～8月，中欧初遇严重酷热天气，造成1500多人死亡；7月23日，熊谷县创下了41.1℃的日本最高气温纪录，共有153人死于酷暑；8月1日，洪川创下41.0℃的韩国最高气温纪录；3月，南非遇23年来最严重旱灾，首都开普敦旱情更是400年一遇。①

高温热浪引起的频发的野火事件也造成了重大社会影响和经济损失：2018年野火烧毁了瑞典超25000公顷的土地，拉脱维亚、挪威、德国、英国和爱尔兰也出现了异常的野火活动；8月，加拿大不列颠哥伦比亚省进入了有史以来最严重的火灾季；11月，美国加州森林大火致85人遇难，200余人失踪。② 此外，农业部门也面临高温热浪天气威胁。据统计，2017年营养不良人数增加到8.21亿人③，这一现象或与2015～2016年厄尔尼诺现象有关。④ 其中高温热浪对非洲粮食安全与营养的影响最大，24个国家约5900万人急需人道主义救援。在高温热浪天气的影响下，经济增长会放缓，

---

① 中国气象局科技与气候变化司：《2018年中国气候公报》，中国气象局网站，http：//www.cma.gov.cn/root7/auto13139/201903/t20190319_517664.html，最后访问日期：2019年7月19日。

② 中国气象局科技与气候变化司：《2018年中国气候公报》，中国气象局网站，http：//www.cma.gov.cn/root7/auto13139/201903/t20190319_517664.html，最后访问日期：2019年7月19日。

③ *The State of Food Security and Nutrition in the World* 2018—*Building Climate Resilience for Food Security and Nutrition*，FAO，2019.

④ *The Linkages between Migration，Agriculture，Food Security and Rural Development*，FAO，IFAD，IOM and WFP，2018.

减贫难度会加大，饮用水安全和粮食安全状况将会进一步恶化，流离失所状况严峻，将加剧暴力冲突风险，从而引起经济财产损失和社会动荡。[①]

# 四 应对高温热浪的对策建议

面对高温热浪天气，人们能够有效地采用各种适应措施来大大地减少热浪对健康的可能影响，其中最重要和最有效的措施是建立健全高温热浪预案体系，减轻热浪对人类健康的影响。同时，应该加强高温热浪的立法工作，积极做好对人体健康的保护和减缓城市热岛效应，采取缓解高温热浪等方法，避免和降低高温热浪造成的危害。

## （一）重视高温热浪规划

高温热浪规划应包括应对高温热浪天气的长期战略、多元的高温热浪预案体系、有效的公众宣传和科普及规划的监测评估等。2004 年英国编制国家层面的《英格兰高温规划》且每年更新，规划的主体包括政府、社会服务组织和社会群众，打破了仅由政府单体主导的传统模式；2011 年，伦敦颁布了《管理灾害风险和提高城市韧性：伦敦市气候适应战略规划》，将高温热浪作为城市未来主要的气候灾害之一。高温热浪天气不同于传统灾害，其危害长期渗透于公众生活的方方面面，我国亟须突破传统的以政府单体主导的防灾模式，形成符合我国国情、可行性高、多元化且权责分明的规划策略，减少城市热量产生，削弱热岛效应，提升城市的气候适应性。[②]

## （二）构建高温热浪预案体系

要构建高温热浪的预案体系，应先明确高温热浪的基本情况及其负面影响，确定应急主题的组织体系，进而形成切实可行的指导思路和行动方案。

---

① *Statement on the State of the Global Climate in 2018*，WMO，2019.
② 王昕宇：《城市高温热浪灾害防灾规划策略研究——基于欧美国家的规划经验》，《现代城市研究》2017 年第 8 期。

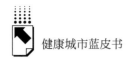

组织体系应兼顾各子系统，预案体系才能联动各级相关组织机构，实现不同组织机构的功能，履行好各级机构的职责，使对抗高温热浪灾害成为可能。① 在设计高温热浪预案时，应将如何确保系统的有效运行纳入考虑范围。实施预案体系的一个关键障碍是相关机构之间缺乏明确的决策协议。明确的业绩标准和定期的业绩评价有助于提高公众对预案系统的认识和信心。对预案系统长期的干预措施也是必要的，如对工作人员进行培训和教育以及改善家庭住房和医疗基础设施等。②

"防范胜于救援"，预案体系可以通过预防降低高温热浪灾害带来的社会和经济危害，并为相关部门和公众提供高温预警，预先采取有效可行的措施，减少受灾影响。一旦预测有热浪来临，社会各部门可以通过电台、电视台、报纸等媒体，让公众及时得到热浪警报；公共卫生部门本身及媒体增加有关热浪知识的宣传教育，宣传如何防御热浪，避免因此而致病，特别是对易受热浪侵袭的危险人群加强宣传和服务工作；医院、社区服务做好充足准备；供电、供水部门保证热浪警报期间有足够的电力和水源供应；提醒居民热浪来临时应尽可能打开空调或到凉爽环境下避暑等，尽量减少因受热浪影响致病致死的人数。当灾害真正发生时，各部门应协同联动完成救助、防疫、治理和社会宣传等工作，避免灾情扩大，并在灾后进行评估，总结经验改善联动方案，健全预案体系。

1995 年美国科学家卡尔克斯特林（Kalkstein）率先在美国费城建立高温热浪预案体系，随后美国各州、加拿大、澳大利亚、欧洲各国和中国都建立了适合本国国情的高温热浪预案体系。2003 年欧洲高温热浪天气爆发后，世界卫生组织在欧洲区域建立了基于网络的气候信息和热相关健康应急预案指南，并定期更新和完善热浪健康风险预案体系，以使其达到最大的效力。③ 澳大利亚墨尔本为降低高温热浪天气造成的健康风险，建立了一套基

---

① 程顺祺：《基于协同联动的高温热浪应急预案研究》，《灾害学》2019 年第 2 期。

② R Sari Kovats, "Heat Waves and Public Health in Europe", *Heat Waves and Public Health in Europe*, No. 6, 2006.

③ 孙庆华：《高温热浪健康风险预警系统研究进展》，《环境与健康杂志》2015 年第 11 期。

于最高气温和最低气温预测的高温健康风险预警系统。[①] 我国上海首先于 2001 年建立了高温热浪预警系统，中国疾病预防控制中心从 2013 年开始在我国哈尔滨、南京、重庆和深圳 4 个城市试点启动高温热浪健康风险预警模型。

### （三）积极做好对人体健康的保护，健全高温政策

减少热暴露是热浪期间人群健康的重要保护措施，特别是对易感人群[②]，可以通过劳动保障和防暑补贴等为公众提供积极有效的人体健康保护。美国将高温政策的临界线定在 28℃：当室外温度超过 28℃时，户外工作人员须在每小时中休息半小时，若超过 30℃，每小时只能工作 15 分钟；德国劳动法规定，气温超过 35℃时不适宜办公，员工可以放假休息，"热假"更是作为法定带薪休假被写进劳动法；法国的高温劳动保护制度规定，在气温超过 30℃时，雇主须让户外工作者休息并提供冷饮等福利；日本采用"湿球黑球温度指数"（WEGT）评价人体接触作业环境热负荷，当湿球黑球温度指数达到 33℃时，建议停止一切体力劳动。许多国家还发放高温补贴：美国联邦政府每年向各州中低收入的公民发放夏季额外补贴，总额约 50 亿美元；日本在夏季也会发放补贴，鼓励群众购买降温电器。我国可以根据国情，合理借鉴其他国家的高温政策，建立可以保障群众尤其是工作人员人体健康的高温政策。

### （四）减缓城市热岛效应，缓解高温热浪

城市热岛作为导致高温热浪的重要因素，其危害不容小觑，但适当的规划可以在减少脆弱性、促进健康方面发挥重要作用。2011 年，伦敦颁布的《管理灾害风险和提高城市韧性：伦敦市气候适应战略规划》将增加城市绿化量纳入 4 项总体策略，并从城市、社区、建筑三个层面加以落实；德国政

---

[①] Neville Nicholls, "A Simple Heat Alert System for Melbourne, Australia", *International Journal of Biometeorology*, No. 5, 2008.

[②] Huang Cunrui, "Managing the Health Effects of Temperature in Response to Climate Change: Challenges Ahead", *Environmental Health Perspectives*, No. 4, 2013.

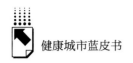
府为了把环境建设得更好,对辖区内居民自费绿化屋顶给予 50% 补偿款,并在 1982 年立法强制推行屋顶绿化;日本政府推行"保水性铺装路面",在路面上铺盖可以有效抑制路面温度上升的保湿路面。我们可以从搞好城市规划与建设布局、增加城市绿化、减少人为散热和开发利用清洁新能源等几个方面入手。城市绿地和树木的数量增加,可以提供遮阴和改善空气质量,树木和植被还可以通过蒸腾作用帮助降低白天温度和城市热岛效应;在建筑物设计方面,可推广使用反光铺路及屋面材料,以及增加楼宇间的通风量及空气流量。

## (五)加大各国之间的合作与协作

高温热浪天气所带来的公共健康危机影响着全人类的健康。"我坚信国际合作和协作,大大有助于我们找到解决环境问题的方法,并且加速解决。"获得 2018 年中国政府友谊奖的外国专家爱德华·艾伦·劳斯说。[①] 他表示,在过去十年对中国环境的观察中,发现中国正在面临的很多环境问题并不是其独有的,其他很多国家也都存在。如果通过国际合作,共同探讨并尽快采取合适的行动和有效的预防性措施,就可以有效解决,帮助全球人们营造一个舒适的生活环境。因此,在解决高温热浪方面,世界各国要加大国际合作力度。国际社会曾签订《京都议定书》和《巴黎协议》等国际公约文件并取得了卓越成效,使各国看到了国际协作应对全球气候变化的曙光,但由于国情和经济社会发展水平不同,各国各行业需根据具体情况制定符合自身发展的政策。与此同时,各国政府也要大力宣传、教育全体人民增加对气候变暖及其危及人类健康的关注,提高人们保护环境、保护气候的意识。

---

① 爱德华·艾伦·劳斯:《加强国际合作,共同应对全球气候变暖》,《国际人才交流》2018
年第 11 期。

# 健康社会篇

**Healthy Society**

# B.4

# 国内外智慧养老服务研究状况比较

## ——基于 1900～2018 年文献情报学分析

王红漫　李春英*

**摘　要：** 从国内外学术论文角度来看，全世界已有94个国家开展了智慧养老服务的研究。积累资料显示，国外的研究起步早，但中国近3年学术研究进入快速发展期，国际学术论文排名位列前三，这与新时代我国养老服务的发展政策密切相关，也与我国的互联网技术、物联网技术、大数据技术等相关领域的科技发展水平密切相关。在智慧养老服务方面，我国已有一定的研究成果，目前主要集中在养老服务需求调查、养老服务平台系统配置、人工智能技术应用专利以及

* 王红漫，博士，北京大学教授、博导，研究方向：健康与社会发展理论与实证研究、公共政策与全球健康治理；李春英，硕士，北京大学副研究馆员，研究方向：医学信息分析。

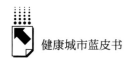
不同养老模式下养老服务体系等研究。为更好地服务于老龄化社会健康城市、健康中国、人类命运共同体建设，我国智慧化养老重点应该放在核心人工智能技术、养老服务平台和生态环境方面进行战略发展布局，并研制促进我国由"人力养老"向"幸福养老"、由"政府补贴"向"消费市场"、由"跟随发展"向"引领发展"转变的智慧化养老服务中国方案。

**关键词：** 智慧化养老　文献计量分析　社会网络分析

# 一　研究背景

国务院于 2017 年发布的《"十三五"国家老龄事业发展和养老体系建设规划》指出，预计到 2020 年，全国 60 岁以上老年人口将增加到 2.55 亿人左右，占总人口比重提升到 17.8% 左右；独居和空巢老年人将增加到 1.18 亿人左右，老年抚养比将提高到 28% 左右；用于老年人的社会保障支出将持续增长；农村实际居住人口老龄化程度可能进一步加深。面对我国人口老龄化进入快速发展期，高龄、失能老人的快速增长，以及家庭养老功能的日益弱化和社会养老逐步显现出不足，养老问题逐渐成为政府、社会、家庭面临的重大挑战。2019 年政府工作报告提到，中国 60 岁及以上人口达到 2.5 亿人，并强调要大力发展养老特别是社区养老服务业，加强农村养老服务设施建设。

在养老资源匮乏以及专业服务人员短缺的条件下，传统的养老服务模式已经无法应对老年人口的迅速膨胀以及剧增的多元性养老服务需求。随着信息技术的迅速发展，物联网、人工智能以及互联网＋等技术产生，并广泛应用于社会各个领域，由此产生了智慧养老服务。它为化解我国养老事业面临的困境提供了新的思路与可行路径。因此，借助物联网、人工智能以及互联网+等技术推进智慧化养老，提供实时、快捷、高效、低成本的养老服务，是缓解养老资源不足、解决供需矛盾、提高服务质量和效率、充分发挥有限资源作用的重要手段，是破解我国日趋严峻的养老难题的重要举措，是积极应对人口老龄化的必然选择。

全国老龄办在 2012 年提出了"智能化养老"理念，2014 年发布的《全国智能化养老实验基地规划建设基本要求》，2015 年由全国老龄办、华龄中心联合中国标准化研究院、杭州华龄集团共同起草的《全国智能化养老实验基地智能化系统技术导则》①，以及后期发布的《全国智能化养老实验基地管理办法》共同为我国智能化养老实验基地的建设与管理构建了明确的规范和标准。② 2015 年《国务院关于积极推进"互联网＋"行动的指导意见》（国发〔2015〕40 号）提出要大力促进智慧健康养老产业的发展，支持智能健康产品创新和应用；鼓励健康服务机构利用云计算、大数据等技术搭建公共信息平台，提供长期跟踪、预测预警的个性化健康管理服务；发展第三方在线健康市场调查、咨询评价、预防管理等应用服务，提升规范化和专业化运营水平；依托现有互联网资源和社会力量，以社区为基础，搭建养老信息服务网络平台，提供护理看护、健康管理、康复照料等居家养老服务；鼓励养老服务机构应用基于移动互联网的便携式体检、紧急呼叫监控等设备，提高养老服务水平。③ 2016 年，民政部、财政部印发了《关于中央财政支持开展居家和社区养老服务改革试点工作的通知》（民函〔2016〕200号），提出拟选择部分地级市（含直辖市的区）开展居家和社区养老服务改革试点，探索多种模式的"互联网＋"居家和社区养老服务，巩固居家和

---

① 《〈全国智能化养老实验基地智能化系统技术导则〉发布仪式暨〈智能养老〉专著首发式在京举行》，华语广播网，http：//news. cri. cn/gb/1321/2015/01/30/5453s4859864. htm，最后访问日期：2019 年 3 月 21 日。
② 全国老龄工作委员会办公室信息中心：《全国智能化养老实验基地管理办法》，中国养老产业和教育联盟网站，http：//lnlm. bcsa. edu. cn/info/1037/2721. htm，最后访问日期：2019年 3 月 21 日。
③ 《国务院关于积极推进"互联网＋"行动的指导意见》，中国政府网，http：//www. gov. cn/zhengce/content/2015－07/04/content_ 10002. htm，最后访问日期：2019 年 3 月 21 日。

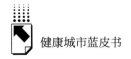
社区养老服务在养老服务体系中的基础地位，满足绝大多数有需求的老年人在家庭或社区享受养老服务的愿望。① 《智慧健康养老产业发展行动计划（2017－2020年）》（工信部联电子〔2017〕25号）提出，到2020年要基本形成覆盖全生命周期的智慧健康养老产业体系，建立100个以上智慧健康养老应用示范基地，培育100家以上具有示范引领作用的行业领军企业，打造一批智慧健康养老服务品牌；健康管理、居家养老等智慧健康养老服务基本普及，智慧健康养老服务质量效率显著提升；智慧健康养老产业发展环境不断完善，制定50项智慧健康养老产品和服务标准，信息安全保障能力大幅提升。② 2018年4月，国务院办公厅印发《关于促进"互联网＋医疗健康"发展的意见》，明确要健全"互联网＋医疗健康"服务体系，满足群众日益增长的医疗卫生健康需求，同时强化行业监管和安全保障。国家卫生健康委2019年2月发布《"互联网＋护理服务"试点工作方案》，指出"互联网＋护理服务"主要是指医疗机构利用在本机构注册的护士，依托互联网等信息技术，以"线上申请、线下服务"的模式为主，为出院患者或罹患疾病且行动不便的特殊人群提供护理服务，并确定北京市、天津市、上海市、江苏省、浙江省、广东省作为试点省份，其他省份结合实际情况选取试点城市或地区开展试点工作。③

本研究通过国内外文献资料关于智慧化养老技术实践应用的深度研析，挖掘出有价值的信息，为我国智慧养老服务拓展内容，以更好服务健康城市、健康中国、人类命运共同体建设提供战略方向与决策支持。

---

① 《民政部、财政部联合开展居家和社区养老服务改革试点工作》，中国政府网，http：//www. gov. cn/xinwen/2016－07/19/content_ 5092825. htm，最后访问日期：2019年3月21日。

② 工业和信息化部、民政部、国家卫生计生委：《智慧健康养老产业发展行动计划（2017－2020年）》，中国政府网，http：//www. gov. cn/xinwen/2017－02/20/content_ 5169385. htm#1，最后访问日期：2019年3月21日。

③ 国家卫生健康委：《"互联网＋护理服务"试点工作方案》，中国政府网，http：//www. cncaprc. gov. cn/contents/2/188610. html，最后访问日期：2019年3月21日。

## 二 数据来源与研究方法

### （一）数据来源

收录智慧养老服务研究内容的中文数据库有中国知网、万方、维普等，上述中文数据库收录学科文献各有侧重，因此选择中国知识基础设施工程（CNKI）和万方两个数据库作为数据来源。时间范围为1900年至2018年12月31日；文献类型选择期刊论文、学位论文、报纸、会议论文、专利、成果、标准等多种类型，共检索到2071篇学术论文，去掉重复文献和不相关文献，共保留1401篇文献进行深入分析。

收录智慧养老服务研究内容的英文数据库涉及多个，PubMed侧重于收录生物医学的论文、Web of Science侧重于收录社会学和医学交叉学科的论文，因此选择Web of Science作为数据来源；时间范围为1900年至2018年12月31日，共检索到3201篇论文并进行深入分析。

### （二）研究方法

采用文献计量学和社会网络分析法，对两个数据库来源的期刊论文中"智慧养老服务"论文进行统计分析。使用的分析软件有Excel、SATI3.2、NetDraw和VOSviewer。

### （三）数据处理

将上述1401篇中文文献数据首先进行清洗，对作者、年代、作者单位、关键词等内容进行抽取，同时对关键词进行清洗归并。

中文文献关键词归并的原则如下。

第一，同一概念的词语有多种表达方式，则统一规定一个词来替换。例如，智慧养老、智能养老、智慧养老服务、智能养老服务等词语，统一替换为智慧养老、智慧养老服务；空巢老年人替换为空巢老人。第二，表达概念

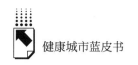

不完整的，根据文章内容进行补充。例如，老龄化补充为人口老龄化等；服务模式补充为养老服务模式；服务需求补充为养老服务需求等。第三，抽象的关键词被删除，如研究、建议、对策、可行性、可持续、现状、综述、调研、探讨、应用、思考、功能、价值等。

按照上述原则将其他关键词进行归并，最后从 1401 篇论文中获得 1930 个关键词。选取频次大于 9 的关键词作为高频关键词，然后以高频关键词为对象，再利用 VOSviewer 软件进行分析，选择关联算法，反映研究主题网络关系。同时也对论文作者的合作情况进行网络分析。

将上述 3201 篇英文文献数据首先进行清洗，对作者、年代、作者单位、关键词等内容进行抽取，同时对关键词进行清洗归并。

英文文献关键词归并的原则如下。

第一，同一概念的词语有多种表达方式，则统一规定一个词来替换，如 older people、elderly、old age、Aged、older adults 替换为 Elderly People；ageing、Ageing、aging 替换为 Aging；等等。第二，表达概念不完整的，根据文章内容进行补充，如 AAL 替换为 Ambient Assisted Living；IoT 替换为 Internet of Things；等等。第三，删除不具体、抽象的词语。

按照上述原则将其他关键词进行归并，最后从 3201 篇论文中获得 19617 个关键词。选取频次大于 30 的关键词作为高频关键词，然后以高频关键词为对象，再利用 VOSviewer 软件进行分析，选择关联算法，反映研究主题网络关系。同时也对论文作者的合作情况进行网络分析。

## 三 分析结果与讨论

### （一）时间分布

在对上述 1401 篇中文学术论文和 3201 篇英文学术论文进行统计后可以发现，论文年度分布趋势如图 1 所示。

从文献角度发现，国内关于智慧养老服务的研究大致可划分为两个阶

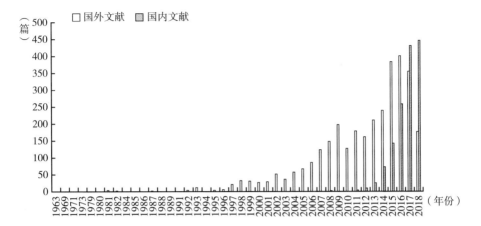

**图1　国内外智慧养老服务研究论文年度分布**

段。第一阶段为 2004～2014 年，年度发文量低于 100 篇；第二阶段为 2015～2018 年，年度发文量为 100～450 篇。国内最早的文献发表于 2004 年，但是 2011 年国内的学术研究才开始形成一定规模；第二阶段发展快速，以年度发文量 101 篇的速度递增。

国外的研究大致可划分为三个阶段。第一阶段为 1963～2006 年，年度发文量低于 100 篇；第二阶段为 2007～2012 年，年度发文量为 100～200 篇；第三阶段为 2013～2018 年，年度发文量为 200～360 篇。第一阶段发展缓慢，1963～1996 年年度发文量非常少，1997 年开始形成一定的学术规模，1997～2006 年，以年发文量 10 篇的速度递增；第二阶段以年发文量 40 篇的速度递增，第三阶段以年发文量 30 篇的速度递增。

国外的研究起步早，但是近 3 年的年度发文量的增长速度比国内更慢。

## （二）文献类型分布

在国内智慧养老服务的研究论文中，期刊论文占总量的 74%，是国内文献的主要类型；在国外的研究论文中，会议论文占总量的 68%，是国外文献的主要类型（见图 2）。排除专利数据库，在国内外综合类型数据库中，智慧养老服务研究的文献类型也有差异，国外会议论文多于期刊论文。

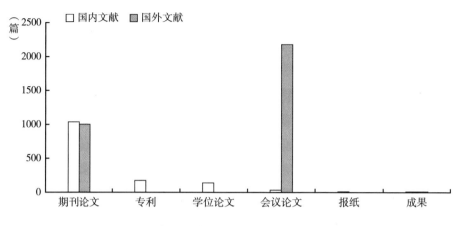

图2 国内外智慧养老服务研究论文类型分布

### （三）研究机构类型及分布

对国内论文作者的单位进行统计可以发现，研究单位类型广泛，有教育机构（高校、职业技术院校、高中及党校等）、公司、事业单位（政府机构、养老机构，还有编辑部、新闻媒体、社会团体、学术团体），其中发文量最多的单位是高校，其次是公司（见图3）。由此说明，高校是关注研究的重要研究群体。

我们也对论文作者所来自的省份进行了统计。第一梯队为发表的论文最多的省份，有江苏和北京；第二梯队为发表论文第二多的省份，有浙江、上海、山东、广东、辽宁和河北；第三梯队为发表论文第三多的省份，有四川、陕西、安徽、天津、湖北、湖南、吉林、重庆和河南；第四梯队为发表论文第四多的省份，有黑龙江、福建、广西、江西和山西；第五梯队发表论文较少的省份和地区，有甘肃、贵州、内蒙古、新疆、云南、海南、福建、宁夏、青海和台湾。我国著名的人口地理分界线是从黑龙江的黑河到云南的腾冲，人口分布呈现东南部人口多、西北部人口少的特点。由此说明，智慧养老服务研究主要分布在人口密度大，经济发达的省份，呈现出东南沿海省份如江苏、浙江和广东等省份论文较多，西北省份论文较少的趋势。

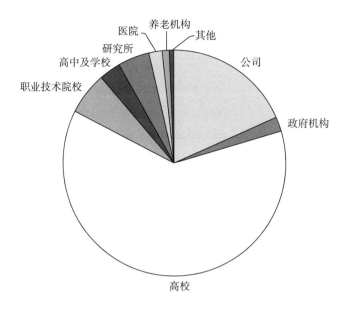

**图3 国内智慧养老服务研究机构统计**

对国外论文作者的研究机构进行统计发现，发文量最多的是高校和研究所等，这些研究机构主要分布在亚洲，其次是欧洲。由此说明，高校是关注本领域的重要研究群体。发文量超过15篇以上的机构详见表1。

**表1 国外智慧养老服务研究机构统计**

单位：篇

| 排名 | 大学名称 | 国家或地区 | 发文量 |
|---|---|---|---|
| 1 | 东京都立大学 | 日本 | 34 |
| 2 | 东京大学 | 日本 | 29 |
| 3 | 早稻田大学 | 日本 | 25 |
| 4 | 日本国家科学技术研究所 | 日本 | 21 |
| 5 | 中国科学院 | 中国 | 20 |
| 6 | 东北大学 | 日本 | 20 |
| 7 | 慕尼黑理工大学 | 德国 | 18 |
| 8 | 米尼奥大学 | 葡萄牙 | 18 |
| 9 | 新加坡国立大学 | 新加坡 | 16 |
| 9 | 大阪大学 | 日本 | 16 |

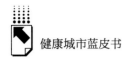
续表

| 排名 | 大学名称 | 国家或地区 | 发文量 |
|---|---|---|---|
| 9 | 意大利比萨圣安娜高等学校 | 意大利 | 16 |
| 9 | 新南威尔士大学 | 澳大利亚 | 16 |
| 10 | 台湾大学 | 中国台湾 | 15 |
| 10 | 电气通信大学 | 日本 | 15 |
| 10 | 特文特大学 | 芬兰 | 15 |

从国外研究机构合作网络来看，形成了分别以日本各大学为主的四大合作网络。

合作群一：以日本的东京大学、德国的慕尼黑理工大学、瑞士的洛桑联合理工大学、意大利的博洛尼亚大学等为代表，主要研究方向为老年人日常活动监测技术研究。

合作群二：以日本的早稻田大学、日本的大阪大学、中国的清华大学等为代表，主要研究方向为移动互联网技术在老年人生活中的预防监测应用。

合作群三：以日本东京都立大学、新加坡国立大学、马来亚大学等为代表，主要研究方向为老年黄斑变性决策支持系统。

合作群四：以日本国家高级工业科技研究所、日本电气通信大学、日本北海道大学、日本芝浦工业大学等为代表，主要研究方向为不同类型机器人在老年照护中的应用及其影响。

### （四）国家和地区分布

全世界有94个国家研究了智慧养老服务。主要分布在日本、美国、中国、西班牙、德国、意大利、英国等。中国排名第三（见表2）。

表2　国外智慧养老服务研究国家和地区统计

单位：篇

| 排名 | 国家或地区 | 发文量 |
|---|---|---|
| 1 | 日本 | 523 |
| 2 | 美国 | 318 |
| 3 | 中国 | 288 |

续表

| 排名 | 国家或地区 | 发文量 |
|------|-----------|--------|
| 4 | 西班牙 | 241 |
| 5 | 德国 | 199 |
| 6 | 意大利 | 182 |
| 7 | 英国 | 177 |
| 8 | 法国 | 155 |
| 9 | 中国台湾 | 133 |
| 10 | 韩国 | 132 |

在国家和地区合作网络中，主要形成了5个研究群体。

合作群一：以日本、美国、中国、韩国、加拿大等为代表；合作群二：以德国、意大利、英国等为代表；合作群三：以西班牙、葡萄牙、北爱尔兰等为代表；合作群四：以印度、澳大利亚、巴西为代表；合作群五：以中国台湾、希腊、苏格兰、南非为代表。这说明，日本、美国等和我们国家发展方向相同，是我们的竞争对手。因此，我们要加强与德国、意大利、英国、西班牙、澳大利亚等国家的互补合作。

## （五）论文作者分布

中国有2200多人发表了智慧养老服务的研究论文，发表论文超过4篇的作者有30人（见表3）。统计发现，全国高校发表的论文最多，其次是信息科技公司。

### 表3　国内智慧养老服务研究作者统计

单位：篇

| 作者姓名 | 单位 | 发文量 | 作者姓名 | 单位 | 发文量 |
|---------|------|--------|---------|------|--------|
| 睢党臣 | 陕西师范大学国际商学院 | 8 | 叶璐 | 重庆邮电大学移通学院 | 4 |
| 朱明飞 | 南京索酷信息科技股份有限公司 | 6 | 于梦楠 | 南京林业大学 | 4 |
| 彭庆超 | 陕西师范大学国际商学院 | 6 | 周橙旻 | 南京林业大学 | 4 |

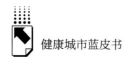
| 作者姓名 | 单位 | 发文量 | 作者姓名 | 单位 | 发文量 |
|---|---|---|---|---|---|
| 左美云 | 中国人民大学信息学院智慧养老研究所 | 6 | 周焘 | 南京林业大学 | 4 |
| 罗晓君 | 江苏慧明智能科技有限公司 | 5 | 汪靖松 | 南京林业大学 | 4 |
| 罗经纬 | 长春工业大学 | 5 | 屈芳 | 荷兰马斯特里赫特管理学院 | 4 |
| 郭骅 | 南京大学信息管理学院 | 5 | 李金良 | 江苏轩博电子科技有限公司 | 4 |
| 朱庆华 | 南京大学信息管理学院 | 4 | 吴戈 | 成都大学 | 4 |
| 白玫 | 南京大学信息管理学院 | 4 | 刘良军 | 中共荆门市委党校 | 4 |
| 赵宏伟 | 沈阳大学 | 5 | 胡善平 | 淮南师范学院法学院 | 4 |
| 何友国 | 沈阳大学 | 4 | 王莉 | 南京工业大学 | 4 |
| 刘洋 | 沈阳大学 | 4 | 王娟 | 湖南中医药大学护理学院 | 4 |
| 田力威 | 沈阳大学 | 4 | 韩娟美 | 广东外语外贸大学 | 4 |
| 闫志俊 | 江苏工程职业技术学院 | 4 | 薛敏 | 南京索酷信息科技股份有限公司 | 4 |
| 陈楷 | 重庆邮电大学移通学院 | 4 | 屈贞 | 中共长沙市委党校 | 4 |

我们也对国内作者合作情况进行了统计，生成82×82两两合作的矩阵，合作关系见图4。论文作者主要形成了八大合作群，这些研究群体的研究方向不同，形成了研究领域的核心作者群。

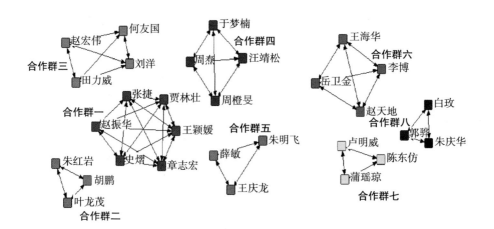

图4 国内智慧养老服务研究作者合作关系图

合作群一：以赵振华、章志宏、贾林壮、史熠、王颖媛等为代表的研究群体，主要研究方向为智能鞋底、鞋防摔倒判断、报警研究的专利。

合作群二：以朱红岩、叶龙茂、胡鹏为代表的研究群体，主要研究方向为摔倒报警、跟踪定位的腕式手表专利。

合作群三：以赵宏伟、田力威、何友国、刘洋等为代表的研究群体，主要研究方向为智能养老监护专利。

合作群四：以于梦楠、周橙旻、周焘、汪靖松等为代表的研究群体，主要研究方向为居家养老服务系统的专利。

合作群五：以王庆龙、朱明飞、薛敏等为代表的研究群体，主要研究方向为智慧养老服务云平台管理方法、装置与系统以及大数据舆情网络监控方法。

合作群六：以赵天地、岳卫金、王海华、李博等为代表的研究群体，主要研究方向为智慧养老服务需求调研。

合作群七：以蒲瑶琼、卢明威、陈东仿为代表的研究群体，主要研究方向为智慧养老服务中社会工作介入。

合作群八：以郭骅、朱庆华、白玫为代表的研究群体，主要研究方向为智慧养老信息系统规划与设计以及老年用户智慧养老服务需求及志愿服务意愿影响因素分析。

经 WOS 统计，有 9672 学者发表了智慧养老服务的研究论文，发表论文超过 11 篇的作者有 14 人。

## （六）期刊来源分布

国内研究论文共发表在 559 种国内期刊上，收录 10 篇以上论文的有 8 种期刊（见表4）。收录论文相对较多的核心期刊有《人民论坛》《社会保障研究》《中国老年学杂志》等，说明这些刊物是本领域研究中重要的出版物。表 4 中的期刊涉及的学科有社会科学、经济与管理科学、信息科学和工程科技等。

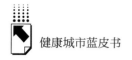

表4　国内智慧养老服务研究期刊来源分布（前8位）

单位：篇

| 排名 | 期刊名称 | 发文量 | 核心期刊 | 学科范畴 |
|------|----------|--------|----------|----------|
| 1 | 《劳动保障世界》 | 18 | 否 | 经济与管理科学 |
| 2 | 《老龄科学研究》 | 13 | 曾是 | 社会科学 |
| 2 | 《中国社会工作》 | 13 | 否 | 社会科学 |
| 2 | 《电脑知识与技术》 | 13 | 否 | 信息科学 |
| 5 | 《经贸实践》 | 11 | 否 | 经济与管理科学 |
| 5 | 《经济研究导刊》 | 11 | 否 | 经济与管理科学 |
| 5 | 《中国民政》 | 11 | 曾是 | 社会科学 |
| 8 | 《合作经济与科技》 | 10 | 否 | 工程科技 |

## （七）研究主题分布

### 1. 国内研究主题分布

将1041篇中文文献题录导入 VOSviewer 软件，共提炼出1776个关键词，选取词频大于4的57个高频关键词（见表5）进行共现分析。根据关联强度，对57个高频关键词进行聚类分析，聚类结果调整为5类。具体结果如图5所示。

表5　国内智慧养老服务研究高频关键词（频次大于4）

| 关键词 | 出现频次 | 关键词 | 出现频次 | 关键词 | 出现频次 |
|--------|----------|--------|----------|--------|----------|
| 智慧养老 | 131 | 大数据 | 11 | 养老服务业 | 5 |
| 互联网+ | 130 | 中国 | 11 | 养老模式 | 5 |
| 人口老龄化 | 60 | 机构养老 | 10 | 家政服务 | 4 |
| 居家养老 | 58 | 智能家居 | 9 | 生活照料 | 4 |
| 养老服务 | 53 | 社区 | 8 | 管理系统 | 4 |
| 养老服务模式 | 45 | 养老地产 | 8 | 老龄社会 | 4 |
| 互联网 | 39 | 信息化 | 7 | 养老服务体系 | 4 |
| 物联网 | 38 | 老年人口 | 7 | 智慧养老产业 | 4 |
| 老年人 | 35 | O2O模式 | 7 | 互联网技术 | 4 |
| 智能化 | 29 | 养老机构 | 7 | 政府 | 4 |
| 社区养老 | 20 | 人口总数 | 6 | ZigBee技术 | 4 |
| 互联网+养老 | 20 | 社区养老服务 | 6 | 物联网技术 | 4 |

续表

| 关键词 | 出现频次 | 关键词 | 出现频次 | 关键词 | 出现频次 |
|---|---|---|---|---|---|
| 养老产业 | 18 | 智慧城市 | 6 | 互联网+居家养老 | 4 |
| 医养结合 | 18 | 智慧社区 | 6 | 运营模式 | 4 |
| 空巢老人 | 17 | 智能居家养老 | 6 | 养老社区 | 4 |
| 社区居家养老 | 15 | 互联网金融 | 6 | 互联网平台 | 4 |
| 智慧养老服务 | 14 | 家庭养老 | 5 | 养老需求 | 4 |
| 养老服务需求 | 13 | 服务资源 | 5 | 智能化系统 | 4 |
| 养老院 | 13 | 居家养老服务 | 5 | 智慧养老社区 | 4 |

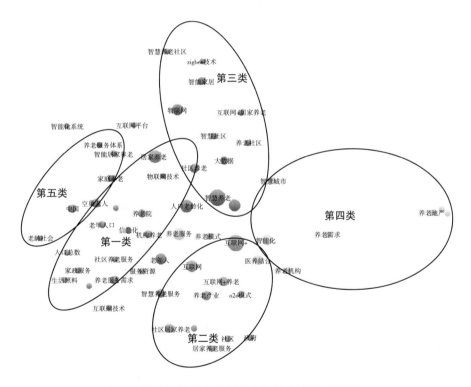

**图5 国内智慧养老服务研究高频关键词共现网络**

第一类有20个关键词，互联网技术、互联网平台、机构养老、家政服务、居家养老、空巢老人、老年人口、人口总数、社区养老、社区养老服务、生活照料、物联网技术、信息化、养老服务需求、养老院、智慧养老产

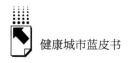

业、智慧养老服务、智能化系统、服务资源、管理系统。这类关键词聚焦于智慧养老产业中各种人工智能技术在养老服务中的应用以及服务资源的信息化管理研究。

第二类有 11 个关键词，互联网＋、O2O 模式、互联网、互联网＋养老、养老产业、养老服务业、养老模式、居家养老服务、社区、政府、社区居家养老。这类关键词聚焦于政府对互联网＋时代社区养老产业中居家养老服务"互联网＋养老"的大力支持。

第三类有 10 个关键词，智慧养老、养老服务模式、ZigBee 技术、大数据、互联网＋居家养老、养老社区、智慧养老社区、智能家居、智慧社区、物联网。这类关键词聚焦于在智能养老社区大数据、物联网及 ZigBee 技术在智能家居中的应用。

第四类有 9 个关键词，养老服务、医养结合、养老地产、互联网金融、运营模式、智能化、智慧城市、养老机构、养老需求。这类关键词聚焦于智慧城市中互联网金融和养老地产在养老服务和养老需求中的运营模式研究。

第五类有 7 个关键词，人口老龄化、中国、老龄社会、老年人、养老服务体系、智能居家养老、家庭养老。这类关键词聚焦于中国人口老龄化社会中老年人居家养老或家庭养老服务体系的研究。

2. 国外研究主题分布

将 3201 篇英文文献题录导入 VOSviewer 软件，共提炼出 7077 个关键词，选取词频大于 12 的 63 个高频关键词（见表 6）进行共现分析。根据关联强度，对 63 个高频关键词进行聚类分析，聚类结果调整为 5 类。

表 6　国外智慧养老服务研究高频关键词（频次大于 12）

| 关键词 | 出现频次 | 关键词 | 出现频次 | 关键词 | 出现频次 |
|---|---|---|---|---|---|
| 老年人（Elderly People） | 390 | 可穿戴设备（Wearable Device） | 25 | 用户界面（User Interface） | 15 |
| 辅助生活环境（Ambient Assisted Living） | 124 | 可得性（Accessibility） | 24 | 步态（Gait） | 15 |

续表

| 关键词 | 出现频次 | 关键词 | 出现频次 | 关键词 | 出现频次 |
|---|---|---|---|---|---|
| 跌倒检测（Fall Detection） | 108 | 智能手机（Smartphone） | 23 | 体感器（Kinect） | 15 |
| 人口老龄化（Aging） | 75 | RFID | 22 | 模糊逻辑（Fuzzy Logic） | 15 |
| 智能家居（Smart Homes） | 66 | 康复（Rehabilitation） | 22 | 无线传感网络（Wireless Sensor Networks） | 15 |
| 物联网（Internet of Things） | 64 | 跌倒（Fall） | 21 | ZigBee | 14 |
| 老年照护（Elderly Care） | 56 | 健康监测（Health Monitoring） | 21 | 用户体验（User Experience） | 14 |
| 卫生保健（Health-care） | 52 | 日常生活功能（Activities of Daily Living） | 21 | 步态分析（Gait Analysis） | 14 |
| 远程医疗（Telemedicine） | 45 | 独立生活（Independent Living） | 20 | 远程保健（Telecare） | 13 |
| 智能环境（Ambient Intelligence） | 41 | 可穿戴传感器（Wearable Sensors） | 19 | 家庭护理（Home Care） | 13 |
| 感应器（Accelerometer） | 38 | Design（设计） | 19 | 神经网络（Neural Network） | 13 |
| 可用性（Usability） | 36 | Parkinson's Disease（帕金森病） | 19 | 老龄社会（Aging Society） | 13 |
| 辅助技术（Assistive Technology） | 35 | ECG | 18 | 陀螺仪（Gyroscope） | 12 |
| 痴呆（Dementia） | 35 | 生活质量（Quality of Life） | 18 | 长期照护（Long-term Care） | 12 |
| 人机交互（Human-robot Interaction） | 32 | 数据挖掘（Data Mining） | 18 | 数字鸿沟（Digital Divide） | 12 |
| 云计算（Cloud Computing） | 31 | HCI | 18 | 传感器网络（Sensor Network） | 12 |
| 电子健康（E-health） | 31 | 互联网（Internet） | 17 | 老人福祉科技（Gerontechnology） | 12 |
| 认知活动（Activity Recognition） | 30 | 监测（Monitoring） | 17 | 流动性（Mobility） | 12 |
| 阿尔茨海默氏病（Alzheimer's Disease） | 29 | 跌倒预防（Fall Prevention） | 17 | 本体论（Ontology） | 12 |
| 传感器（Sensors） | 27 | 机器学习（Machine Learning） | 16 | 特征提取（Feature Extraction） | 12 |
| 老年人群（Aging Population） | 26 | 分类（Classification） | 16 | 通用设计（Universal Design） | 12 |

　　第一类有17个关键词，人口老龄化、老龄社会、辅助技术、辅助生活环境、物联网、可穿戴设备、老年护理、卫生保健、智能环境、可获得性、痴呆、人机交互、云计算、传感器网络、通用设计、健康监测、生活质量。

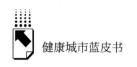

这类关键词聚焦于老龄化社会中物联网、云计算、可穿戴设备等在老年护理以及健康服务监测中的应用。

第二类有 13 个关键词，老年人、老年人群、长期照护、数字鸿沟、老人福祉科技、家庭护理、人机交互、互联网、智能手机、远程保健、可用性、用户界面、用户体验。这类关键词聚焦于移动互联网时代居家养老服务远程保健技术应用的用户体验。

第三类有 12 个关键词，感应器、认知活动、阿尔茨海默氏病、分类、跌倒监测、模糊逻辑、陀螺仪、机器学习、RFID、特征提取、可穿戴传感器、数据挖掘。这类关键词聚焦于采用可穿戴传感器、陀螺仪、RFID 技术对阿尔茨海默病患者进行跌倒监测的研究。

第四类有 11 个关键词，帕金森病、传感器、康复、跌倒、跌倒预防、步态、步态分析、感应器、流动性、监测、神经网络。这类关键词聚焦于采用传感器、神经网络技术对帕金森患者进行步态分析、活动监测预防跌倒等危险事件。

第五类有 9 个关键词，远程医疗、ECG、电子健康、智能家居、无线传感器网络、ZigBee、本体论、日常生活功能、独立生活。这类关键词聚焦于无线传感网络、ZigBee 技术等在智能居家养老远程医疗服务中的应用。

3. 国内外研究主题的异同点

国内外研究主题相同点为互联网技术、物联网技术等人工智能技术在老年护理和健康监测的应用以及不同养老模式下智能家居的应用。

国内外研究主题的不同点在于国外的研究深入细致，有两点不同于国内：一是开展智能居家养老的远程医疗服务，二是对特殊老年人群（阿尔茨海默病和帕金森病等患者）的护理监测及跌倒等危险事件的预防研究。与国外的研究不同，国内的研究主题主要集中在养老服务需求调查、养老服务平台系统配置、人工智能技术应用专利以及不同养老模式下养老服务体系等。这说明，我国已经初步建立起养老服务体系的框架，后续可以开展更深入的养老服务研究。

# 四　结论

通过国内外学术论文的荟萃分析，发现智慧养老服务方面我国已有一定的研究成果，目前主要集中在养老服务需求调查、养老服务平台系统配置、人工智能技术应用专利以及不同养老模式下养老服务体系等。我国的学术研究进入快速发展期，并且我国在国际学术论文排在第三位；这与我们国家当前的养老服务发展政策密切相关，也与我国的互联网技术、物联网技术、大数据技术等相关领域的科技发展水平密切相关。

为更好地服务于老龄化社会健康城市、健康中国、人类命运共同体建设，我国智慧化养老建议重点从以下两个方面深入展开。

（1）在核心人工智能技术、养老服务平台和生态环境方面进行战略布局。特别要重视日本和美国的知识产权发展战略，加强国内外相关领域的技术研发与创新合作力度，扩大国际创新合作，立足国际，服务全球，成为技术框架、平台，建设生态系统的发布者，掌握国际市场话语权，占领生态链高端市场。

（2）通过对我国各省份智慧化养老服务政策的比较研究、发达国家的经验借鉴与实证研究，从宏观、中观和微观三个层面分析供给、需求和利用之间的差异，研制促进我国由"人力养老"向"幸福养老"、由"政府补贴"向"消费市场"、由"跟随发展"向"引领发展"转变的智慧化养老服务中国方案。

# B.5
# 中国食品安全示范城市（区）建设的现状、挑战与未来

刘智勇　朱锦程*

**摘　要：** 基于现阶段我国食品安全形势的严峻性和复杂性，从2014年开始，国家决定在全国范围内推广实施国家级食品安全示范城市创建活动。经过实地调研，现阶段国家级食品安全示范城市在推广和创建过程中取得了一定的效果，但仍存在一些突出问题。对已经创建成功的国家级食品安全示范城市的现状和现存问题的分析显示，国家推动食品安全示范城市（区）建设具有很强的带动和示范意义，更多城市（区）加入这一潮流中来，对保障食品安全起到重要作用。同时，在已经建成的示范城市（区）中还存在制度体系不完善、监管技术手段落后或落实不到位、企业主体责任意识不强、宣传力度不大、经费投入不足、食品安全社会共治局面未真正形成等问题，这些都需要在进一步改革中加以完善。

**关键词：** 国家级食品安全示范城市　食品安全　企业责任

---

* 刘智勇，博士，首都经济贸易大学城市经济与公共管理学院教授，研究方向：公共政策分析；朱锦程，首都经济贸易大学城市经济与公共管理学院行政管理专业硕士研究生，研究方向：公共政策分析。

# 一 中国食品安全示范城市（区）建设的现状

按照国务院食品安全委员会办公室于 2014 年部署开展的国家食品安全示范城市创建行动工作方案要求，根据《国家食品安全示范城市评价管理办法》和《国家食品安全示范城市标准》，2017 年 6 月 28 日，国务院食品安全委员会办公室正式授予石家庄、张家口、唐山、济南、青岛、烟台、潍坊、威海、武汉、襄阳、宜昌、西安、宝鸡、杨凌示范区、韩城 15 个市（区）首批"国家食品安全示范城市"称号。① 来自 4 个省份的这 15 个首批国家食品安全示范城市，是经初评、推荐、综合评议、反复研究、慎重选择出来的。在地方食品安全监管体制改革过程中，这 4 个省份改革推进快、力度大，到 2014 年已基本完成了改革任务，机构人员基本到位，建立了纵贯省、市、县、乡，统一的食品安全监管体系，提供有力的组织保障。而且，这几个省份和城市食品安全工作基础都比较好，特别是以往都开展过食品安全示范县、示范街、示范店等类似的创建活动，有一定的组织经验。②

15 个城市从地域上看，东、中、西部都有分布；在城市规模上，既有省会城市、特大城市、副省级城市、计划单列市，也有普通地级市、县级市和示范区，可以说涵盖了我国所有的城市类型，试点的代表性比较强，有利于创建成功经验在全国范围内复制推广。③

总体来说，国家食品安全示范城市创建自 2014 年，共开展了 3 批试点，目前已累计达到 31 个省份的 67 个城市，覆盖了全国所有省会城市、计划单列市及部分基础较好的地级市。创建带来的社会舆情反映良好，政府部门、企业主体和社会各界"三位一体"整体联动，创建地区社会共治格局初步形成，公众食品安全知晓率提升，国家食品安全示范城市的食品安全满意度

---

① https：//baike. baidu. com/item/国家食品安全示范城市/20616638？ fr = aladdin#reference –
[1] –21302455 –wrap，最后访问日期：2019 年 9 月 30 日。

② http：//www. sohu. com/a/153164187_ 172731，最后访问日期：2019 年 9 月 30 日。

③ http：//www. sohu. com/a/153164187_ 172731，最后访问日期：2019 年 9 月 30 日。

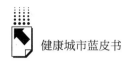

较创建前平均增长了约 10%，示范城市品牌效应初显。① 各级政府始终从群众最关注、最需要解决的食品安全热点、难点问题入手，潜心打好服务民生"一张牌"。

截至 2018 年 8 月，又有北京、天津、沈阳等城区获此殊荣。迄今为止，在国家的大力推广和号召下，全国绝大部分城市都已加入创建国家食品安全示范城市的浪潮中来，社会各界都在为打造"食安中国"而不懈努力。

2019 年 2 月，中共中央办公厅、国务院办公厅印发了《地方党政领导干部食品安全责任制规定》，并发出通知，要求各地区各部门认真遵照执行。这一规定的出台，加快了全国食品安全工作推进的速度，明确了地方政府在食品安全监管工作中的主体责任，更加彰显了党中央打造"食安中国"的坚定信心。

为全面了解食品安全示范城市（区）的现状、问题，笔者总结各地国家级食品安全示范城市的经验、具体做法和食品安全城市创建的制度体系，力图从中发现值得其他城市推广的经验，分析存在的不足，并提出未来改革的方向。

通过查阅国家和地方的相关文献资料，笔者整理分析了冀鲁两省八座代表性"国家级食品安全示范城市"在创建过程中的举措。②

## （一）济南市

1. 食品安全工作制度体系建设

（1）构建从"农田到餐桌"的食品安全监督管理体系、检验检测体系和经费保障机制。

（2）严格落实高剧毒农药禁销制度、政府储备应急制度和农药经营公

① http：//news. 163. com/17/0629/01/CO2GB3IM000187VI. html，最后访问日期：2019 年 10 月 25 日。

② 出于研究的便利，笔者只选取了河北和山东两个省的 8 座国家级食品安全示范城市分别进行调研走访，资料来自国家食品安全示范城市创建专题，新华网，http：//www. xinhuanet. com/food/zt/spaqsfcs/index. htm，最后访问日期：2019 年 10 月 5 日。

示制度。

（3）在食品生产经营环节，推行"两规范、四公示、四警示"制度。

（4）制定《创建国家食品安全城市工作考评细则和技术规范》，出台《创建国家食品安全城市宣传工作方案》《关于进一步加强农产品质量安全的意见》，编制《食品生产企业关键环节作业指导书》。

2. 具体措施

（1）强化源头治理：严格落实高毒农药禁销制度、高毒农药政府储备制度、农药经营公示制度和生产记录台账制度，深入开展春秋两季农资打假，大力推行交叉异地抽检和第三方机构委托抽检，大力推广健康养殖，扎实开展防疫工作，深入开展生猪定点屠宰企业资格审查清理，加快生猪定点屠宰场（点）合理布局，积极引导肉牛、肉羊屠宰企业进场（点）屠宰。

（2）强化风险防控难点治理：坚持关口前移、预防为主，健全完善各类风险管理办法，对抽检监测、舆情监测、日常监管、治理整顿、稽查执法、投诉举报等工作中发现的各类问题，及时汇总梳理，查找风险隐患，列出风险清单。

（3）打造智慧食品安全：对公众反映强烈的突出问题和屡打不绝、屡禁不止的重点难点问题，集中统一开展"守护舌尖安全"整治行动、羊肉及其制品"规范整治打击"行动、"清源""清流""扫雷""利剑"行动等系列专项整治行动，始终保持严管严控的高压态势，食品犯罪多发高发态势得到有效遏制。

## （二）青岛市

1. 食品安全工作制度体系建设

（1）出台食品生产环节抽样检验后处理工作规范（试行），对不合格产品处置规范流程、明确责任，做到专项抽检有防线、监督检查有目标、问题处置有着落。

（2）印发《年度青岛市食品生产质量监测分析报告》《青岛市食品生产环节风险隐患和问题清单》。

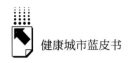
（3）出台《青岛市食品生产企业风险分类分级监管指导意见》，科学配置资源，量化监管频次，对食品生产企业实行分类分级监管。

（4）制定下发《关于加强批发市场等三级监管实施意见》，统一制作"流通环节食品质量安全监督信息公示牌"，在流通领域全面落实网格化监管及监管结果公示制度。

（5）以市政府办公厅名义下发《关于加强创建食品安全城市责任制考核评价工作的通知》，确定177项创建指标，明确目标任务和责任分工，推进创建深入开展。

2. 具体措施

（1）强化源头治理：坚持把控药控肥、治地治水作为治本之策，从投入品源头上保障农产品质量安全。全域禁止销售使用高毒高残留农药，并实施高毒高残留农药替代品推广激励、高毒农药储备和农药废弃包装物回收处置三项配套制度。

（2）加强水产品、畜禽养殖监管：科学规划，合理布局，不断提升畜牧业规模化、产业化、组织化、标准化、品牌化水平。

（3）加强生产经营环节监管：以落实企业主体责任为主线，严格生产准入管理，积极推行良好生产规范，深入探索和实践小作坊监管新模式，认真落实各项管理措施。

（4）创新体制机制，提升综合监管能力：夯实基层基础，建立完善"一所一站一队"联动模式，按照"有责、有岗、有人、有装备"的要求，将食品安全工作纳入财政预算足额保障。

（5）强化风险管控：改变过去在检验检测上平均用力的做法，按照"检测跟着风险走"的理念，优化检验检测模式。在检测的对象上，既坚持检测品种的全覆盖，又聚焦影响食品安全的高风险产品。

（6）推进食品安全社会共治：按照一手抓监管、一手抓宣传的思路，狠抓食品安全和创建工作宣传，出台全市创建工作宣传标准，明确各部门宣传责任和分工，明确宣传数量质量要求，以科普宣传为突破口，让群众和企业逐步感知、认可和参与到食品安全示范城市创建中来。

### （三）烟台市

1. 食品安全工作制度体系建设

（1）出台《食用农产品产地准出管理办法》《市区餐厨废弃物管理办法》《食用农产品市场准入管理办法》，对农产品生产企业、农民专业合作社生产的初级农产品，须经过检验合格后出具准出证明。

（2）出台《关于加强网上订餐服务监管的实施意见》，全面加强对互联网销售、网上订餐等各类新兴业态的监管。

（3）严格落实《山东省食品小作坊小餐饮和食品摊点管理条例》，出台《小作坊登记管理办法》《小饭桌管理办法》等系列文件，对各类食品生产加工小作坊和食品摊贩实行登记备案管理。

（4）出台《烟台市创建国家食品安全城市工作实施方案》，审议通过《烟台市食品安全"十三五"规划》。

（5）制定《烟台市创建国家食品安全城市宣传方案》，全面加强食品安全法律法规和科普知识的宣传普及教育。

2. 具体措施

（1）食品安全源头治理：加大农业投入品监管力度，建立农业投入品监管信息平台，实行农药、兽药、饲料及饲料添加剂的市场准入管理，构建放心农药投入品经营配送网络；建立质量常态化检测制度。

（2）落实食品企业主体责任：鼓励烟台市食品生产企业积极争取，担任国家标准化管理委员会委员，参与国家标准的编制修订工作。

（3）提升食品安全监管能力：市县两级政府将食品安全监管经费和基础设施建设投资纳入财政预算，建立财政投入稳定增长的长效机制，加强日常监督检查，落实风险分级分类管理，推行食品安全网格化监管。

（4）食品安全共治格局：把食品安全诚信体系建设作为全市社会信用体系建设的重要内容，制定出台食品生产经营单位分级分类和"黑名单"管理办法，根据工作进展及时向社会公开信用分级情况、监督抽检结果等相

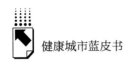

关信息，将严重违法违规企业列入黑名单，通过网站专栏形式进行曝光，倒逼企业提高自律意识，切实做到守法经营。

### （四）潍坊市

1. 食品安全工作制度体系建设

（1）出台了潍坊第一部地方性法规《潍坊市禁用限用剧毒高毒农药条例》。

（2）推动诚信联盟建设。探索信用体系建设，建立对行政相对人信用信息进行归集、评价、分级并实施分类管理的信用体系。

（3）编制《食品药品安全风险点分析与防控措施手册》，指导基层以风险为导向实施分级分类监管。

2. 具体措施

（1）统筹保障，党政综治：潍坊市委、市政府高度重视食品安全工作，认真落实"党政同责"，将食品安全工作纳入科学发展综合考核。

（2）管控风险，突出业态整治：建立专家咨询制度；设立食品安全专家库；健全风险监测评估体系和应急处置机制，新修订了食品安全应急预案，确保发生食品安全事故能够快速、有效处置。

（3）倒逼自律，探索新模式：一是实施快检托管全覆盖工程，二是推动诚信联盟建设，三是加强信息公开，四是推行"阳光开放"行动。

（4）全程监管，实施部门合治：建立监管部门联席会商、风险预判、联动联办、联考联评等机制。一是建立网格责任体系，二是构建部门联动机制，三是各负其责强化监管。

（5）宣传共识，社会共治：一是创新开展"双四"宣教。构建"空中四条线"和"地上四个一"基层食品安全"双四"宣教新模式，二是全面延伸宣教阵地，三是持续开展"三个百千万"活动。

### （五）威海市

1. 食品安全工作制度体系建设

出台《威海市农业标准化生产基地建设与管理办法》《威海市农业标准

化示范基地建设实施方案》等文件，组织中级以上职称专业技术人员定期深入基地进行技术指导和安全生产监督。

2. 具体措施

（1）政府主导，狠抓落实，不断深化长效机制：一是四级联动机制，二是网格管理机制，三是以查促创机制。

（2）部门联动，多元参与，社会共治：一是部门协作，二是企业参与。针对威海食品生产经营企业的特点，创新开展优秀传统文化进企业活动，引导企业严守道德底线，依法诚信经营。正确引导社会舆论。充分发挥食品管理协会、食品工业协会、烹饪协会等协会的行业作用。

（3）实施融合治理，全面提升行业规范水平：一是抽查与抽检相融合，二是监管与服务相融合，三是执法与宣传相融合，四是日常监管与专项整治相融合。

（4）源头管控，标本兼治：一是狠抓农业投入品管理，二是落实准入准出管理，三是实行分级分类监管，四是强调品牌引领示范带动。

## （六）石家庄市

1. 食品安全工作制度体系建设

（1）印发《石家庄市食品安全风险隐患信息通报制度（试行）》，建立市县级食品安全风险隐患排查整治工作机制，实施食品安全风险隐患信息分类管理。

（2）出台《食品生产企业分级分类分等监管办法》《食品销售单位信用分级分类管理办法》，对食品企业进行科学评定，实施分类分级分等管理，合理安排监管频次。

（3）石家庄市中级人民法院出台《关于进一步加强涉及食品安全案件审理工作的指导意见》，专门成立打击危害食品安全犯罪工作领导小组。

（4）制定《关于推进食品工业加快发展的实施意见》，培育壮大龙头骨干企业，开拓市场，整合资源，组建集团。

（5）石家庄市政府办公厅印发《关于加强餐厨垃圾管理工作的通知》，

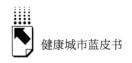
进一步厘清有关部门的职责。

（6）印发《应急处置队伍管理办法》《应急检验队伍管理办法》《应急管理专家委员会章程》《舆情监测处置制度》等一系列制度文件，按要求配备应急装备，应急管理体系的科学化、制度化、规范化水平明显提高。

（7）出台《关于在行政管理事项中使用信用记录和信用报告的实施意见》《石家庄市信用服务行业管理暂行办法》《石家庄市企业信用评级标准（试行）》《石家庄市企业信用联合惩戒办法》等一系列制度文件。

（8）印发"石家庄市食品安全城市创建试点工作安排时间表"，按照时间节点和各项指标，分区包片一月一督导，在全市形成了一级抓一级、层层抓落实的创建责任体系。

2. 措施

（1）高度重视，强化组织领导：强化政府属地领导和管理责任的落实，市考核办将食品安全工作纳入对各县（市、区）领导班子和领导干部年度综合目标考核重要内容。

（2）督导考核：加大对创建工作的推进力度。河北省食安办坚持每季度对试点市的创建工作进行调度，指导各试点市突出创建实效，努力探索一套符合国家要求、具有河北特色的食品安全工作新模式、新机制、新举措，辐射带动各级各层面的食品安全工作。

（3）多措并举，加大投入，搭建平台：一是开展食品药品安全县创建活动，二是开展食品集中生产区整治提升，三是开展"明厨亮灶"活动，四是开展网格化监管，五是开展检验检测能力提升活动，六是推进智能化监管，七是开展食品安全责任保险试点，八是搭建社会共治新载体。

## （七）张家口市

1. 食品安全工作制度体系建设

（1）出台《张家口市诚信体系建设规划（2016—2020）》，全面推行食品安全等失信行为联合惩戒。

（2）提出"完善组织管理体系、加强监管能力建设、强化日常监督执法、落实企业主体责任、提升应急处置能力、促进产业健康发展、构建社会共治格局"七大任务。

（3）认真编制完成分别作为全市冬奥会系列规划和全市"十三五"重点专项规划之一的《张家口市冬奥会食品安全保障规划》《张家口市食药安全"十三五"专项规划》。

（4）市食安委制发《食用农产品产地准出与市场准入制度》，明确实施范围、条件和监管内容，落实各方责任。

（5）市政府下发《关于支持食品生产小作坊小摊点小餐饮规范生产经营活动的实施方案》，加大政策扶持力度，引导市场主体投资，新建了双盛、天秀等一批食品集中经营市场，吸纳食品流动小摊点退路入市、退街进厅，集中规范经营。

2. 具体措施

（1）高度重视，强化组织领导：严格落实食品安全党政同责，切实加强创建工作组织领导，把创建工作摆上重要议事日程，认真研究制订实施方案，重点实施农产品质量安全、地产食品质量放心、农产品批发市场改造提升等10项工程。

（2）强化投入保障：做好创建试点工作保障。食品安全城市创建工作开展以来，省级层面不断加大投入力度，保障创建试点工作需要。

（3）强化督导，严格责任考核：加大对创建工作的推进力度，辐射带动各级各层面的食品安全工作。

（4）强化宣传教育，搭建八大平台：一是开展食品药品安全县创建活动，二是开展食品集中生产区整治提升，三是开展"明厨亮灶"活动，四是开展网格化监管，五是开展检验检测能力提升活动，六是推进智能化监管，七是开展食品安全责任保险试点，八是搭建社会共治新载体。

## （八）唐山市

1. 食品安全工作制度体系建设

（1）以市政府名义印发《关于强化食品药品安全地方政府属地责任全

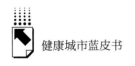

面贯彻落实"四有两责"的意见》。

（2）市政府印发《关于进一步加强食品安全监管经费和设施设备投入保障的通知》，切实将食品安全日常监管、食品药品检验、举报奖励、协管人员津贴等经费纳入各级政府财政预算，食品安全财政投入呈现稳定增长态势。

（3）制定《食品安全检验检测资源整合实施方案》，初步搭建起市、县、乡（镇）三级各有侧重、监管部门与企业自检、第三方机构互为补充的检验检测体系。

（4）在市食安委、食安办印发《关于明确部分领域食品安全监管职责的通知》《关于进一步加强乡镇食品安全监管工作意见》《食品安全全程监管工作机制》《市县乡行政权力清单和监管责任清单》的基础上，以市政府名义出台《唐山市食品安全责任追究办法（试行）》。

（5）以市政府令和规范性文件的形式出台《唐山市食品安全监督管理规定》《打击食品药品违法犯罪情报信息联席会商机制》《关于加强食用农产品市场准入管理的意见》《唐山市问题食品处置管理工作制度（试行）》等文件，强化部门间双向及多向的衔接互动。率先在全省出台《唐山市畜禽屠宰管理条例》《唐山市建立病死畜禽无害化处理机制的实施方案》《唐山市餐厨废弃物管理办法》等法规政策。

（6）出台《唐山市全程监管工作机制》《唐山市食品安全信息共享机制》《农产品质量安全风险评估与预警工作制度（试行）》，分环节开展分级分类或量化分级管理工作。

（7）出台《加强食品药品安全协管员队伍建设的指导意见》，推动食品药品安全协管员规范化管理。

（8）出台《食品安全风险清单》，定期开展隐患大排查和风险会商，及时发现隐患苗头。

（9）制定出台《关于进一步加强学校校园及周边食品安全工作的指导意见》。

（10）修订完善《唐山市食品安全事故应急预案》，出台《食品安全事件防范应对规程》。

（11）以市食安办名义印发《问题食品处置机制》，农牧、质监等各环节配套出台相关工作制度，规范问题食品处置流程，强化对问题食品的上下游追溯。

（12）组织公安、商务等11个部门联合出台《打击食品药品违法犯罪情报信息联席会商机制》，及时解决"盯不准""震不住""打不死"的问题。

（13）出台《关于加快唐山市社会信用体系建设的实施意见》，将食品安全信用状况纳入社会诚信范围。

2. 具体措施

（1）科学统筹，高位推动，党政同责：一是坚持高位推动，二是强化财力保障，三是健全监管体系，四是明晰监管事权。

（2）因地制宜，强化食品安全源头治理：一是严把源头治理。扎实开展农产品质量安全市、县创建活动。二是闭合监管链条，积极建立从种养到消费全环节的监管制度。三是斩断利益链条。四是促进集约发展。

（3）科学监管，严格执法，打击违法犯罪：一是落实良好行为规范，建立健全从农田到餐桌的食品安全和风险管理制度体系。二是推行网格化监管。三是加强风险隐患排查。四是主动破解监管难题。五是加强应急管理。

（4）加强监管严格自律，落实企业责任：以大型农贸批发市场源头治理为切入点，实施"二维码"追索系统试点，探索全程监督、快速查询和有效追溯的食品安全信息化监管路径。积极稳妥地推进唐山市食品安全责任保险试点工作，探索多元履责措施，强化食品生产经营者主体责任。

（5）多元管理，共治共享。

（6）搭建八大平台，助力试点市创建工作取得实效：一是开展食品药品安全县创建活动，二是开展食品集中生产区整治提升，三是开展"明厨亮灶"活动，四是开展网格化监管，五是开展检验检测能力提升活动，六是推进智能化监管，七是开展食品安全责任保险试点，八是搭建社会共治新载体。

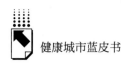

## 二 创建食品安全城市的主要措施

从以上这些城市的食品安全工作制度体系和具体执行措施来看，在创建食品安全城市的过程中，其主要措施如下。

（1）制定、完善相关法律法规：地方立法部门制定和健全地方性法律法规，做到有法可依，细致规定，严格打击食品安全违法犯罪问题，威慑不法分子，同时把诚信建设融入食品安全综合治理的全过程，坚决处理食品安全失信企业和个人。

（2）切实做到党政同责，落实到位：积极落实政府部门的主体监管职责，党委政府高度重视食品安全工作，明确各部门的责任，定期专题研究食品安全工作，一旦出现问题，追究相关责任人，绝不姑息。

（3）推动监管体制机制改革，健全监督体系：很多地方的市场监管部门专门成立了食品安全监管支队（大队），与其他监管部门一道，初步形成了行政管理、检验监测、执法监督"三位一体"的农副产品质量安全监管体制，统一规划建设了很多高标准的农产品基层监管机构。[1] 构建监管部门与企业自检、第三方机构互为补充的检验检测体系，完善市、县、乡（镇）三级监测体系，食品安全监督抽验的靶向性进一步增强。

（4）重视源头管理，严格执法检查：包括日常检查食品市场，监督抽检农副产品，针对农副产品种植和小摊贩小作坊加工开展源头治理，规范食品的生产经营卫生状况，餐厨垃圾无害化处理等专项治理，遇到问题依法严肃处理。

（5）督促落实企业的主体责任：主要是落实食品生产企业的全过程责任，倡导建设国家、省级现代农业生产示范区和现代食品生产加工基地，进行农副产品国家认证工作，帮助企业建立食品安全可追溯机制，倒查问题源头，建立企业应急响应机制，加强对生产和加工人员的管理（主要包括人

---

[1]　徐立青、黄胜：《智慧城市与食品安全社会共治》，《办公自动化》2015 年第 8 期。

员健康证明的核查和食品生产工作准入门槛的严格把关，以及对从业者进行食品安全业务培训等）。

（6）应急事件处置的管理：主要是信息报送、舆情处置和应对突发食品安全问题的处置流程等。其中，很多地方建立了多部门协同联动反应机制，实施食安、农安、公安"三安"联动，建立了政法委、公检法和食品安全监管等部门共同参与的情报会商、案件侦办、审判协调等刑事司法与行政执法联动机制和"信息共享平台"，多个部门同时行动起来，高效快捷地处置影响恶劣、危害程度大的食品安全事件。

（7）提升监管手段，开展大数据监管：各地都提出与第三方高科技企业或检测机构联合接入相关数据，建立农产品质量管理与追溯系统，强调从农田到餐桌的过程监管，运用大数据平台智慧、科学、有效地进行监管。

（8）大范围进行科普宣传，使食品安全工作走进千家万户：食品监管和检测部门走进社区、市场、超市等场所实地进行宣传活动，为百姓讲解食品安全的相关知识，提高百姓的食品安全意识，鼓励人民群众养成健康的生活方式和习惯，鼓励人民群众举报食品安全违法犯罪行为。

（9）推动食品安全社会共治：各级地方政府都出台了很多措施和制度，鼓励社会各界参与食品安全监管工作，各级市场监管部门与其他行政部门，如公安、农业等部门之间厘清责任，协同开展食品安全监管工作。中国社会正在逐渐形成以政府为监管工作的主导，社会组织和人民群众积极参与、监督、举报的食品安全社会共治新局面。

以唐山市为例，在实地调研中，唐山市在创建国家级食品安全示范城市方面有几大亮点。其一是食品安全追溯二维码的应用。唐山市建立起农产品质量管理与追溯系统，如在供应全市 70% 农副食品的荷花坑市场实施"二维码"追索系统试点，消费者通过扫描"二维码"，可以立即查询经营者、营业执照编码等信息。其二是建立放心肉菜示范超市智慧管理系统。其三是建立食品安全满意度评价平台。其四是建立食品安全检验实验室。

从实施效果来看，唐山市本着问需于民、普惠于民、造福于民的理念开展食品安全工作，初步形成了覆盖市、县、乡、村四级的监管网络，基本闭合了从农田到餐桌的全过程监管链条，解决了一批以往"管不了"和"管不好"的问题，全市食品安全监管能力显著提高，食品安全形势持续稳中向好，为"食安中国"工作探索出具有唐山特色的经验。唐山市食药监局的数据显示，群众对食品安全工作的满意度从 2017 年的 63.93% 提高到了2018 年的 74.28%（见图 1）。

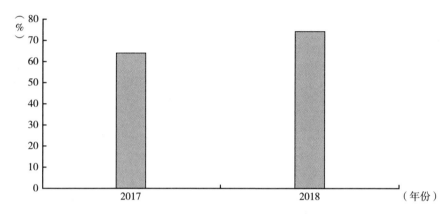

**图 1　唐山市群众对食品安全工作满意度调查**

资料来源：唐山市食品药品监督管理局。

# 三　中国食品安全示范城市（区）建设的挑战

## （一）食品安全工作制度体系仍需完善

就当前食品安全工作的实际情况而言，有的地方的法律法规还不是很健全，立法进展缓慢，相关法律有待完善；个别党政领导干部懒政懈怠，领导责任落实不到位，有的机构改革后面临食品安全问题时，出现政策执行不力，不愿执行，没有做到严格执法，组织保障不足，源头治理不到位，部门之间协调联动合力不足，监督检查不到位，没有尽到监管责任；一些基层基础工作相对较弱，基础设施面临短缺，县级监测机构能力较弱，相关专业人才、专业设备缺乏，创建工作出现地区与地区之间不平衡的等情况；监管部门对外宣传做得不到位，有些活动只是走过场，没有切实把人民群众需要的食品安全知识宣传到千家万户。

### （二）产加工企业的责任未得到有效落实，质量管理水平不高

部分企业在生产经营过程中食品安全意识淡薄，只顾眼前经济利益，无视法律法规，置人民的生命财产利益不顾，放松对农副产品来源和加工过程中的严格把关，隐瞒问题食品，对企业内部的员工没有尽到管理义务，忽视对他们的从业培训，没有定期开展质量检查，面对政府部门的抽查遮遮掩掩，企图蒙混过关。长此以往，企业上上下下对食品安全的意识和自我监督意识比较薄弱，造成了很大的食品安全隐患。

### （三）食品安全监管技术、装备、手段相对落后

总的来说，现阶段我国食品安全监管的手段没有跟上食品行业的发展，监管技术和手段相对落后。例如，根据唐山市荷花坑市场拍摄的食品安全追溯二维码图片可知，扫描二维码只能查询到经营者的姓名和营业执照，并没有食品来源的信息，并且举报和监督渠道也不是很明确，说明食品安全追溯二维码的监管信息量少，无法精确追溯食品来源；放心肉菜示范超市智慧管理系统数据更新较慢，内容还比较单一；超市内的检测实验室每个月只能有两天进行食品安全检验，检验结果也要等两天才能拿到，使一些消费者望而兴叹，很少有人前去检测，这样就没有达到监督企业和生产者的目的，食品安全也就无法得到实实在在的保障。在这个物质极大丰富的时代，需要监管部门有技术、有本领来应对各种各样的食品安全的风险。创新监管手段、提升监管技术和装备才是唯一途径。

### （四）食品安全宣传力度和投入不足，人民群众食品安全意识淡薄

在调研过程中发现，食品安全满意度评价平台无人问津，在八方购物广

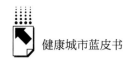

场超市，鲜有顾客到食品安全满意度评价平台查询食品安全信息，询问了一些群众也都表示不清楚有这种设备，只是比较相信超市和政府部门的监管，自身并未太关注食品安全问题，食品安全意识较差，部分消费者对此显得漠不关心，也不愿参与社区或政府部门组织的食品安全宣传活动。同时，具备检验实验室和智慧平台系统的试点超市，在整个唐山市也只有 4 家，对于一个 700 万人口的城市而言远远不够，没有得到全面推广实施，无法切实保障全市居民的食品安全。食品安全工作投入资金远远达不到构建全方位食品安全监管体系的要求，无法满足人民群众对食品安全的高度呼声，还没有达到国家对食品安全工作相关的要求。

## 四 食品安全示范城市（区）建设的对策建议

### （一）切实完善食品安全监管体系

食品安全示范城市的建设主要靠完善的食品安全监管体系来搭建，首先要落实党政同责，明确各级政府各级部门的责任，将食品安全状况纳入地方党委政府班子综合考核范畴，充分发挥考核的指挥棒作用，推动落实党政同责。建立完善问责追责机制、约谈机制和挂牌督办机制，出现食品药品安全问题，要及时采取约谈、问责、追责、督办等方式，倒逼落实企业主体责任、部门监管责任和地方政府属地管理责任。[①]

加强和完善食品安全方面的立法工作，真正做到有法可依，精细立法，同时加强对食品领域相关标准的更新，提高食品准入门槛，立法部门要对执法情况进行监督，出现问题要严肃问责。

食品安全监管要引入"链式监管"的新概念，建立"从农田到餐桌"的全过程监管。各级政府部门在工作中要深入农田、企业等场所，实地考察、调研、执法，加大督导检查的力度，一旦发现违法行为应严肃处理。鉴

---

① 梁琪苑：《安全城市建设的公共政策手段探析》，《广西电业》2016 年第 10 期。

于食品安全的复杂性，需要很多部门协调综合监管，可以建立协同监管的机制，增强不同部门之间的协同合力，实现食品安全监管的"共治"。

## （二）督促落实企业生产加工的主体责任

食品生产加工企业在食品安全这一闭合链条中占有举足轻重的位置。当前，我国食品生产企业和食品从业者素质参差不齐，企业人员缺乏食品安全专业知识，造成生产、加工过程中的违规、违法行为。因此，政府监管部门要加强督导检查、国家、省、市县分级分类监督检查，做到全覆盖，建立专业的检查队伍，认真查找问题、督促企业落实整改食品安全问题，帮助企业建立现代食品安全质量管理制度，扶持企业购买先进检测设备或检测技术，倒逼企业进行生产工艺和生产方式的革新，逐步提高经营者的食品安全意识，逐步规范企业的生产经营行为。对不听劝阻的企业和个人根据法律法规对其进行罚款、取消营业执照等相关处罚，严格把控企业的质量关。

## （三）引进先进检测技术，建立智慧监管平台

食品检验检测为食品安全监管提供技术支撑，为政府进行食品执法、食品风险识别提供科学依据。食品安全示范城市建设一方面应该依托食品检验检测机构加强监督抽检、风险监测，另一方面也应加快食品快检技术在食品流通、餐饮、农贸、商场中的应用。食品快检技术能够对食品进行现场检测，检测仪器易携带，具有较强的时效性，在食品安全监管中有非常重要的作用。市场监管人员可以根据快检结果责令相关业户停止经营相关食品，根据实验室检验确认结果开展跟踪追溯抽检，依法查处不合格食品经营行为。同时，随着互联网以及移动终端的快速发展，可以打造智慧监管平台，实现食品安全的全产业链的追溯。① 食品安全监管部门要加强与第三方科技企业的合作，开展大数据监管行动，鼓励搭建智慧监管平台，实现食品安全追溯，便于企业、人民群众查询和反馈。

---

① 张鹏飞：《推进兰州食品安全城市建设的对策研究》，《社科纵横》2017 年第 7 期。

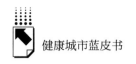
### （四）加大宣传力度，努力形成食品安全社会共治的新局面

基于食品安全监管工作的复杂性和艰巨性，政府应该引导企业、社会组织、人民群众参与到食品安全监管中来。首先，不同城市之间可以开展食品安全建设交流学习，政府可以组织食品生产企业到国家级食品安全示范城市参观学习，实地了解食品安全生产示范企业、食品安全示范商业区的具体做法，把其他地区的优秀经验"引进来"，形成取长补短、互学共进的良性交流机制。[①] 其次，政府部门可以简政放权，建设服务型政府，把相关职权下放到社会组织，释放社会组织和人民群众的活力，由社会组织进行"自治"。最后，政府要加大对食品安全的宣传力度，鼓励社会各界积极参与，建言献策，及时监督、曝光政府监管部门不作为的举动和食品加工生产企业的违法行为，提高每个人的食品安全意识。在食品的生产环节、销售环节、加工环节、流通环节上各相关监管部门、企业、经营者要严格按照食品安全国家标准、食品安全法等法律法规履行自己的义务和责任，最终努力形成多元参与、科学高效、公平透明的食品安全社会共治的新局面。

食品安全关乎中国十几亿人的生存安全，保证食品安全是一个国家腾飞发展的基础。未来，相信在各级监管部门和社会各界的协同共治努力下，越来越多的国家级食品安全示范城市会涌现出来，我国的食品安全工作也将会呈现新的面貌。

---

① 蒋慧等：《城市食品安全建设的影响因素与策略》，《食品安全质量检测学报》2018 年第 13 期。

# 健康服务篇

**Healthy Service**

# B.6

# 中医药健康小镇建设的基本思路和建议

葛君书　张志军　厉将斌\*

**摘　要：** 健康小镇是小镇建设中的一种重要类型。健康小镇发展的产业包括健康产业和中医药产业。以产业平台为核心的特色小镇（空间区域）和以特色产业为核心的建制小城镇、中医药小镇根据发挥作用的不同，也可分为产业类和公益类。浙江桐庐健康小镇与山东的太保庄街道热敏灸健康小镇同样选择了中医药健康特色小镇为发展方向，都取得了一定成效。但是，这两者分属于不同类别：前者主要体现了产业方面的发展，后者实现了公益方面的价值。

\* 葛君书，学士，国家中医药管理局传统医药国际交流中心干部；张志军，硕士，国家中医药管理局传统医药国际交流中心干部。通讯作者，厉将斌，博士，副主任医师，国家中医药管理局传统医药国际交流中心常务副主任。

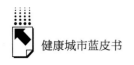
**关键词：** 特色小镇　中医药　健康产业

近年来，中国经济转向高质量中低速发展，实行供给侧改革和促进产业转型升级是近年各地方政府发展经济的重要任务。特色小镇建设成为全国地市或县域层面上经济发展的一个重要抓手和亮点，健康小镇是小镇建设中的一种重要类型。

健康小镇建设是国家"健康中国"战略和"新型城镇化"战略相互融合的具体实践，各地在特色小镇建设中纷纷瞄准健康产业及中医药特色，但如何做到"挖掘特色优势，体现区域差异""做精做强主导特色产业，打造具有持续竞争力和可持续发展特征的独特产业生态，防止千镇一面"，是健康小镇建设中必须解决的问题。经过一段时间的快速发展，健康小镇建设进入了一个平台期，亟须对健康小镇建设经验教训进行总结。我们将以中医药健康小镇为例，对其进行总结和分析并提出政策建议，以利于中医药健康小镇健康发展。

# 一　特色小镇建设基本思路

特色小镇起源于浙江，在浙江获得了大力发展，得到国家的认同后已经在全国各个地区实行，所以可以用浙江特色小镇建设为例进行说明。

## （一）特色小镇的浙江模式

### 1. 模式

根据进入小镇内目标企业类型不同，可以分为三种创建模式。

（1）以企业为主体，政府提供服务。政府负责引进民营企业。在此之前，政府搞好小镇的定位、规划、基础设施和审批服务，从而达到建设特色小镇的目的。

（2）政企合作，共同建设。政府要促成与大企业的合作，同时做好小镇的规划，努力培养出大规模的产业。

（3）政府建设，全国招商。政府负责成立公司，根据产业定位在全国各地进行招商，为特色小镇引进发展动力。

2. 类别

根据小镇主要产业所提供产品类型的不同又可分成三大类。

（1）第一大类"以提供技术与金融服务产品为主"，主要分为信息经济小镇、时尚小镇、金融小镇三个主要类型。

（2）第二大类"以提供实物产品为主"，下分环保小镇、健康小镇、时尚小镇与高端装备制造小镇。

（3）第三大类"以提供体验服务产品为主"，主要分为健康小镇、旅游小镇和历史经典小镇三个主要类型。

3. 目标

特色小镇建设的目标是形成"产业、城市、人民、文化"四位一体有机结合的重要功能平台。

（1）产业定位不能庞大笼统，要有特殊性、指向性和强力性。紧扣信息、环保、健康、旅游、时尚、金融、高端装备制造、茶叶、瓷器、中药等产业，主攻最有基础、最有优势的特色产业。

（2）功能叠加不能过于分散，需要聚集融合。功能叠加不是简单的"功能相加"，而是功能融合。要建设山水人文一体化、让人愿意留下来创业和生活的特色小镇。

（3）无论是软件设施，还是硬件设施，都要做到一个小镇要有一种风格，多角度地展示特色小镇的地貌特色、建筑特色和生态特色。

（4）制度供给不能迂腐僵硬，而应该新颖有活力。特色小镇的定位应体现出"三个凡是"：凡是国家的改革试点，特色小镇优先上报；凡是国家和省里先行先试的改革试点，特色小镇优先实施；凡是符合法律要求的改革，允许特色小镇先行突破，政策突出"个性"。[①]

---

[①] 李强：《特色小镇是浙江创新发展的战略选择》，《中国经贸导刊》2016 年第 2 期。

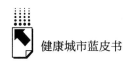
4. 形态

（1）特色小镇主要聚焦于特色产业和新兴产业，将小镇中的发展要素聚集其中，与行政建制镇和产业园区不同。

（2）特色小城镇是指以传统行政区划为单元，具有突出的独特产业、一定人口和经济规模的建制镇。

# 二 健康小镇建设现状

## （一）全国小镇数量和类型

截至 2018 年 2 月，全国两批特色小镇试点有 403 个，加上各地方创建的省级特色小镇，数量超过 2000 个。已建的特色小镇绝大多数分布在南方。从小镇数量来看，浙江省（315 个）、云南省（211 个）与湖南省（105 个）位列前 3 名；在已经发布特色小镇政策的 18 个省份中，有 15 个省份明确提出了省级特色小镇的创建数量。

## （二）健康小镇建设现状

浙江省 111 个在建的省级特色小镇中与健康产业有关的小镇为 13 个（见表 1），占比达到 11.7%。

表 1 截至 2017 年 8 月浙江省特色健康小镇名单（以颁布时间为序）

| | | |
|---|---|---|
| 1 | 杭州 | 桐庐健康小镇 |
| 2 | 宁波 | 奉化滨海养生小镇 |
| 3 | 绍兴 | 越城黄酒小镇 |
| 4 | 金华 | 武义温泉小镇 |
| 5 | 金华 | 磐安江南药镇 |
| 6 | 台州 | 仙居神仙氧吧小镇 |
| 7 | 杭州 | 富阳药谷小镇 |
| 8 | 温州 | 瓯海生命健康小镇 |
| 9 | 温州 | 文成森林氧吧小镇 |

| 10 | 嘉兴 | 嘉兴马家浜健康食品小镇 |
|----|------|------------------------|
| 11 | 杭州 | 杭州东部医药港小镇 |
| 12 | 台州 | 椒江绿色药都小镇 |
| 13 | 台州 | 临海国际医药小镇 |

其中，能够依托中医药资源优势和作用，把大量高端中医药优质产业项目植入小镇建设规划，体现鲜明中医药特色的小镇有3个：桐庐健康小镇（第一批国家级小镇）、富阳药谷小镇、磐安江南药镇。从数量上来看，以中医药特色产业项目为核心的小镇已经出现在特色小镇建设规划中，并且具备了足够的影响力和产业驱动力，对于带动当地经济发展起到了一定的推动作用。

2016年10月11日，住建部印发《住房城乡建设部关于公布第一批中国特色小镇名单的通知》。在由国家发改委、财政部、住建部公布的127个第一批国家级特色小镇中，与健康产业相关的小镇有19个（见表2），约占总数的15%；2017年8月22日，在公布的276个第二批国家级特色小镇中，与健康产业相关的小镇有30个，约占总数的11%（见表3）。

表2　第一批国家级特色小镇与健康产业相关的小镇（2016年10月）

| 序号 | 城市 | 小镇名称 | 健康特色小镇项目描述 | 小镇的特色项目 |
|------|------|----------|----------------------|----------------|
| 1 | 北京 | 昌平区小汤山镇 | 温泉疗养 | 温泉会展、康疗养老 |
| 2 | 内蒙古 | 赤峰市宁城县八里罕镇 | 温泉古镇、疗养胜地 | 塞外酒乡、全国水温最高的温泉 |
| 3 | 辽宁 | 辽阳市弓长岭区汤河镇 | 冷热双泉 | 千年古泉、中国温泉之乡、汤河水库、滑雪场 |
| 4 | 吉林 | 通化市辉南县金川镇 | 名贵中药材 | 原始森林、矿泉水之乡、生态食品、旅游 |
| 5 | 黑龙江 | 牡丹江市宁安市渤海镇 | 人参、刺五加等 | 优质大米、农业、文旅 |
| 6 | 黑龙江 | 大兴安岭地区漠河县北极镇 | 康养产业 | 神州北极、绿色宝库、天然氧吧 |
| 7 | 上海 | 松江区车墩镇 | 生物制药 | 电子信息、机械仪表、新型材料、生物制药 |

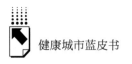

续表

| 序号 | 城市 | 小镇名称 | 健康特色小镇项目描述 | 小镇的特色项目 |
|---|---|---|---|---|
| 8 | 浙江 | 杭州市桐庐县分水镇 | 中草药现代农业 | 中国制笔之乡 |
| 9 | 安徽 | 铜陵市郊区大通镇 | 中华白姜 | 小上海、白鳍豚故乡、千年古镇、矿业 |
| 10 | 安徽 | 安庆市岳西县温泉镇 | 岳西国际养生文化 | 千年古汤池、红色文化 |
| 11 | 安徽 | 宣城市旌德县白地镇 | 健康旅游、健康制造业 | 宣砚、健康旅游等 |
| 12 | 江西 | 宜春市明月山温泉风景名胜区温汤镇 | 可浴可饮，有治疗作用的温泉 | 健康养生、休闲度假 |
| 13 | 山东 | 烟台市蓬莱市刘家沟镇 | 养生养老 | 葡萄酒文化 |
| 14 | 河南 | 焦作市温县赵堡镇 | 太极小镇 | 太极发源地、四大怀药生产区之一 |
| 15 | 河南 | 南阳市西峡县太平镇 | 天然药库 | 山茱萸中草药种植加工 |
| 16 | 湖南 | 邵阳市邵东县廉桥镇 | 全国十大药市之一、南国药都 | 南国药都 |
| 17 | 四川 | 攀枝花市盐边县红格镇 | 川西名泉、红格温泉疗养区 | 温泉、康疗中心 |
| 18 | 四川 | 南充市西充县多扶镇 | 中药材、生物制药 | 有机农业、特色花卉、有机食品 |
| 19 | 陕西 | 西安市蓝田县汤峪镇 | 西北地区著名的温泉疗养胜地 | 温泉 |

**表3　第二批国家级特色小镇与健康产业相关的小镇（2017年8月）**

| 序号 | 城市 | 小镇名称 | 健康特色小镇项目描述 | 小镇的特色项目 |
|---|---|---|---|---|
| 1 | 天津 | 蓟州区下营镇 | 健康运动休闲小镇 | 九山顶 |
| 2 | 山西 | 晋城市高平市神农镇 | 中药材生产基地、神农故里 | 矿产业、文化旅游业 |
| 3 | 山西 | 吕梁市离石区信义镇 | 无公害蔬菜、中草药 | 农业生产、旅游业 |
| 4 | 内蒙古 | 兴安盟阿尔山市白狼镇 | 休闲养生小镇 | 林俗旅游、绿色矿泉业 |
| 5 | 内蒙古 | 呼伦贝尔市扎兰屯市柴河镇 | 温泉、药用植物 | 旅游业 |
| 6 | 辽宁 | 本溪市桓仁县二棚甸子镇 | 人参产业为主的中药材、土特产品 | — |
| 7 | 吉林 | 通化市集安市清河镇 | 人参开采和交易 | 农贸、牲畜市场 |
| 8 | 黑龙江 | 黑河市五大连池市五大连池镇 | 温泉 | 药泉、冷矿泉 |

| 序号 | 城市 | 小镇名称 | 健康特色小镇项目描述 | 小镇的特色项目 |
|---|---|---|---|---|
| 9 | 黑龙江 | 牡丹江市穆棱市下城子镇 | 生态旅游疗养胜地 | 镜泊湖风景区 |
| 10 | 江苏 | 徐州市邳州市铁富镇 | 银杏产品开发和制药 | 农业示范基地 |
| 11 | 江苏 | 常州市新北区孟河镇 | 中医药产业 | 孟河医派 |
| 12 | 江苏 | 南通市如皋市搬经镇 | 长寿产业 | — |
| 13 | 浙江 | 嘉兴市嘉善县西塘镇 | 保利旅游养老项目 | 文化名镇 |
| 14 | 浙江 | 宁波市宁海县西店镇 | 中德国际养老特色小镇 | 深林温泉、医疗旅游 |
| 15 | 浙江 | 台州市仙居县白塔镇 | 旅游健康产业 | 全国特色镇 |
| 16 | 安徽 | 铜陵市义安区钟鸣镇 | 生态旅游 | — |
| 17 | 福建 | 福州市福清市龙田镇 | 天麻、百合、黄姜 | 药材丰富、自然资源丰富、花蛤之乡 |
| 18 | 江西 | 宜春市樟树市阁山镇 | 中医药健康小镇 | — |
| 19 | 山东 | 聊城市东阿县陈集镇 | 阿胶 | 农业、加工业 |
| 20 | 山东 | 淄博市桓台县起凤镇 | 正骨老字号以及正骨康复的研究 | — |
| 21 | 河南 | 巩义市竹林镇 | 制药、保健、旅游为主的产业群体 | 旅游资源（长寿山） |
| 22 | 湖北 | 襄阳市老河口市仙人渡镇 | 中药材 | 林业、养殖业 |
| 23 | 湖北 | 神农架林区红坪镇 | 中药材开采 | 自然资源 |
| 24 | 湖北 | 武汉市蔡甸区玉贤镇 | 健康食品 | 农业 |
| 25 | 湖南 | 长沙市宁乡市灰汤镇 | 温泉 | 氡泉与汤泉 |
| 26 | 广东 | 珠海市斗门区斗门镇 | 温泉 | 农业、旅游业 |
| 27 | 广西 | 贺州市昭平县黄姚镇 | 豆豉、黄精、枸杞、酸梅等 | 中药材 |
| 28 | 海南 | 文昌市会文镇 | 疗养温泉（官新温泉） | 健康＋旅游业 |
| 29 | 甘肃 | 定西市陇西县首阳镇 | 中药材产业 | 黄芪之乡 |
| 30 | 新疆 | 博州精河县托里镇 | 枸杞种植 | 枸杞之乡 |

## （三）健康小镇的产业选择

### 1. 健康产业

健康产业主要是指为人们整体健康提供相关服务及产品的一系列行业的

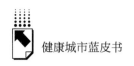
统称，主要包括以下几类：以医疗保健康复服务为主的健康服务业、以生产各类医药产品为主的医药制造业、以中药种植等为主的中药农业。同时，常将与健康相关的养老、体育运动、食品、生态农业等行业也纳入其中，称为大健康产业。

从上述 49 个与健康产业相关的国家级特色小镇的产业选择中可以看出，在健康小镇实践中，大健康产业与旅游、养老等行业的融合发展，成为健康小镇的优先选择。

2. 中医药产业

按照国家的要求，在医疗卫生工作中，中医药要在"治未病"服务领域发挥主导作用，在重大疾病领域要发挥协同作用，在康复领域要发挥核心作用。同时，中医药又具有较长的产业链条，横跨三次产业；对仪器设备依赖度低，容易与旅游、养老等产业融合发展，因此常成为健康小镇的优先选择。从与健康产业相关的国家级特色小镇数量可以看出，在 49 个小镇中，明确选择与中医药健康相关产业的有 26 个，占 50% 以上。

## 三　健康小镇的基本建设要求

### （一）健康小镇内涵要求

健康小镇至少包含以下基本要求。

一是在产业功能上，是指着重发展健康产业链上的一个环节或细分出来的区域，引导资金、人才、技术等要素聚集，并在全省或全国范围内形成独特的优势或突出的品牌。

二是在社区功能上，形成产业投资者和社区居民之间协同发展的机制，让健康产业发展成果和健康公共服务惠及居（村）民，形成多元化参与合作、共同分享合作成果的模式。

同时，健康小镇还可以在文化上突出健康特征，在生态上注重环境友好，在服务上引入公共服务机构等。

### （二）健康产业要素聚集

参照 1986 年 11 月颁布的《渥太华宪章》对健康资源的分类标准，我们把健康产业发展中的要素分为健康自然生态要素、健康生产服务要素、健康社会支持要素和人口经济要素四类。

一是健康自然生态要素。自然生态要素是指有利于健康小镇发展的气候、水源、农产品等一系列要素的总和。由于健康产业服务于生命健康，以及生态环境的不可复制，良好的自然生态环境往往成为许多主打"养生""康养"产业的健康小镇的最重要资源。

二是健康生产服务要素。健康生产服务要素是指有利于推动健康制造业与服务业发展的人、财、物等一系列要素的总和。

三是健康社会支持要素。健康社会支持要素是指有利于健康小镇发展的政策、文化、经济等一系列社会因素的总和。

四是人口经济要素。人口经济要素是指健康小镇发展的重要外部影响因素。健康小镇所服务区域人口的数量、质量、结构以及人口变化趋势，都对健康小镇的发展方向和未来发展潜力起着决定性的作用。

## 四　中医药健康小镇建设的思路

### （一）中医药健康产业发展政策

2016 年 10 月，中共中央、国务院印发的《"健康中国 2030"规划纲要》提出，要"积极促进健康与养老、旅游、互联网、健身休闲、食品融合，催生健康新产业、新业态、新模式"，"打造一批知名品牌和良性循环的健康服务产业集群，扶持一大批中小微企业配套发展"。

2016 年 2 月，国务院《中医药发展战略规划纲要（2016—2030 年）》指出，要注重城乡、区域、国内、国际中医药发展，促进中医药医疗、保健、科研、教育、产业、文化全面发展，推动中医药与养老融合发展，发展

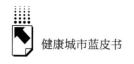

以中医药文化传播和体验为主题，融中医疗养、康复、养生、文化传播、商务会展、中药材科考与旅游于一体的中医药健康旅游。

### （二）中医药健康小镇分类

按照国家发改委的分类标准，中医药健康小镇可以分为以产业平台为核心的特色小镇（空间区域）和特色产业为核心的建制小城镇。根据发挥作用的不同，中医药小镇也可分为产业类和公益类。

1.产业类

产业类中医药健康小镇主要以企业为主导，以发展中医药健康产业为主，或与旅游、养老、体育、文化等产业融合发展，以形成产业平台、集群、品牌等为主要功能。

2.公益类

公益类中医药健康小镇是指以政府主导或参与，以发展中医药事业为核心，以达成公益效果为目的，旨在重点提升区域人民健康水平、降低医疗费用支出而建设的建制小城镇。

## 五　成功案例：山东省潍坊市峡山区太保庄街道热敏灸健康小镇

### （一）背景

2016 年 1 月，太保庄街道通过"大走访大调研"发现，全街道户年均医疗支出为 870 元，581 户低保户人均医疗支出甚至达到 1650 元，1852 户贫困户有 1308 户是因病致贫、因病返贫。具体表现在两个方面：一是医疗费用支出大，二是健康知识匮乏。

### （二）建设采取的措施

（1）以政府为主导。组建领导小组，明确任务，街道和村委会主要负责组织宣传，将计生主任转变为健康主任，确保辖区每户"三有"：有艾具、有艾条、有《热敏灸实用读本》。

（2）专家指导与志愿者辅导相辅相成。邀请江西中医药大学、山东中医药大学、潍坊市中医院专家、教授、临床医生定期到街道开展"健康大讲堂"；派驻掌握热敏灸技术的医生在街道进行技术指导；组织建立艾灸推广队伍，逐村进行宣讲推广。每村配备 5～10 名志愿者下村辅导，规范操作。实施"十百千万"推广计划，每名志愿者指导 10 名常灸者，每名常灸者带领 10 个施灸者，形成千家万户使用艾灸的良好局面。

（3）健康成效考核。制订全民艾灸三年推广计划，列入民生重点工作，纳入各村的科学发展观考核，将艾灸使用率、知晓率，医院就诊率、医药费支出，与村干部待遇考核挂钩。

（4）抓好基础服务。筹备并建设峡山区健康教育中心，分级建设热敏灸小镇、镇级艾灸体验馆、社区艾灸便民服务站、村级艾灸指导服务室等，建成了区、街道、社区、村四级基础设施服务体系。

## （三）成效

（1）普及了健康知识。弘扬了传统中医药文化，拓宽了群众艾灸知识面，培养了一批"土专家"。目前，全街道热敏灸知晓率达91%，使用率达67%。

（2）转变了健康理念。群众的健康管理理念逐渐从以治疗为主转向了以预防为主，越来越多的群众选择运用艾灸的方式来强身健体、防病治病。

（3）推动了精准扶贫，降低了医疗费用支出。据统计，以艾灸代替保健药品的家庭达到2720户，全年累计节省医疗费达73.2万元，群众医疗支出明显降低，全民健康幸福指数较大幅度提高。统计结果显示，1308户因病致贫家庭，户均年医疗支出由870元减少至407元；581个低保户人均医药费支出由1650元减少至1222元；137户低保户药费实现零支出。

（4）提高了群众满意度。潍坊学院针对1000名调查对象进行了评估，并在街道范围内对使用艾灸的群众进行了两次回访，发现：艾灸对腰腿痛、

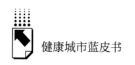

"三高"、腹内疾病等46种常见病症有明显疗效,群众满意度第三方调查也居全区第一,在省市群众满意度调查中,均列全市第一。①

## 六　中医药健康小镇建设策略

桐庐健康小镇与太保庄街道热敏灸健康小镇同样选择了中医药健康特色小镇为发展方向,都取得了一定成效。但是,这两者分属不同类别:前者主要体现了产业方面的发展,后者实现了公益方面的价值。两个小镇的成功,对中医药健康小镇的建立都有着很好的启发作用。

### (一)产业类小镇建设

1. 选择好细分产业和产业集群

一是产业类中医药健康小镇在建设规划期,应当充分分析行业细分领域的特点和本地具有的相对优势;抓住核心细分产业和核心业态,并与相关产业之间形成融合发展或互补,促进形成以要素流动、知识创新共享、社会关系网络为联系的产业集群生态圈。这种生态圈会带来良性循环,形成"1 + 1 大于 2"的产业合力,为小镇后续发展聚集力量,成为可持续发展的后盾。

2. 研究制定区域性产业支持政策

中医药行业是劳动密集型行业、人才依赖型行业,如何吸引更多优秀中医师和中医药从业人员到小镇提供服务,是决定小镇建设成功与否的关键。建设规划、招商引资、土地配套、基础设施建设、交通路网建设等中医药产业要素集成,是产业类中医药健康小镇发展的重要保障。

### (二)公益类中医药健康小镇建设

相比于产业类中医药健康小镇,公益类中医药健康小镇更注重建设过程

---

① 毛强健等:《热敏灸小镇建设模式初探分析——以山东省潍坊市峡山区太保庄街道为例》,《江西中医药大学学报》2019 年第 2 期。

中的制度保障和中医药服务技术选择。

1. 选择简便高效的中医药技术

结合所在区域的疾病谱，选择简便高效的中医药技术来进行推广，是公益类小镇首先要解决的问题。热敏灸在太保庄街道的成功推广和取得的社会效益，体现了中医药技术防治保健康复一体化优势，体现了在社区慢性病群防群治上的优势，具有示范意义。

2. 政府主导和低成本的组织机制

太保庄热敏灸小镇取得成绩的"四+三"模式中非常重要的一点是政府主导和村干部督导，体现了低成本、高效率的社会组织机制，为民众的普及和积极参与提供了根本保证。从短期来看，中医药健康小镇的建设需要投入人力物力财力，但从提升区域人民健康水平、减少医疗卫生费用支出的角度来看，是能够且应当获得政府支持的。

# B.7
# 构建整合型基层健康服务体系
# 助力健康城市健康村镇建设

张东献　陈　露　张佳佳 *

**摘　要：** 构建整合型基层健康服务体系的主要思路是，以人民群众健康为中心，以推进医疗卫生工作重心下移和优质医疗资源下沉为重点，依据国家医改政策、健康中国建设和乡村振兴战略的要求，围绕"体制重构，机制重建，资源整合，能力提升"做文章，盘活存量资源，下沉优势资源，实现资源共享，有效提升基层医疗服务能力，让广大人民群众享有公平可及、系统连续的预防、治疗、康复、健康促进等服务。

**关键词：** 基层健康服务体系　健康村镇　健康城市

党的十九大报告明确提出了实施健康中国战略，强调"要完善国民健康政策，为人民群众提供全方位全周期健康服务"。① 《"健康中国2030"规划纲要》也提出："以普及健康生活、优化健康服务、完善健康保障、建设健康环境、发展健康产业为重点，把健康融入所有政策，加快转变健康领域

---

* 张东献，博士，海南省健康城市健康乡村促进会会长，海南医学院教授，研究方向：卫生事业与医院管理、健康城市、健康乡村、健康促进；陈露，海南医学院在读硕士研究生，研究方向：卫生事业与医院管理；张佳佳，海南医学院在读硕士研究生，研究方向：卫生事业与医院管理。

① 习近平：《决胜全面建成小康社会　夺取新时代中国特色社会主义伟大胜利——在中国共产党第十九次全国代表大会上的报告》，人民出版社，2017，第48页。

发展方式，全方位、全周期维护和保障人民健康。"① 可见，健康服务是健康中国建设的重要内容。与此同时，作为推进健康中国建设重要抓手的健康城市和健康村镇建设，同样把"健康服务"作为其建设的核心内容之一。因此，构建全方位全生命周期的健康服务体系，是推进健康中国建设的现实需要，是提升人民健康水平的迫切需求。

## 一　当前基层医疗卫生服务存在的主要问题

基层医疗卫生服务是我国医疗卫生服务体系的基础。开展基层卫生体制改革是深化医药卫生体制改革、建立中国特色基层医疗卫生制度的重要内容，是合理配置医疗资源、落实分级诊疗制度的重要举措，也是缓解群众看病难、看病贵的治本之策。从 2009 年新医改提出"强基层、建机制、保基本"的改革策略，到 2016 年《"健康中国 2030"规划纲要》提出以基层为重点、预防为主的卫生方针，再到党的十九大部署"实施健康中国战略"，提出"加强基层医疗卫生服务体系和全科医生队伍建设"等方针策略，以习近平同志为核心的党中央坚持"以人民为中心"的发展思想，从卫生与健康事业发展的全局出发，把提升基层卫生服务能力建设作为深化医改和建立基本医疗卫生制度的重要内容之一，着力提高保障和改善民生水平，完善公共服务体系，不断促进社会公平正义，推动公共资源向基层延伸、向农村覆盖、向困难群体倾斜，着力解决人民群众关心的现实利益问题。近年来，各级政府不断加大对基层医疗卫生机构基础设施与设备配置的财政投入，基层医疗卫生机构的标准化、规范化建设逐步开展。同时，以回归公益性、破除逐利机制为目标，大力推进基层综合改革，全面实施基本药物制度和药品零差价政策，基层医疗卫生服务取得了明显进展和成效，城乡居民卫生服务需求的满足程度明显提高，人民群众看病就医的公平性、可及性、便利性得到改善。

---

① 中共中央国务院:《"健康中国 2030"规划纲要》（中发〔2016〕23 号）。

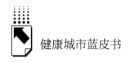

然而，尽管改革取得了可喜的成绩，但仍然存在一些突出的矛盾和问题。

一是医疗卫生资源在城乡之间、区域之间的分布仍存在较大差距，短缺与浪费并存。优质医疗资源多集中在东部及城市地区，广大基层地区仍存在设备落后、人员缺乏、技术不足、信息化短缺等现实问题。与此同时，基层医疗卫生资源由于缺乏人员和技术、基本药物可及性差等原因，还存在资源利用不足、闲置浪费现象，出现设备和床位有效使用率低等问题。

二是医疗卫生服务机构分散独立，碎片化服务问题突出。虽然我国农村医疗卫生服务构建了县、乡、村三级医疗预防保健网，但三级网内部是独立分散的，体系中又涉及公共卫生、医疗服务、医保、社会服务等不同部门，导致机构、医防、医保分离。在这样的体制格局下，提供的服务多元而割裂、竞争而无序，表现为医疗机构职能定位不清，缺乏协调性与连续性，提供多而杂的卫生服务，效率低下。同时，分离的体系也导致分级诊疗制度、合理就医秩序仍未形成，基层首诊、家庭医生签约服务无法有效落实。

三是基层人才队伍薄弱，存在数量不足、质量不高、结构失衡、流失严重等问题。基层由于待遇低、职业空间受限、可用药品少、激励机制不健全等原因，人才引不来、留不住、用不上。加之由于机构的分离，上级医院又对基层人才产生虹吸作用，导致人才缺乏的问题在短期内无法根本缓解。

四是基本医疗服务功能弱化。基层医疗卫生机构除为辖区居民提供基本公共卫生服务外，最主要的一项职能是提供基本医疗服务。但是，基层医务人员在人少事多的工作环境下，迫于公共卫生项目考核的要求，把大部分的时间、精力投入基本公共卫生服务工作，导致用于医疗服务的时间和精力不足，临床能力萎缩，基本医疗功能逐渐弱化。尽管采取人才下沉、专科帮扶、住院部托管、建立联合病房、医联体等多种形式，逐步推进资源下沉和同质化帮扶，但总体上还是囿于上下级医院独立分散的结构，不能有效形成利益共同体、发展共同体，基层技术能力得不到长期持续的改进和提升。

五是基层信息化建设相对滞后。一方面，信息化覆盖面较窄，区域之间信息化发展不均衡，信息"孤岛"现象较为普遍，县域内影像诊断、检验、心电等中心的基础设施和信息化平台建设缺乏，没有实现互联互通，远程医疗格局无法形成。另一方面，基层医疗卫生机构的信息化应用系统过多过杂，不少同类别的应用系统实际上在功能上有较多的交叉和重叠，这既增加了工作人员的操作时间，又不利于各系统数据资源的整合共享。

## 二　整合型健康服务体系的形成与发展

随着健康观和疾病谱的改变，世界各国都在围绕全民健康覆盖的目标探索建立适合本国的医疗卫生服务体系。总体趋势是探索适宜的整合服务提供模式，政府希望通过整合现有服务提供形式减少浪费，满足居民需求；居民希望通过健康整合获取更连续、更有效、更经济的卫生服务，从而实现医疗卫生服务的公正性、可及性和可负担性。

整合健康服务（Integrated Healthcare）是消除医疗服务系统服务提供碎片化、弥合系统断裂、提高系统整体绩效的重要手段。健康整合的理念源于发达国家的卫生体系改革，其具体内涵直接关系到卫生服务体系重构的方向与重点。1978 年《阿拉木图宣言》就倡导通过自下而上的综合性初级卫生保健来改善健康，1994 年国际人口与发展大会的行动计划中也明确提出了这一观点。健康整合是国际组织一直倡导的卫生发展理念之一，成为应对人口老龄化、慢性病增加以及疾病费用持续攀升的现实压力而采取的措施。健康整合成为引领过去 20 多年来北美、欧洲和世界上其他一些国家卫生系统重塑的关键概念。

从 2000 年开始，随着慢性病患者的增加，越来越多的发达国家把推进整合式医疗服务体系作为医改的核心内容，形成了整合式医疗服务实践的国际典型经验。例如，美国用结盟的形式把医院、医疗小组、其他服务提供者整合在一起，并与医保计划相连，探索构建了"患者中心的医疗之家"、"全方位老人照护方案"（PACE）、"病人协同照料团队"（PACT）等，将医疗资源纵向整合，为居民提供一体化医疗服务。英国卫生部取消各地的医疗策略管理局，由国家医疗策略管理局进行统一管理，减少了管理层级，使组织更加扁平化，提升了医疗服务体系的运行效率。新加坡对其卫生服务系统进行了重组，成立了 6 个"区域医疗体系"（RHS），形成了具有横向整合和纵向贯穿特性的卫生服务生态环境，每个"区域医疗体系"针对一体化医疗服务创新性开发干预方案，如养老服务过渡、居家养老、急症后居家康复、社区健康帮助计划、家庭医生中心、一体化服务路径等。瑞典通过保健服务链和其他合作形式，将卫生服务提供者连接在一起，构成一个网络，用契约形式明确每个卫生服务提供者的工作量、费用、质量，并由专门的管理人员审查，为居民提供协调的、高质量的卫生服务。巴西、土耳其、哥斯达黎加等中等收入国家也明确提出要依据整合模式改革卫生服务提供体系。2015 年，世界卫生组织正式将"以人为本"的一体化卫生服务提供模式和服务体系建设，作为一项新的全球发展战略提出。[①] 可见，从分散竞争转向整合协同是医疗卫生领域供给侧结构性改革的一大重要转型趋势。[②]

新时期我国政府积极探索，围绕"强基层、建机制、保基本"的目标，努力构建覆盖城乡居民的基本医疗卫生服务体系。2009 年以来，我国政府启动了新一轮的医疗卫生体制改革，先后出台 40 多项政策措施加强基层医疗卫生服务能力建设，在基层医疗卫生标准化建设、基本医疗保障、公共卫生服务均等化、基本药物制度建设等方面做出了一定的成绩。特别是 2016年卫生与健康大会召开以来，实施健康中国战略，出台了《"健康中国2030"规划纲要》，把以人民健康为中心、以基层为重点作为健康中国建设的战略主题。为此，全国各地也在积极探索，积累了一定的经验，涌现出"福建三明模式""安徽天长模式""深圳罗湖模式""山西集团化改革"等地区典型，在整合服务、资源下沉、三医联动、控制费用等方面取得了一定的成效，为实现"2020 年基本建立起覆盖城乡居民的基本医疗卫生服务制度"积累了经验。随着医改进入深水区，一些体制机制方面的问题逐渐暴

---

① 《以人为本推进整合式医疗服务的发展——"整合式医疗服务高峰论坛"综述》，《卫生经济研究》2018 年第 8 期。

② 胡广宇、刘远立：《供给侧结构性改革视角下的一体化卫生服务体系构建》，《行政管理改革》2018 年第 5 期。

露出来，同时各种新技术、新模式、新业态，如物联网、人工智能、云平台、基因技术的不断涌现，如何将各项服务进行整合，使其形成连续型、可协调的医疗资源，成为各界共同关注的话题。基于此，我国政府与世界银行、世界卫生组织在对我国基层医改情况进行长达两年的医改联合研究之后，在其 2016 年《深化中国医药卫生体制改革建设基于价值的优质服务提供体系》的研究报告中提出了"以人为本整合型卫生服务"核心理念。

除各地实践探索外，国内一些专家学者也针对"健康整合"问题进行了理论研究和经验总结。张亮等学者基于健康体系的理论构想及整合的内涵，提出健康整合的概念。[①] 唐文熙等学者还提出健康整合的现实策略需要控制或改变筹资、学科、人力、支付、管理、信息、联结和文化八个领域。[②] 此外，杨坚等学者对英国健康服务整合实践的政策历程、目前的整合实践模式进行研究，认为健全完善的基层卫生服务体系是英国健康服务整合实践能够成功的基石，并结合我国实际提出对健康和社会保健相关部门的职能进行整合，对中央和地方的责权利进行合理划分，从而落实健康服务的整合供给，通过信息化和多媒体，建立以患者为中心的健康保健提供的激励约束机制，建立现代化的健康和社会保健服务的人才保障机制。[③]

## 三　构建整合型基层健康服务体系的思考

构建整合型基层健康服务体系的主要思路是，以人民群众健康为中心，以推进医疗卫生工作重心下移和优质医疗资源下沉为重点，依据国家医改政策、健康中国建设和乡村振兴战略的要求，围绕"体制重构，机制重建，资源整合，能力提升"做文章，盘活存量资源，下沉优势资源，实现资源

---

① 张亮、张研、唐文熙等：《健康整合——引领卫生系统变革》，科学出版社，2014，第 55 页。
② 唐文熙、刘文俊、谢添：《基于动态博弈方法的健康整合理论模型构建》，《医学与社会》 2014 年第 8 期。
③ 杨坚、张研、苗豫东等：《英国健康服务整合进展及对中国的启示》，《中国医院管理》 2017 年第 4 期。

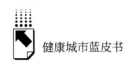

共享，有效提升基层医疗服务能力，让广大人民群众享有公平可及、系统连续的预防、治疗、康复、健康促进等服务。

## （一）以健康为中心，重构基层健康服务管理体制

**1. 深化医联体建设，组建县乡村一体化的健康联合体**

坚持以人为本、以健康为中心，将辖区内的县级医院、疾控中心、计生服务中心、乡镇卫生院、社区卫生服务中心进行资源整合，组建为一个独立法人的健康联合体（健联体）。在保持行政建制、财政供给、人员编制、功能定位、职责任务不变的前提下，健联体内实行人员、资金、业务、行政、药械统一管理。健联体内人员根据服务需求实行人员双向流动，药品统一目录使用，统一医保政策，推行与分级诊疗制度相衔接的医保费用"总额预付、结余留用、超支合理分担"制度。形成医、防、养结合，责、权、利明晰的县乡村一体、三级联动的基层健康服务新体系。此外，三级医院和县域内的健联体组建多种形式的联合体。鼓励三级医院采取派驻托管、专科联盟、远程会诊、人才共享、技术支持、检查检验互认、处方流动、服务衔接等方式，重点帮扶提升健联体内部的医疗服务能力与水平。

**2. 改革管理体制，成立健康服务管理委员会**

按照"放管服"和管办分离、政事分开的要求。成立由政府负责同志牵头，政府有关部门以及相关利益方组成的健康服务管理委员会，履行政府办医职能，落实领导责任、保障责任、管理责任、监督责任。各级行政主管部从直接管理公立医院转为行业管理，发挥健联体作为事业单位的法人主体地位，落实人事、经营、分配等方面的自主运营权限。

**3. 深化医疗保障改革，组建健康保障局**

结合国家体制改革成立医疗保障局的时机，在整合基本医疗保险、生育保险、医疗救助的基础上，将公共卫生服务费用一并纳入管理，组建健康保障局（健保局）。基金管理实行省级统筹，垂直管理。其职能涵盖医疗保障制度的政策、规划、标准，异地就医管理和费用结算，药品、医疗服务价格和收费标准，药品和医用耗材的招标采购政策，监督医疗机构相关服务行为

和医疗费用，支付健康管理及公共卫生服务费用等。

4. 统筹推进信息化建设，成立健康大数据中心

按照"互联网＋医疗健康"的要求，统筹健康信息化建设，将医院信息管理、电子健康档案、电子病历、远程医院、智慧医院、公共卫生、计生、健康教育等信息资源进行整合，成立健康大数据中心（健联网），统一平台，统一管理，负责健康信息系统的规划、建设、维护、使用，打破原有的"信息孤岛""信息烟囱"，实现健康信息互通共享。这有利于发挥健康大数据在促进优质医疗资源下沉，拓展医疗服务空间和内容，推动三医联动、分级诊疗、健康管理、异地结算和远程服务以及健康产业链发展中的巨大作用。

## （二）以创新为动力，重建基层健康服务运行新机制

1. 发挥党委的领导核心作用，建立现代医院管理制度

加强健联体党的领导和党的建设，充分发挥党组织的政治核心和战斗堡垒作用，落实全面从严治党的主体责任，把加强党建工作贯穿到医院改革发展的全过程。要着力完善健联体的管理体制和运行机制，推动管理规范化、精细化、科学化，建立权责清晰、管理科学、治理完善、运行高效、监督有力的现代医院管理制度。

探索建立法人治理结构和治理机制，注重发挥职工代表大会的民主监督作用。健联体实行院长负责制，拥有人事管理、内部机构设置、收入分配、运营管理自主权。完善内部决策和制约机制，对重大决策、重要干部任免、重大项目实施、大额资金使用实行集体讨论并按规定程序执行。

健联体内部进行资源有机整合，成立医学检验、放射影像、消毒供应、药品供应保障、公共卫生管理等业务中心，统一调配医技资源，实现区域资源共享，既服务于健联体内部所有机构，又对健联体外的其他医疗机构开放共享。

2. 推进分级诊疗制度，建立新的就医秩序和健康服务流程

第一，进一步明确各级医疗机构的功能定位，基层三级服务网内（县、

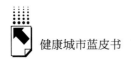

乡、村）职责要分工明确，按照疾病分级有序就诊。县级医院提高常见病、多发病的诊疗能力和急危重症患者抢救能力，普通门诊要下沉到基层医疗卫生机构，形成"小病在基层、大病到医院、康复回基层"的合理就医格局。第二，促进资源下沉，提升基层服务能力。深入推进基层医疗机构标准化建设，在场地、设施、人员、技术、信息等方面尽快达到国家标准。充分发挥县乡村一体化的优势，推进优质医疗卫生资源下沉，工作重心下移，建立人员、技术、药品、服务向基层合理流动的机制，提升基层医疗服务能力。采取巡回医疗、驻村服务、设立专家工作室和专家门诊等方式解决群众看病就医问题，带动基层能力提升，保证病人留得下、接得住。第三，推行"健康守门人"制度，科学合理引导群众就医需求。在建立健全家庭医生签约服务制度的基础上，通过提高基层服务能力、医保差异化支付、服务价格调控、便民惠民等措施，引导居民与基层医生签约。居民的健康管理、就诊服务首先要通过签约服务团队进行诊疗，确需上转的按流程进行转诊服务。第四，优化服务流程，构建健康服务的全流程管理。通过服务流程再造、信息化共享、家庭签约团队建设等途径，解决防治分离、各级医疗机构治疗分离等碎片化服务问题，实现从健康管理到疾病管理各环节的有效衔接。明确双向转诊标准，解决上转容易下转难的问题，上级医院要下转常见病、多发病和疾病稳定期、恢复期患者。要统一临床路径管理，保证上下级医院标准一致。

3. 深化编制、人事、薪酬制度改革，加强基层人才队伍建设

要深化编制制度改革，推行备案制管理。健联体内部现有县级医院和基层医疗卫生机构编制统一管理、统一使用，统一调配。人事管理实行全员聘任制度，由人员管理向岗位管理转变。下放人事公开招聘使用权限，实现健联体内部人事自主招聘，人员统一调配使用，合理流动。

面对基层人才队伍严重短缺、结构不合理、资质不合格、缺乏激励措施等突出问题，要多管齐下，综合施策，统筹考虑人员增量和存量。一是加大引进人才和培养人才的力度。实行"省招县管乡用"，全省统一实施基层卫生人才专项招聘计划，新招聘人才由健联体统一使用管理。扩大本地生源医

学生招生计划，持续扩大招收"订单定向生"，实行乡村医生"乡来乡往"选拔培养计划，对自愿到基层工作的毕业生实行分年度退学费制度。设立专家工作室，鼓励本地退休医生和专家到基层坐诊。探索不同医疗机构灵活的住院医师规范化培训制度，可以先定岗位再培训。鼓励个体医生到基层公立机构工作。整合计生和公共卫生工作人员到基层医疗机构工作，加入家庭医生服务团队。二是促进基层人员合理流动。健联体内部人事统一管理、统一调配，形成纵横合理流动，实现人员同管、待遇同等、技术同质。新招聘人员编制在县里，工作岗位可以自由流动。县级以上医疗机构医务人员职务晋升时必须满足一定年限的基层工作经历，提拔业务主任或医院领导职务者也同样要有一定的基层工作经历。三是提升医务人员的薪酬待遇。在实施国家统一规定的岗位绩效工资制度的前提下，对基层医疗卫生机构允许突破公益一类事业单位绩效工资调控水平，按公益二类事业单位核定绩效工资（"一类供给、二类管理"）。实行基层医疗岗位激励机制。实施基层医疗卫生岗位津贴制度和全科医生特设岗位津贴制度，体现区域的差异性。实行不同职级人员的基层工作补贴制度。有条件的可以实施年薪制、协议工资、项目工资等市场化的薪酬分配方式。四是拓展基层医务人员的职业发展前景。开设基层专项职称评审，长期工作在基层岗位或愿意在基层工作的高学历医务人员可以获得基层职称，专门服务于基层，超出范围不予认可。设置基层岗位奖励制度，对长期扎根基层、做出突出贡献的医务人员，在各种表彰奖励评选中给予倾斜，提升基层医务人员的职业荣誉感和社会地位。

4. 推进支付方式改革，实行医保总额打包付费制度

进一步发挥医保的经济杠杆作用，按照"总额管理、结余留用，超支合理分担"的原则，由医保经办机构采取"总额预算、按月预拨、年终结算"的方式，将核定的县乡村三级医保基金和公共卫生部分资金统一打包拨付给健联体。结余的医疗收入可用于开展业务工作和提高医务人员待遇。在健联体内部推行多种支付方式，统筹考虑医疗质量提升与控制费用增长，推广打包付费和 DRGS 付费制度相结合。完善不同级别、不同类别医疗机构医保差异化支付政策，增强参保居民在基层看病就医的吸引力。

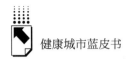
**5. 推进药品统一管理，建立药品供应保障制度**

发挥健康保障局在药品购销中的作用，建立统一平台，垂直管理。在优先采购使用基本药物的前提下，实行县乡村三级统一目录、统一议价、统一采购、统一配送、统一结算，解决当前基层药品不足的问题。建立门诊药房和社会药店联动保障供应机制，探索开展患者自主选择在医院门诊药房或凭处方到零售药店购药。对与家庭医生签约的高血压、糖尿病、脑卒中、冠心病等慢病患者，可实行慢病用药长处方制度。①

**6. 坚持预防为主，促进基层公共卫生服务与基本医疗服务有机整合**

医防整合符合"关口前移、重心下沉"的国家疾病预防策略，也是从以疾病治疗为中心向以健康管理为中心转变的必然要求。首先，卫生健康管理部门应将公共卫生管理职能进行整合，融入基层管理部门。其次，健联体内部设置健康管理中心，组织乡镇卫生院、村卫生室和社区卫生服务中心（站）为居民提供基本公共卫生服务。最后，进行资源整合，从医防资金整合、医防信息整合、医防服务整合、医防绩效整合四个方面促进医防整合。将基本的公共卫生资金纳入健联体预算资金范围；设立健联体专项绩效奖励；建立以医疗信息系统和基本公共卫生系统为基础的全民健康信息平台；成立慢性病健康服务专家团，在家庭医生签约服务团队中有公卫医师参与，同时强化医务人员健康管理服务理念。

**7. 加强综合监管，建立公益性导向的区域健康评价体系**

政府职能部门要发挥综合监管职能，完善与医药卫生事业发展相适应的监管模式，构建多元化的监管体系，提高综合监管效率和水平。同时，建立以公益性为导向的区域健康评价体系，对医疗机构的基本标准、服务质量、技术水平、管理水平、经济投入、健康产出等进行综合评价，确保医疗机构发展与健康需求和区域经济社会发展相适应。评价结果要与管理团队的任免和奖惩挂钩，与财政补助、医保偿付、薪酬总量挂钩。

---

① 张国瑞、杨益国、张昊霆：《深化医药卫生体制改革的实践与思考》，《江苏卫生事业管理》2012 年第 5 期。

建立医疗机构自我管理制度，加强内涵管理。健联体内部制定的绩效考核标准，以公益性为导向，突出职责履行、医疗质量、费用控制、运行绩效、财务管理、人才培养、医德医风和群众满意度等考核指标，加大基层服务能力、基本公共卫生服务、家庭医生签约、健康促进、健康扶贫等体现公益性考核指标的权重，确保公立医疗机构实现为群众提供方便可及、安全可靠基本健康服务的目标。

8. 大力发展健康产业，实现基本医疗卫生服务与多样化、个性化医疗健康需求协调发展

正确处理基本医疗卫生服务与医疗健康产业发展之间的关系，发挥医疗健康产业对基本医疗卫生服务的促进、推动和补充作用。一是鼓励支持社会力量办医，形成多元化的办医格局。社会力量办医是加快推进医疗服务领域供给侧结构性改革，培育经济发展新动能，满足群众多样化、差异化、个性化健康需求的重要内容，对政府办医形成有益的补充。① 按照"基本医疗卫生服务领域坚持政府主导并适当引入竞争机制，在非基本医疗卫生服务领域市场要有活力"的要求，支持有条件的社会力量参与基层医疗健康服务，鼓励社会力量在非基本医疗卫生服务领域大有作为。二是发展"互联网＋医疗健康"产业，促进基层医疗健康提质增效。以智慧医疗为引领，以成立健康大数据中心为抓手，发挥其在医疗卫生服务和健康产业发展中的重要作用。健康大数据中心应将医院信息管理、电子健康档案、电子病历、远程医疗、公共卫生、人口、健康教育等纳入其中，实现上下贯通、互通共享、高效协同，便捷开展预约诊疗、双向转诊、远程医疗等服务。推进远程医疗服务覆盖本地所有医疗机构，并逐步向基层延伸，促进优质资源下沉，提升基层医疗服务的能力和效率。另外，通过健康大数据平台，激发健康金融、健康投资、健康消费等方面的活力，促进新型健康产业集群创新发展，成为经济发展新的增长点。三是发展中医药健康服务业，深化基层中医药服务。

---

① 国务院办公厅：《关于支持社会力量提供多层次多样化医疗服务的意见》（国办发〔2017〕44号）。

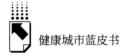

以发展中医医疗服务体系为主，尽快实现基层中医药服务全覆盖，提升中医药素养水平。

综上所述，基层健康服务是健康中国战略和乡村振兴战略的重要内容。加快推进基层医疗卫生体制改革，构建一体化整合型健康服务体系是解决当前机构分离、服务碎片化以及"看病难、看病贵"问题的重要策略，是实现以治病为中心向以健康为中心转变的主要途径，也是为广大人民群众提供全方位、全生命周期健康服务的必然要求。本文基于健康整合的理念，以"体制重构，机制重建，资源整合，能力提升"为重点，进行了深入的思考并提出了一些具体措施，期望能为构建整合型基层健康服务体系提供参考，助推健康城市、健康村镇建设。

# 健康文化篇

**Healthy Culture**

# B.8

# 健康中国与健康传播

## ——提升全民健康素养的若干思考

苏 婧[*]

摘　要： 实现健康中国战略，提升全民健康素养，是关键指标也是重
　　　　 要基础，有助于确保群众更好实现"预防为主"。在提升个
　　　　 体健康素养方面，健康传播是必要的手段，特别是在舆论环
　　　　 境发生急剧变化的今天，我们需要通过精准传播、数据传播、
　　　　 场景传播以及提高传播内容专业性等方式来实现全民健康素
　　　　 养的提升。

关键词： 健康中国　健康素养　健康传播

* 苏婧，清华大学健康传播研究所副所长，博士，研究方向：健康传播和风险沟通等。

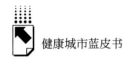

2016 年 8 月，在全国卫生与健康大会上，习近平总书记明确提出："要把人民健康放在优先发展的战略地位。"① 同年 10 月，《"健康中国 2030"规划纲要》由中共中央、国务院印发；2017 年党的十九大报告将实施健康中国战略纳入国家发展的基本方略。建设健康中国，一个关键词是"预防为主"，即要从"以治病为中心"转到"以健康为中心"，将疾病防治的关口前移，从预防、控制不利于健康的危险因素入手，提高人民的健康水平。要真正做到预防为主，就必须通过健康传播提升全民健康素养，提高群众的防病知识与技能。

## 一 健康素养：实现健康中国的重要基础

"健康素养"最早出现于 1974 年，在《健康教育和社会政策》（*Health Education as Social Policy*）中，美国学者西蒙德将之解释为"个人获取、理解、应用基本健康信息和服务并作出正确决策，以达到维护和促进自身健康的能力"。② 在综合考量各类关于健康素养的定义后，世界卫生组织认为，健康素养是一种认知和社会技能，能够使个体有动机、有能力获得、理解、利用信息，从而促进和维持自身健康。③ 从定义来看，世界卫生组织将健康素养视为一种技能，人们不仅能够获取信息、理解信息，还能够将获得的信息指导实践，维持健康。以此为基础，我国将健康素养分为三个方面：基本知识和理念素养、健康生活方式与行为素养、基本技能素养，并从 2012 年起每年组织开展全国居民健康素养监测工作。④

2004 年 4 月美国医学研究院的报告显示，健康素养缺乏与健康状况不

---

① 《习近平谈治国理政》第 2 卷，外文出版社，2017，第 370 页。
② Simonds S. K. , "Health Education as Social Policy", *Health Education*, 1974, 2 (1), pp. 1 - 25.
③ Division of Health Promotion, et. al, *Health Promotion Glossary*, Geneva: World Health Organization, 1998, p. 1.
④ 《2017 年中国居民健康素养监测结果发布》，搜狐网，http://www.sohu.com/a/259165268_783931，最后访问日期：2019 年 9 月 1 日。

佳之间存在关系，即健康素养越低，健康状况越不好，表明健康素养会影响个体的健康状况。[①]

《"健康中国 2030"规划纲要》明确提出，要"提高全民健康素养"，并将居民健康素养水平视为健康中国建设的主要指标之一：到 2020 年和 2030 年，我国居民的健康素养水平要分别达到 20% 和 30%。

提高全民健康素养，既是建设健康中国的主要目标，也是实现健康中国的重要基础。

前文已述，建设健康中国的一个核心词是"预防为主"，即最好能够做到不生病、少生病。要做到这一点，就需要人们在了解自身健康状况的基础上，掌握防病、治病的知识、方法和技能，并最终运用到实际生活中，来维持健康。健康素养作为一种技能，核心包括健康知识的获取与理解以及维持健康的方法、举措和手段，根本目的是促进人们的健康。从这个角度来看，个体拥有较高的健康素养水平，是实现健康中国的重要基础。

## 二　健康传播：提高全民健康素养的必要手段

"健康传播"于 20 世纪 70 年代由美国学术界提出。经典的健康传播模式"知信行"（Knowledge-Attitude-Bilief-Practice）改变公众的健康行为需要经过三个阶段：获取有关健康的知识和信息，形成关于健康的信念和态度，改变健康行为。在传统媒介时代发展起来的健康传播，是一个线性的传播过程，内在逻辑是"我"通过传播健康知识，帮助形成或修正"你"的健康信念，并最终改变"你"的健康行为，强调单向度的、从精英向大众传播的过程。

进入新媒体时代，健康传播的方式发生了变化。它以传受双方的平等性和理性为前提，强调开展双向甚至多向互动：传者类型更加多元，传播内容

---

① BASS L., "Brief Health Literacy: Implications for Teaching the Adult Patient", *Journal of Infusion Nursing*, 2005, 28 (1), pp. 15 – 22.

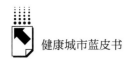
更为海量，传播媒介交互性更强，受众选择更多。

尽管健康传播的方式发生了变化，但这主要与健康传播媒介和传播形式的发展密切相关，传播的内容和通过传播所要实现的目的没有变化——改变人们的健康行为。

从开展健康传播和提高全民健康素养的目标来看，都是改变人们的健康行为。二者的差异在于，健康素养是健康传播的重要内容，如各类有关健康的知识、维持健康的方法和技能等，而健康传播是提高全民健康素养的必要手段。

如前文所述，健康素养作为一种综合技能，通过后天的习得才能掌握。这种学习，需要通过健康传播来实现。健康传播，并非像有些学者认为的那样只是一个知识传播的过程，它既关注传者、受者、传播内容、传播渠道、传播策略，也关注传播效果，即传播的内容在多大程度上影响了受众的态度、行为等，并总结分析影响传播效果的各类因素。从这个角度来看，健康教育、健康促进均属于健康传播的范畴，只是侧重点有所不同，是我国健康传播发展的不同阶段。《健康传播4.0：从精英主导到平等对话》将我国的健康传播发展分为四个阶段：一是基于政治动员模式的健康教育，以"爱国卫生运动"为代表；二是重在扭转社会观念的健康教育，以艾滋病健康教育为代表；三是强调行为改变的健康促进，强调"将健康融入所有政策"；四是新媒体环境下的传受双方多向互动的健康传播，强调公众主体意识。[1]

为了提高全民健康素养水平，我们需要在当前的舆论环境下，更好地开展健康传播。

## 三　当前健康传播面临的舆论环境变化

### （一）传者：从精英主义向平等对话转变

在传播的方式上，一直以来有两种话语体系：一种话语体系是结果导向

---

① 苏婧：《健康传播4.0：从精英主导到平等对话》，《新闻战线》2017年第6期。

或目的导向（工具理性），另一种话语体系是过程导向或交往导向（价值理性）。前者不在意过程，只问结果是不是"我说服了你、你听从了我"；后者更在意过程本身，在意人的主体性的提升以及交流过程的愉悦性。

在传统媒体时代，我们开展健康传播工作都是工具理性话语体系的效果导向思维。传者是内容的组织者、编辑者和发布者，他们决定了通过媒体传播什么信息。在这一阶段，健康传播信息的传播以单向度为主，处于"我说你听"的零互动阶段，传者并不知道谁接受了这些信息，他们对信息的看法、接受程度如何，更不清楚他们需要什么。

媒介技术的发展，不但催生了新的传播方式、传播渠道，也颠覆了原有的健康信息传播的话语体系。

在传统媒体时代，人们对信息的需求只能通过有限的传播渠道来获得，对于传者传什么、如何传没有任何参与，是被动接受者。媒介技术的发展，为受众主动参与传播过程提供了可能。

第一，原有的单向度传播过渡为多向度传播，受众的主体性和交往理性被重新发现。在这一阶段，不再由精英单向度地定义大众应该知道什么知识、大众应该采取什么样的健康行为，而是由公众通过多元化的媒体平台选择自身需要的健康信息、做出健康行为决策。

第二，权威消解，"像我一样的人"更受青睐。在社交媒体时代，以往高高在上的权威专家和精英不再被受众广泛接受和认可，传者也不再限于媒体、政府和健康领域的专家，社交媒体中的意见领袖往往拥有强大的传播能力。传者的头衔、资历对受众的吸引力和说服力被弱化，传者的个人特质更能获得受众的关注和信任。

第三，自媒体的兴起，打破了传统意义上媒体生产、传播健康知识的垄断地位，赋予了普通人更多的话语权，打破了以往"传播者"只能生产、传播健康信息，"受众"只能被动接收健康信息的传统界限，实现了传者和受者的角色互换：只要你有社交媒体或者自媒体账号，你就是一个独立的媒体，能够通过这个平台发布信息，发表自己的态度、意见和观点。

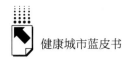

### （二）内容：信息爆炸与把关人的缺失

加拿大学者麦克卢汉认为，各个时代的媒体传播的内容并非真正有意义和价值的"信息"，而是所属年代使用的传播工具——它的性质、开创的可能性以及未来的社会变革。①

自媒体时代的到来，给健康传播内容带来的最大挑战是信息爆炸和把关人的缺失。

全媒体移动互联时代到来的直观社会结果，是信息量的绝对增加。各类新媒体的出现，克服了传统媒体信息收集、生产、编辑、传播的时间和空间限制，降低了信息传播的门槛，海量的信息开始通过各种新兴的传播渠道进行传播。

信息爆炸是一把"双刃剑"，一方面极大地满足了公众对各种信息的需求，使信息不再是一种稀缺产品；另一方面，正是由于公众对信息的选择过多，导致人们在一个信息上停留的时间越来越短，注意力也越来越分散。为了能够吸引公众对信息的关注，碎片化、娱乐化成为当前内容传播的显著特征。

在传统媒体时代，尽管信息的传播受版面、时长等影响，但仍然能够多角度、立体、较为全面地展现事件或观点的来龙去脉等，但随着公众面对的信息越来越多，人们开始主观选择花费时间更少、更容易理解、更具视觉冲击力的信息。值得注意的是，这类信息往往呈现的只是事件/观点的某一个点，同时为了能够吸引受众对这类信息的注意，娱乐化处理成为首选。

自媒体的兴起，带来的另一个巨大改变是把关人的缺失。

关于把关人的论述，最早出现在库尔特·卢因1947年出版的《群体生活的渠道》一书。他认为，在群体传播过程中存在一些把关人，他们会对传播信息的内容进行审核，只有符合群体规范或者他们的价值标准，这些信息才能进入传播的管道。到了20世纪50年代，怀特将之应用于新闻研究并提出了

---

① 左康华：《媒介形态理论是"技术决定论"吗？——对媒介技术本质的再思考》，《东南传播》2012年第8期。

新闻传播的"把关"过程模式。他认为，新闻媒介并非"有闻必录"，而是有所选择并进行加工后再传播。把关人的存在尽管过滤掉了一些对受众来说重要的信息，但同时也筛除了那些来源不明、存在明显知识错误的信息。

由于自媒体时代的媒介特性，大量信息通过没有资质认证的自媒体发出，缺少了原有信息发布的筛选、过滤环节，大量言过其实、危言耸听的消息传播给缺乏鉴别能力的公众，使公众形成了错误的认知，产生了负面的社会影响。

### （三）媒介：传统媒介形式被移动端应用取代

2019 年 2 月 28 日，中国互联网信息中心（CNNIC）在京发布第 43 次《中国互联网络发展状况统计报告》。该报告显示，截至 2018 年 12 月，中国网民规模达 8.29 亿人，占全球网民总数的 1/5。互联网普及率为 59.6%，超过全球平均水平 3.8 个百分点。与此同时，截至 2018 年 12 月，我国手机网民规模达 8.17 亿人，网民通过手机接入互联网的比例高达 98.6%。[①]

互联网技术的发展，不仅带来了媒介技术的革新，也颠覆了传统的媒介形式。

在传统媒体时代，宣讲会、报告会、大字报、宣传队文艺宣传、图片展览、标语、专题广播、报纸、电视等人际传播、组织传播、大众传播的方式被广泛应用于开展健康传播工作。

随着新技术的发展，以移动终端为载体的各类新媒体形式，如微博、微信、各类手机应用等，取代了报纸、电视、门户网站等传统媒介形式，成为受众获取各类信息的首选。

### （四）受众：大数据技术下的个性化传播

如果说传统媒介时代是大众传播时代，那么新媒介技术广泛应用的今天则是一个分众传播、精准传播时代。

---

① 《第 43 次〈中国互联网络发展状况统计报告〉（全文）》，中央网信办网站，http://www. cac.gov.cn/2019 - 02/28/c_ 1124175677.htm，最后访问日期：2019 年 9 月 1 日。

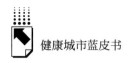

在传统媒介时代，一方面媒体和专家掌握了信息的生产、组织、编辑和传播的决定权，另一方面受众只能通过有限的渠道获取信息，导致在这一时期的信息传播过程中，传播者处于强势地位，有权决定传播什么内容及用何种方式进行传播。

这一期时期的另一个传播特点是单向度传播，属于典型的"我说你听"或"我说你看"。虽然这一时期不少报纸、广播、电视开通了读者信箱、读者/听众/观众热点等，听取少部分受众对传播信息的意见和建议，但受时效性等影响，无法实现与传播者的实时互动，受众仍然无法有效地参与整个传播过程。

在传统媒介时代，受众是一个"想象"的共同体，传播者对于信息所要到达的目标人群是不清晰的，而是仅有一个大致的群体，如"老人""白领"等模糊的群体。由此导致的结果是，在传播信息时，传播者只能基于这个模糊的"受众"进行传播，更加以自己为中心，强调"我说了什么"，只表达自己想要表达的内容，而不是根据受众的年龄、信息接收习惯、兴趣等开展传播活动。

受众是一个独立组成的松散群体，他们的地域、年龄、受教育程度、感兴趣的内容、阅读习惯等不尽相同，对于传播的信息内容、渠道、形式等的偏好也各有差异。随着媒介技术的发展，分众传播、精准传播成为可能。

媒介技术的发展，不仅创新了信息传播的渠道、方式，也激活了受众的主动性和主体性，为他们主动参与传播过程提供了可能。受众能够通过新的媒介技术，及时、主动地参与信息传播过程，反馈自己的意见和建议，为传播者进一步调整传播内容、渠道、形式等提供参考和借鉴。

### （五）效果：传播效果的精准化管理

效果评估的目的不仅是评价一次传播过程实现的效果如何，更是通过效果评估，不断调整传播策略，以达到更好传播的目的。

在传统媒介时代，受限于媒介技术等的发展，对传播效果的研究更多的是从传播者或媒介的角度出发，来考察传播的信息是否达到了预期的目的或者对受众产生了什么样的影响。

评价传播效果如何，不仅要从传播者、媒介的角度出发对传播的内容、渠道形式等进行评估，还需要从受众的角度，对传播信息的到达率、受众的接收率、受众对信息的认可程度、态度的形成或变化情况以及最终根据传播的信息所采取的措施等多个角度进行效果评估。

健康传播工作的信息传播，从传播者传播信息为起点，但并不以受众接收信息为终点，而是要重视对传播信息的效果进行评估，收集受众对传播信息的各种反馈，以便在下一轮的信息传播过程中，不断修正传播的内容、形式、渠道等，取得更好的传播效果。

媒介技术的发展，为精准化管理传播效果提供了可能。各类新的媒介形式，不仅是传播信息的渠道，也是获知受众反馈的重要手段。通过大数据的手段，不仅能够得到健康信息的传播情况和受众的评论、反馈情况，也可以通过抓取各类健康类手机应用数据等方式，分析受众的行为变化情况，以更加全面、精准地评估传播效果。

## 四　如何通过健康传播提高全民的健康素养

### （一）精准传播

不同性别、年龄段、地区、健康状态的人群，面临的健康挑战不同，所需要的健康信息和技能也有所不同。这提示我们，在开展健康传播时，要根据传播对象的需求和特点，有针对性地开展健康传播，即根据不同目标人群的健康需求，采取不同的传播手段、渠道和形式，传播不同的健康信息和技能。实现精准传播，需要做到如下几点。

第一，明确传播的目标人群。"我要把健康信息传递给谁"是开展精准健康传播需回答的首要问题，只有确定了目标受众，才能够确定要传播的内容、使用的传播策略、传播渠道与形式等，取得更好的传播效果。

第二，确定传播内容。传播内容是健康传播的核心之一，也是受众最关心的内容。传播内容需要根据传播的目标人群来确定，如通过线上、线下的

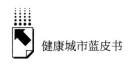

调研或大数据的手段，了解目标人群的健康需求，有针对性地提供他们所需的健康信息。需要注意的是，以往我们传播的健康内容，侧重于"是什么"和"为什么"，更注重健康知识的提供，而缺少"如何做"的具体指导，导致传播的内容在现实生活中缺乏实用性，不利于健康行为的形成。2017年中国居民健康素养监测结果显示，我国居民的基本知识和理念素养最高，达25.82%，高于健康生活方式与行为素养（14.3%）和基本技能素养（16.38%）[①]，需要我们在未来的健康传播内容选择上有所倾斜。

第三，确定传播渠道和形式。不同年龄段、不同地域的不同群体日常接触的媒介渠道和喜闻乐见的形式各有不同，这需要在确定目标人群和传播内容的基础上，根据他们的特点，有针对性地选择传播渠道和形式，以提高健康素养信息传播的到达率，扩大影响范围。需要说明的是，这里所说的传播渠道，包含各类传统媒体和新媒体形式，需要根据各类人群和媒体的特点，来最终确定要使用的传播渠道。

### （二）数据传播

大数据是互联网时代的主要特征。互联网能够将个体在不同网页、手机应用、小程序等上的浏览行为等进行收集、聚类，并最终形成人群画像——基于某些特定的规则，将受众进行细分。本文所说的数据传播，是指基于互联网技术，以大数据为手段开展的传播，可应用于以下几个方面。

第一，利用大数据确定目标受众。开展精准健康传播，明确目标受众是基础也是核心。在互联网技术广泛渗透人们的生活之前，要了解受众各类线下的调查是主要手段，但这些方法费时费力也费钱，且覆盖面窄，难以确定目标受众。而通过大数据，可以根据使用者的各类消费、浏览、阅读记录等，实现对目标受众的细分。

第二，通过大数据了解受众需求。以需求为导向的健康传播，有助于提

---

① 《2017年中国居民健康素养监测结果发布》，搜狐网，http：//www.sohu.com/a/259165268_783931，最后访问日期：2019年9月1日。

高健康信息的有效到达率。在细分目标受众的基础上，我们可以利用大数据手段，分析该人群的特点和对健康信息的具体需求，如感兴趣的健康话题、对各类传播形式的喜好、对传播者的偏好等，有针对性地推送健康信息，实现"定制化"的健康信息传播。

第三，使用大数据，开展传播效果分析。大数据不仅能帮助我们分析受众需求，也能对通过大数据手段传播的健康信息进行效果分析。大数据不仅能够监测受众的人口学信息，如年龄、性别等，还能知晓他们的浏览行为，如时长、主题偏好等。如此，我们通过某些特定的健康作品，对比分析最初设立的"预期传播"效果和"实际传播"效果，根据受众的反馈了解传播中的不足等并进行改进，以取得更好的传播效果。

## （三）场景传播

互联网时代既是信息爆炸时代，也是注意力稀缺时代，这意味着海量的信息中只有一部分能够赢得受众的关注，被他们接收。在传播过程中，提高受众对传播内容注意力的一种方式是开展场景传播。

通俗地讲，场景就是人们的生活情境，如超市购物、医院就诊、咖啡馆闲聊等。在这些场景中，人们往往处在一个特定的环境中，所接触的环境、关注的重心都与这个环境有关。

所谓场景传播，是指将健康素养信息的传播与现实生活中的场景联系起来，如在就医场景、购物场景等开展传播。之所以要开展场景传播，原因在于传播的内容距离受众的生活场景越近，越有助于他们的行为改变。在特定的场景中，人们对特定信息的需求和关注度更高，甚至会主动进行信息的搜寻。

因此，未来在健康素养信息的传播过程中，建议将我们所要传递的核心内容与受众的生活场景相结合，如在超市开展关于食品安全信息的传播，与外卖平台合作开展营养信息的传播等。

## （四）提高传播的专业性

提高传播的专业性，是指在开展健康传播的过程中，要在兼具健康作品

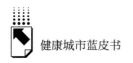
传播力的基础上确保它的专业性。

前文已述，当前传播内容面临的挑战是信息鱼龙混杂、真假难辨，而在传播过程中由于"把关人"的缺失，这些信息会直接传递给受众。由此产生的另一个后果是，健康类谣言泛滥——《2017 年腾讯公司谣言治理报告》显示，2017 年腾讯处理的健康与养生类谣言占比最高，约为 38.77%。[①] 在这种情势下，如何确保传播内容的科学性至关重要。

伴随着权威的消解和自媒体的兴起，人人皆可成为"传者"，特别是像受众"一样的普通人"更能够赢得他们的信任和支持。基于此，我们建议吸引更多来自健康领域一线、乐于使用新媒体的工作者加入传播队伍，如临床医生、药师、营养师、学者等。受众之所以相信谣言，一是获取科学健康信息的渠道不多，二是谣言信息的传播力更强——知晓受众痛点、信息接收习惯和偏好等。因此，在开展健康传播的过程中，既要扩大科学、专业信息的供给——吸引更多的专业人员加入传播队伍，又要提高这些信息的传播力——帮助提高传播者的传播技巧，以更好地传播健康素养信息。

---

① 《关注网络谣言治理，腾讯发布〈2017 腾讯公司谣言治理报告〉》，搜狐网，http://www.sohu.com/a/212032139_100049781，最后访问日期：2019 年 9 月 1 日。

# 传统中医药文化与健康中国建设

杜梅萍*

**摘　要：** 中国中医药与优秀传统文化息息相关，具有悠久的历史和丰富的内涵，并与传统文化一同对我们的思想观念、生活方式和行为方式产生潜移默化的影响，渗透于人们日常生活中的方方面面。传统中医药凭借其自身独特性，在贯彻健康中国战略、建设健康中国的工作中发挥着不可替代的作用，其力量不容忽视。

**关键词：** 中医药　传统文化　健康中国

## 一　传统中医药学特点

中医药学的发展历程是中华民族追求生命健康、不断认识与抵抗疾病的过程，是中华民族在发展和繁衍过程中形成的独特的医学科学，有着独特的生命观、健康观、疾病观、防治观。秦汉时期形成了现存最早的中医理论书籍《黄帝内经》，该书对人体的结构、生理和病理，进行全面阐述，初步奠定了中医药学的理论基础。中药在中国古籍中通称为"本草"。东汉时期我国中药学专著是《神农本草经》；唐代由政府颁布的中药学专著是《新修本草》；明代李时珍的《本草纲目》，则总结了16世纪以前的药物经验，对后

---

*　杜梅萍，中共北京市委前线杂志社高级编辑，研究方向：政治经济学、农村经济、城市学、决策研究、健康城市。

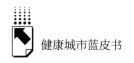

世药物学的发展做出了重大的贡献。

中医药学理论博大精深，经过 2000 多年的孕育、形成和发展，形成了诸多学说。这些学说不但说明人类生命起源、生理和病理变化，更重要的是指导着人们对疾病进行诊断和治疗。中医药学具有以阴阳五行学说为理论基础、重视整体和动态平衡、强调辨证论治及"治未病"等特点。

### （一）以阴阳五行学说作为中医药学理论体系的根基

阴阳五行学说在中医药学中一直占据着重要的地位，是中医药学的理论精髓。《黄帝内经》认为，"阴阳"是人体一切器官功能、活动、病变的起源，阴阳之间并不是简单的对立。一方面，阴生阳，阳生阴，阴阳互生。人体的阴津损伤，会累及阳气损伤；阳气损伤，会累及阴津损伤，阴阳互根互用。另一方面，阴化阳，阳化阴，阴阳相互转化。寒极生热、热极生寒正是基于这种原理。五行指的是存在于人们日常生活中的木、火、土、金、水五种物质。中医药学将人体脏腑分别赋予五种属性，即肺属金，肝属木，肾属水，心属火，脾属土。人生活在天地之间，自然环境之中，是整个物质世界的一个组成部分，应和大自然融为一体。自然有春夏秋冬四季，四季有冷暖干湿四种特点，人体与五行相连，五行又与自然相连。在中医养生理论中，根据五行学说，把自然界五味五色与同人体脏腑组织结构联系起来，说明人与大自然的关联。中医药学运用"五行学说"能够更加系统和直观地反映人体内外环境之间的相互关系。例如，春天气候温和，阳气生发、万物滋生，人体之肝气与之相应，故肝气旺于春，春天应该着重调养肝脏；夏气应在心脏，所以夏天着重调养心脏；秋气应在肺脏，因此秋天着重调养肺脏；冬气应在肾脏，所以冬天着重调养肾脏；脾为后天之本，四时都要注重对脾的调养。

### （二）重视整体

一方面，中医药学把身与心、人与自然和人与社会等各种因素相互联系。中医认为，自然和社会环境与人体健康有着千丝万缕的关系，高度重视自然和社会环境在人体健康与疾病方面的产生的影响。另一方面，中医诊治疾病通常把人看做一个有机的整体，人体各个器官之间是相互联系、相互作用的，共同构成作为人体的整体。因此，中医治病从五行相生相克的理论入手，认为某个脏器的疾病可能是该脏器自身出了问题，更多的却可能是与之相生相克，即相互关联的脏器出现了问题。中医认为，五脏与人体官窍有着相对应的关系，肝开窍于目，心开窍于舌，脾开窍于口，肺开窍于鼻，肾开窍于耳及二阴，五脏功能的强弱及疾病，可在相应官窍上有所体现。所以，从中医诊疗来看，眼睛红了可能是肝火太旺，耳鸣或许是肾虚造成的，心火过旺的外在表现却可能是脾胃火旺。这种整体观念是中医在人的认识方面的优势，也是中医的鲜明特色之一。

## （三）注重人体的动态平衡

中医认为，各脏腑功能的和谐协调在人的健康中发挥着关键性的作用，只有实现阴阳的动态平衡，才能使情志表达适度中和，并能顺应不同环境的变化。《黄帝内经·素问》中记载："阴平阳秘，精神乃治，阴阳离决，精气乃绝。"[①] 这句话表述了人体平衡状态对健康的影响，表明人体只有保持阴阳平衡的状态才能保持健康，一旦出现阴阳失衡，人就要得病。中医认为，生病是由于人体"偏性"，人体内部环境的平衡状态被打破，即"阴阳、表里、寒热、虚实"等出现不平衡所致，故而治疗就是校正身体的"偏性"，使人体的内环境由不平衡向平衡的状态变化，即寒则热之、热则寒之等。中医药追求的是将不平衡变为平衡的目标，"平衡"贯穿于其思维方式之中，有着不可替代的作用。中医所有的方剂，归根结底只为一个目标——调整人体的内环境，使其达到合适且稳定的状态。中医所治疗的并不是某一种病症，而是人体的内环境。所以，维护健康就是维护人的整体功能，保持其动态平衡的状态，而治疗疾病则是对已经失去平衡的人的整体功能进行调节，力图将其恢复到平衡与和谐的状态。因此，中医对疾病的诊治是一个不断调理的动态平衡的过程，不是一蹴而就的。将中医药学和现代医

---

① 《黄帝内经·素问》第1卷，中国中医药出版社，2017，第6页。

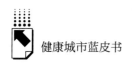

学进行对比可以发现，两者由于存在完全不同的文化背景，因而采取不同的治疗方法。在治疗疾病方面，现代医学更多强调的是其科学性和纯客观性，其思维方式是"对抗"性的，直接针对病灶，有菌杀菌、有病毒抗病毒、长了肿瘤就切掉，等等。相对于西医侧重的修补和挽回，中医则追求的是人的健康，不采取这种头痛医头、脚痛医脚的简单直接的诊疗方法，注重人体的动态平衡，即从人体内在脏腑功能变化的角度出发，找寻人体失衡的原因，对人体进行调节，进而达到平衡的状态。

### （四）强调辨证论治

中医诊疗强调因人、因时、因地制宜，通过各种综合的信息，对疾病进行辨别和治疗，直接体现为"辨证论治"。这分为两个方面：一为"辨证"，二为"论治"。"辨证"，就是通过对四诊（望闻问切）所采集的症状、体征等个体信息进行分析和综合，将其判断为某种症候。"论治"，就是根据所得的辨证结果确定相应的治疗方法。"辨证"在先，"论治"在后，只有将两者结合起来，实现"辨证论治"，才能更好地发挥中医的作用。中医诊疗强调辨证施治，强调健康而非疾病。人体的精神意识、思维活动、肌体外在表现、舌象脉象等均存在差异，中医因人、因时、因地制宜，根据以上因素进行个体化诊疗。正是由于"辨证论治"这一方法的存在，使中医诊疗有其自身的独特性。中医诊疗着眼于"病的人"，而不仅仅是"人的病"；着眼于调整由致病因子所引起的人体功能失调的状态。

### （五）突出"治未病"

预防为主为中医"治未病"的核心所在，即重在"未病先防、既病防变、病后防复"。《黄帝内经》对"治未病"有大量阐述："虽未发，见赤色者刺之，名曰治未病"①，"上工治未病，不治已病"②，"是故圣人不治已

---

① 《黄帝内经·素问》第9卷，中国中医药出版社，2017，第67页。
② 《黄帝内经·灵枢》第7卷，中国中医药出版社，2017，第137页。

病，治未病，不治已乱，治未乱"。① 中医讲究且注重养生，重点突出预防为主，未病先防，在传统养生防病方面发挥着积极的作用。养生防病就是"治未病"。随着中医的发展，中医在"治未病"方面的影响也将不断加深，其作用不可估量。尤其是针对很多慢性杂病，因为其自身的复杂性，导致医生对病症的调理和病人对身体的保养颇为不易，但是随着中医药"治未病"的介入，人们对慢性杂病在预防和调养及愈后防复阶段的干预已经取得了很大的成就。

## 二 中医药是中华民族优秀的传统文化

中医药学通过历朝历代的发展，迄今为止已有数千年的历史，其间经历了无数次继承与变革，融入和吸收了许多优秀传统文化，并将其不断传承。习近平总书记十分重视中医药文化的发展，强调："中医药学是中国古代科学的瑰宝，也是打开中华文明宝库的钥匙。"② 中医药学作为中华优秀传统文化的载体，深受古代唯物论和辩证法思想的影响。它将中华优秀文化与人体的生命现象和疾病的防病治病规律相互结合、融会贯通，实现了生命与人文科学的有机结合，是自然科学与人文科学的统一体，蕴含了中华民族深邃的哲学思想，在世界文化史上独树一帜。中华优秀传统文化影响着中医文化的方方面面，包括对人与自然的理解、修身养性观和"中和"观等。

（1）在对人与自然的理解方面，中医的认识来源于传统文化，中医药学对"天人合一"观的引用和理解，直接缔造了中医药学的基本框架，为中医药学的起步与发展找到了出发点与归宿。儒学强调人与自然协调统一的"天人合一"观，这一观点不仅是中国传统文化的精髓之一，也对中医药学产生了不可估量的影响。宏观上，中医学认为，天文、地理和人体是一个有机整体，人体具有二重性，既有自然属性，又有社会属性，所以可以将人体

① 《黄帝内经·素问》第1卷，中国中医药出版社，2017，第4页。
② 《中医药学是打开中华文明宝库的钥匙》，《中国青年报》2015年12月23日。

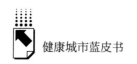

与自然和社会看成一个有机的整体。微观上，同样也可以将人体内部脏腑经络看成一个有机的整体。所以，要实现身心健康，人就要顺其自然、适应社会。由此可见，中医文化深深植根于传统文化之中，中华文化中"天人合一"的整体观思想是中医文化的理论根基。中医药学的五行理论从根本上说遵循的就是天人合一的理论。这种天人合一的理论还表现在古人依据四时调养身心的原理等。

（2）对修身养性的理解，中医药学的观点同样来源于传统文化。中医的修身养性观集几家之长处，儒、道和佛家的思想在其中均有体现。儒家的仁义礼智信、中庸观；道家的清静无为、顺其自然、祸福相依观；佛家的随缘任运、众生平等、慈悲为怀、空无超然观等思想观念均对中医文化中的修身养性观产生了不容忽视的影响。

（3）传统文化秉持"中和"这一观念，而在中医对健康和病理的认识与治病的方法中也能发现"中和"这一理念的身影。中医的基本精神是以治人为首，其次才是治病，治病是"授人以鱼"，而治人才是"授人以渔"。"治人"，就是要改善人的体质，使人体实现和谐平衡，这包括阴阳气血、五脏六腑和寒热表里等，强调阴阳平衡的生命观、阴阳失调的疾病观和阴阳调和的治疗观，反映了"阴阳中和"这一中华文化的核心价值。例如，藏象兼治、丹药医方、望闻问切、推拿捏打等无不有传统文化的理念在其中，又如"平人不病""阴平阳秘"等就是传统文化中"中和"理念最直观的体现。

此外，中华优秀传统文化影响中医药文化的例子还有很多。中医药学"治未病""存正气"的预防保健思想，体现了中华文化中强调防患于未然的危机意识；中医药学秉承"大医精诚""医乃仁术"的医德思想，其核心是中华文化仁、爱、慈、善的道德伦理观。总之，中国传统文化博大精深，渗透于中医学的方方面面，并深深地影响着中医的发展。

## 三 大力发展传统中医药文化，促进健康中国建设

中医药的价值随着人们健康观念的改变和医学模式的转变，越来越得到

社会的广泛关注和重视，健康越来越被大众所重视。同样，中医药的特色和优势也逐渐地显现出来，其整体观、系统论、辨证论治和预防保健"治未病"等越来越得到人们认同和重视。中医药文化是中华文明的杰出代表，是中国各族人民在几千年的生产、生活实践中和与疾病作斗争的过程中逐步形成并不断丰富发展的医学科学。我们要不断发掘中医药的潜力，全方位开发中医药的优势，大力发挥其在养生保健、疾病防治、健康养老和疾病康复等方面的作用，将中医药发展和健康中国战略结合起来，充分发挥中医药在实施健康中国战略过程中的作用。

### （一）提升中医药以人为核心的健康文化理念，顺应自然、心情愉悦，培养健康的身心

中医药是由中华民族创造的一门自然学科，是医学和人文相结合的统一体，强调人与自然、形体与精神意识的和谐统一。基于对人的观察及研究实践，中医形成了以人为核心的理论体系和诊疗模式，通过望闻问切，对人体的外在信息进行收集和分析，并对结果及时做出诊断。经过数千年的积累和实践验证，中医逐渐形成了在人的身上发现问题、提出问题和解决问题这一有效的模式，从而达到了防病治病的目的。中医药文化是一种健康快乐的、以人为核心的文化，中医药文化以帮助人们树立健康快乐的观念，形成健康快乐的、适宜自身的生活方式为目标，力图帮助人们达到无疾善终的境界。中医药文化相比于中医药治疗来说，影响面更广，影响力更大，对健康中国战略的实施和建设健康中国具有更加重大的意义。

中医讲究形神统一，即形体与精神的统一。中医认为，健康不单单局限在形体上，形体的健康不一定意味着精神的健康。所以，除强调形体健康外，中医还强调心理、精神上的健康。《黄帝内经·素问》中有言："恬淡虚无，真气从之，精神内守，病安从来。"[1] 这句话强调了精神意识及思维活动对人体健康的重要作用，也就是说人要时刻调节自己的心理状态和精神

---

[1] 《黄帝内经·素问》第 1 卷，中国中医药出版社，2017，第 1 页。

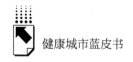
状态，如此才可实现真气内藏、精气内守，人也就不容易生病。所以，除了单一形体上的变化能够引发疾病外，精神、意识和思维活动上如果长期处于消极的状态，也能够对人的身体产生影响，导致病症的出现。中医认为，精神与形体相互联系、密不可分，怒火伤肝、大悲伤肺、大喜伤心、过恐伤肾、忧思伤脾，应重视生理与心理在人体的健康与疾病中的相互关系，并从这种相互关系中去把握、分析和认识人的生命现象和诊治疾病。只有正确认识中医药这一传统养生文化的精髓，自身做到情绪稳定，时刻调节自己的心理状态和精神状态，同时顺应自然，深谙天、地、人和谐之道，将自然、社会和人三者和谐统一起来，我们才有可能实现健康长寿。所以，对于有病症之人，除直接治病之外，最关键的是调整和改善病人的身心、思想和人际关系，直至实现身体健康。北京奥伦达部落身心健康（医学）博物馆是以生物、心理、社会（社群）为心身健康原点的服务机构，塑造主动训练、关系疗法、自然疗法、营养食疗、中国传统文化等多重健康生活方式和各种心身健康疗法，形成了一整套完整的心身医学理论与服务体系，努力使人群达到心身合一、健康和谐的生命状态并初见成效。这一成功案例说明了心理健康对人身体健康的重要性。

### （二）树立中医药的健康理念，起居有常、合理运动，重视食疗，培养健康的生活方式

世界卫生组织认为，在影响个人健康与寿命的四大因素中，生物学遗传因素占 15%，环境因素占 17%，卫生服务因素占 8%，生活方式与行为因素占 60%。如果采取健康的生活方式，可以预防 80% 的心脑血管病、80% 的 II 型糖尿病、55% 的高血压和 40% 的恶性肿瘤。

一是起居有常，顺应自然规律。中医是如何认识健康的呢？《黄帝内经》是这样陈述的："上古之人，其知道者，法于阴阳，和于术数，食饮有节，起居有常，不妄作劳，故能形与神俱，而尽终其天年，度百岁乃去。"①

---

① 《黄帝内经·素问》第 1 卷，中国中医药出版社，2017，第 1 页。

这句话是说，在上古时期，能够把握生命规律的人，是遵循自然界的规律变化、使用合理的方式调养自己的身体、饮食起居都很有规律的人；他们不好高骛远，不过度劳神，因此能保证形体、精神意识和思维活动的健康，从而获得长寿。对于如何对自身进行调节，该书强调要尊重自然规律，合理作息。中医讲究天人相应，即人与自然和谐统一。一年有春夏秋冬四个季节，同时有二十四节气，而一天中又有二十四小时，人的饮食和活动作息要与季节、节气和时间等自然规律相适应。例如，《黄帝内经》告诉人们四季养生中日常生活起居的一些法则。大体是这样的：春天要晚睡早起，夏天要晚睡早起，秋天要早睡早起，冬天要早睡晚起，注意使心情顺畅，才不会得病。

二是讲究药食同源，注重五味养生与五色养生。中医对食疗也有着独特的见解，其药食同源观认为，有些中药在健康中扮演着和食物重要的角色。中医理论中的"五行"讲究五味五色与五脏相对。在中医食疗中，酸苦甘辛咸与人体的肝心脾肺肾相对应。《黄帝内经·素问》指出："酸入肝、苦入心、甘入脾、辛入肺、咸入肾。"其作用是辛味药以散肺气之郁，甘味药以补脾气之虚，苦味药以泻心火，酸味药以敛肝阴，咸味药以补肾虚。在中医食疗中，青赤黄白黑，也与人体的肝心脾肺肾相对应。自然界的植物五颜六色，接受阳光雨露的滋润生长，为万物之灵的人提供了食物来源。观察人体五色变化，可知疾病顺逆与病损部位，平时生活中多吃五色果蔬则可以预防疾病的发生。《黄帝内经》中说："绿色养肝、红色补心、黄色益脾胃、白色润肺、黑色补肾。"我们要重视人体五脏与大自然的五味五色的密切关联，充分发挥食疗在保持身体健康方面的作用。

### （三）发挥中医药在传统养生"治未病"中的作用，未病先防、已病防变，提升全民健康品质

2016 年国务院颁布《中医药发展战略规划纲要（2016—2030 年）》，这也是 1949 年以来我国政府首次颁布的中医药中长期发展规划，而发挥中医药"治未病"作用正是其基本目标之一。中医养生先于"治未病"，是"治未病"的早期干预。简单地说，中医养生就是一个未病先防、既病防变、

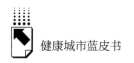

病后防复的养生保健过程。中医养生的养生保健过程具有成本低、收效高的强大优势，能够强有力地助力健康中国建设。2016 年 10 月，中共中央、国务院印发了《"健康中国 2030"规划纲要》。该文件提出，要发展中医养生保健"治未病"服务，实施中医"治未病"健康工程，将中医药优势与健康管理相结合，探索融合健康文化、健康管理和健康保险的中医健康保障模式。中医养生保健"治未病"服务，是中医健康保障模式，它符合公共卫生和基本医疗服务的要求。开展中医养生保健"治未病"服务，有助于改善民生福址；有助于实现"关口前移"，使民众不得病、少得病、晚得病；有助于扩大医疗卫生服务的普及区域；有助于控制医药费用上涨速度，减轻政府相关财政压力，减轻群众负担。

中医养生是一种以传统的中医理论为指导，遵循阴阳五行变化规律，对人体进行科学调理，保持生命健康活力的"治未病"的养生方法。中医养生技术丰富多样，包罗万象，包括推拿、针灸、拔罐、气功、食养、药养等多种技术。中医推拿具有悠久的历史，在古代，中国就有开展推拿医疗活动的记录。推拿，就是运用特定的手法在患者身体特定的部位或穴位上进行推拿，通过这种手段来减轻患者的疼痛或使疼痛消失。这种方法也可以转换成各种能量，渗透到人体，改变系统机能，从而达到治疗效果。针灸，就是利用毫针对人体学位进行刺激，以激发人体经络之气，激素人体自身的新陈代谢，从而起到强身健体、益寿延年的目的。针灸可以改善高血压、神经衰弱等症状，也可以对肝气郁结、消化不良等问题进行治疗。中医拔罐又称"角法"，是通过人为的物理刺激和负压造成毛细血管破裂并产生淤血。通过这一手段能够调动人体干细胞修复功能，及坏死血细胞吸收功能，从而促进血液循环，激发精气，调理气血，最终达到提高和调节人体免疫力的作用。气功，简单来说是一种健身术，是我国中医所特有的一种健身方式，以祛病益寿为目的，通过意念、呼吸和身躯来进行自我调控，起到调整内脏活动、加强自身稳定的作用。中医气功可分为两大类：一类是以静为主，采用特殊的呼吸方式，集中自身精神，通过静立、静坐或静卧的方式，促进循环、消化等系统的功能。另一类是以动为主，简单而言就是以锻炼来强健体魄，增强自身体质，包括柔和的运动操、按摩和健步等方法。食养，就是将中医理论和日常饮食相结合，运用中医理论来指导和调整饮食。食养的最终目标是通过合理膳食实现增进健康和益寿延年，其强调注意饮食宜忌，合理地摄取食物，适度补充营养，并通过饮食调配，补益精气。由于饮食是维持人体生命活动最基本的因素之一，而饮食不当又最容易且直接影响健康，故食养是中医养生学中的重要组成部分。药养，即中药养生，是中医的必备治疗方法之一。药养是将中医特有的传统药物——多以植物类药物入药，通过特定方法进行熬制，使其药效能够充分发挥出来，从而对人体的疾病恢复产生极大的作用。

### （四）充分发挥中医药独特优势，提升全民健康服务能力

2016 年 10 月，中共中央、国务院印发了《"健康中国 2030"规划纲要》。该文件将"中医药"单独设为一章，强调要充分发挥中医药的独特优势，提高中医药的服务能力，推进中医药的继承和创新；要求遵循健康优先、改革创新、科学发展、公平公正原则，坚持预防为主、防治结合；强调中西医并重，推动中医药和西医药相互补充、协调发展，共同进步；明确以"共建共享、全民健康"为主题，深入贯彻健康中国战略，全面提升健康服务水平；强调以人民健康为中心，以基层为重点，以改革创新为动力，坚持预防为主，把健康融入所有政策，坚持人民共建共享的卫生与健康工作方针。

为此，我们要通过采取以下一系列措施，充分发挥中医药在常见病、多发病和慢性病防治中的独特作用，提高中医药服务全民健康的能力：充分调动社会的积极性，鼓励社会力量参与进来，共同建设规范的中医养生保健机构，推动养生保健服务快速发展；从医院自身出发，提升服务水平，拓展服务领域，为群众提供中医健康咨询、评估、干预调理和随访管理等"治未病"服务；提高中医养生保健机构的服务能力，鼓励中医医疗机构和中医医师为中医养生保健机构提供技术支撑，为其开展保健咨询和调理等服务提供有力保障；发展中医特色康复服务，健全覆盖城乡的中医医疗保健服务体

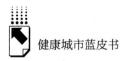
系；完善中医药基础设施建设，在乡镇和社区一级的卫生院和卫生服务中心建立中医馆、国医堂等中医综合服务区，推广适合当地使用的技术，使所有基层医疗卫生机构都能够提供基本的中医药服务；积极宣传中医药相关知识和实用的养生保健技术方法，提升群众对中医养生的认可度；加强中医药非物质文化遗产的保护和传承，做好中医药文化的"沿"与"革"，积极推进中医药健康养生文化的创造性转化和创新性发展。通过采取一系列措施，力争到 2030 年，使中医药在"治未病"中的主导作用、在重大疾病治疗中的协同作用和在疾病康复中的核心作用得到充分发挥。

# 健康产业篇

**Healthy Industry**

---

## **B**.10
## 中国健康旅游发展意义、状况及建议

王秀峰*

**摘　要：**　健康旅游是健康服务和旅游服务融合发展而形成的新业态。加快我国健康旅游发展，既是实施健康中国战略的重要任务，也是推动深化供给侧结构性改革的重要领域。以国家首批健康旅游示范基地建设为引领，我国健康旅游发展取得初步成效，形成了以"治疗"为主的高端专科医疗模式、以"疗养"为主的养生保健服务模式、兼具"治疗"与"疗养"的中（民族）医药特色模式，以及局部医疗高地模式四种代表性发展模式，健康旅游产业链逐步拓展延伸，服务品质逐步提升，政策环境逐步优化，成为推动城乡统筹和乡村振兴的重要抓手。同时，我国健康旅游发展也存在发展定位不清晰、

---

* 王秀峰，硕士，副研究员，国家卫生健康委卫生发展研究中心健康战略与全球卫生研究部，主要研究方向：卫生健康战略与规划。

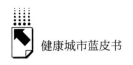

主体力量不明确、融合集聚程度不高、法规标准体系不健全等问题。健康旅游发展应以满足非基本医疗需求和多元化健康需求为主要目标，以非公立医疗卫生机构作为提供服务的主体，以商业健康保险作为支付主通道，发挥政府政策支持和投资引导作用，强化综合监管，调动社会力量的积极性，引导行业规范、有序、良性发展。

**关键词：**　健康旅游　医疗旅游　示范基地　健康产业

按照世界旅游组织的定义，健康旅游是以医疗护理、疾病与健康、康复与休养为主题的新型旅游服务，是集疾病治疗、护理保健、养生康复、度假娱乐于一体的过程。根据旅游主要目的和所依托产品的不同，可以将健康旅游分为医疗旅游和保健旅游，前者主要以治疗疾病、恢复健康为目的，后者则以维护、促进健康为目的。本文所指健康旅游包括上述两种类型，集疾病预防、治疗、康复、养生、保健等服务于一体，同时满足消费者对治疗疾病和养生保健的需求。

# 一　发展健康旅游的意义

健康旅游是健康服务和旅游服务融合发展而形成的新型服务模式和新业态，不仅是关乎人民多层次、多样化健康需求的一项基础性民生项目，也是当前打造经济增长新动能、推动深化供给侧结构性改革的重要领域，对经济社会发展具有重要意义。

## （一）发展健康旅游，有助于满足新时期人民健康需求、全方位全周期维护健康

随着经济发展和人民生活水平的提高，消费结构加速升级，居民健康

需求持续增长，且呈现多元化、多层次、高品质的特点。2004～2017年，居民人均就诊次数由3.1次增加到5.9次（增长90%），住院率由5.1%增加到17.6%。人民群众不仅要求看得上病、看得好病，更希望不得病、少得病，预防保健和健康促进等需求快速增长，对健康产品和服务的品质要求也越来越高。同时，随着工业化、城镇化、人口老龄化，疾病谱、生态环境、生活方式不断变化，慢性非传染性疾病成为危及人民健康的"第一杀手"，越来越多的人处于亚健康状态。健康旅游的发展适应了医学模式转变的新要求，契合了上述人民健康需求的新特点、新要求，以旅游服务为载体，通过健康产品、服务与旅游过程的深度融合，为健康人群、亚健康人群、患病人群等全人群，提供预防、治疗、康复、疗养、养生、健康促进等全方位服务，以健康促旅游，寓旅游于健康，是推进健康中国建设的重要举措，对全方位、全周期维护人民健康，实现好以人民为中心的发展具有重要意义。

### （二）发展健康旅游，有助于以"健康＋"和"旅游＋"推进供给侧结构性改革、培育经济新动能

健康旅游贯穿第一、第二、第三产业，产业链长、相关产业多、带动效应强，不仅可以直接拉动健康产业和旅游业的发展，而且有助于带动餐饮、交通、酒店住宿、休闲娱乐、养老、药品、食品、体育、会展等相关产业的发展，不仅可以有效拉动宏观经济增长，而且有助于通过技术融合、市场融合实现产业融合，催生一批新业态、新模式。此外，健康旅游具有知识密集型和劳动密集型的双重属性，能源消耗低、污染少，不仅是大众创业、万众创新和提供新增就业岗位的重要领域，也是典型的低碳产业、绿色产业，成为很多地方推动生态文明建设和实现扶贫脱贫的重要方式。加快发展健康旅游，通过"健康＋""旅游＋""互联网＋""农业＋"等的相互融合，有助于以健康需求为牵引，推动整个产业体系转型升级、提质增效，不仅有利于创造新的经济增长点，也有利于优化产业结构，带动产业整体向中高端发展。

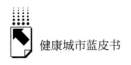

### （三）发展健康旅游，有助于促进民心相通、推动健康丝绸之路建设

健康旅游连接民生和经济，以其跨越贸易、连接民心的特点，成为健康丝绸之路建设的重要内容。目前，"一带一路"很多国家都在开展健康旅游项目，印度等国家甚至将健康旅游作为重要的支柱产业进行打造。优势互补、合作共赢，加强与"一带一路"沿线及周边国家健康旅游相关领域的合作，有助于实现促进我国更多质优价廉的医药产品和健康服务成为全球公共产品，更好地满足沿线国家健康需求，更好地发挥卫生健康在服务外交大局中的独特作用，夯实"一带一路"的民意基础。同时，促进健康贸易发展，也有利于创新贸易和投资方式，提升我国在全球医疗健康产业国际分工中的地位。

## 二 中国健康旅游发展状况

### （一）总体状况与初步成效

我国地大物博、历史悠久，旅游资源丰富，医疗技术水平不断提升，而价格水平则相对较低，同时中医药特色突出，发展健康旅游具有独特条件和优势。2013 年，国务院正式批准在海南博鳌乐城设立国际医疗旅游先行区，并赋予其一系列扶持性政策（俗称"黄金九条"）。同年，国务院发布《关于促进健康服务业发展的若干意见》，提出"鼓励有条件的地区……发展养生、体育和医疗健康旅游"。2016 年 10 月，中共中央、国务院发布《"健康中国 2030"规划纲要》，进一步提出要"积极促进健康与旅游融合"，"打造具有国际竞争力的健康医疗旅游目的地"。2017 年 5 月，经国务院同意，国家卫生计生委、国家发展改革委、财政部、国家旅游局、国家中医药管理局等 5 个部门联合印发了《关于促进健康旅游发展的指导意见》，明确了我国健康旅游发展的顶层设计。随后，上述 5 个部门共同研究确定了首批 13 个国家健康旅游示范基地（见表 1），并下发《关于开展健康旅游示范基地建设的通知》。总体来看，以示范基地建设为引领，我国健康旅游发展取得初步成效，呈现以下几个方面的特点与趋势。

表1　第一批国家健康旅游示范基地

| 序号 | 省份 | 基地名称 |
| --- | --- | --- |
| 1 | 天津 | 天津健康产业园 |
| 2 | 河北 | 河北秦皇岛市北戴河健康旅游示范基地 |
| 3 | 上海 | 上海新虹桥国际医学中心 |
| 4 | 江苏 | 江苏泰州市姜堰区健康旅游示范基地 |
| 5 | 浙江 | 浙江舟山群岛新区健康旅游示范基地 |
| 6 | 安徽 | 安徽池州市九华山健康旅游示范基地 |
| 7 | 福建 | 福建平潭综合实验区健康旅游示范基地 |
| 8 | 山东 | 山东青岛崂山湾国际生态健康城 |
| 9 | 广东 | 广东广州南沙新区健康旅游示范基地 |
| 10 | 广西 | 广西桂林市健康旅游示范基地 |
| 11 | 海南 | 海南三亚市健康旅游示范基地 |
| 12 | 海南 | 海南博鳌乐城国际医疗旅游先行区 |
| 13 | 贵州 | 贵州遵义市桃花江健康旅游示范基地 |

资料来源：国家卫生计生委、国家发展改革委、财政部、国家旅游局、国家中医药管理局：《关于开展健康旅游示范基地建设的通知》（国卫规划函〔2017〕257号）。

1. 立足资源优势，拓展延伸健康旅游产业链

各地依托当地区位、资源、政策优势，不断丰富和拓展健康旅游产业链，初步形成了以下几种模式。

一是以"治疗"为主的高端专科医疗模式，主要集中在优质医疗资源集中地区，以高水平医疗机构为主体，以"治疗"性产品和服务为主，以专科为特色推动产学研一体化，实现集群集聚发展，是我国健康旅游发展的前沿阵地。例如，上海新虹桥国际医学中心依托长三角地区密集的优质医疗资源发展高端专科特色医疗，建设标准化的检验、诊断、影像、消毒供应、药品配送等第三方平台，促进医疗、教学、研发、康复、疗养、旅游等一体化发展，打造健康产业集聚区，成为上海市建设亚洲医学中心城市的重要支撑；海南博鳌乐城国际医疗旅游先行区则凭借"黄金九条"的政策高地优

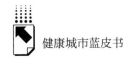
势，特别是国际先进医疗新技术、设备、药品准入政策，面向全球引进医疗机构、打造特许医疗平台，在干细胞临床研究、肿瘤治疗、辅助生殖等方面形成聚集态势，延伸发展特色体检、健康管理、治疗、康复、养生、养老等一体化产业链，成为海南国际旅游岛建设的重要支撑。

二是以"疗养"为主的养生保健服务模式，主要集中在传统疗养、养生资源丰富的地区，通常以疗养院、度假区等为服务提供主体，以非治疗的"疗养"性产品和服务为主，依托海滨、地热、森林、日光、文化等特色资源，针对老年人或患有某些特殊疾病（如老年病、慢性病、骨伤、职业病等）的人群提供康复、养生、保健、疗养类服务，实现"大健康＋旅游"全域化发展，是当前我国健康旅游发展的主体形式。例如，安徽池州市九华山健康旅游示范基地依托九华山佛教四大名山的自然与文化资源，发展五禽戏等运动养生、佛学禅修等文化养生、辟谷等饮食养生，打造"九华健康公社"品牌；广西桂林市健康旅游示范基地发挥历史文化名城、生态山水名城和长寿之乡的独特优势，将健康旅游发展融入国际旅游胜地建设，大力实施"健康＋"战略，发展温泉养生、中医养生、生态养生、运动养生等，创新、拓展养生保健服务模式。

三是兼具"治疗"与"疗养"的中（民族）医药特色模式，主要集中在中（民族）医药资源集中、特色鲜明的地区，通常以中（民族）医院、中药材种植基地或药用植物园等综合体为服务提供主体，兼具"治疗"和"疗养"性产品和服务，以园区或基地形式通过"中医药＋"整合中（民族）医、药、康复、养生、保健、文化、农业、会展等产业和服务，是我国健康旅游发展的特色所在。海南三亚市健康旅游示范基地是国内较早发展中医药特色健康旅游服务的地区之一。凭借独特的地理位置和气候环境条件，三亚市以俄罗斯等东北亚地区为主要客源地，加大中医药健康旅游宣传推介力度，依托三亚市中医院等中医特色医疗技术和温泉等资源，重点发展针灸、推拿、火疗等中医药康复保健和风湿、脑瘫等中医药特色治疗，打造国际知名的中医药健康旅游目的地。根据三亚市统计局数据，2017 年，三亚市接待过夜国际旅游者 69.28 万人次，其中外国人 52.41 万人次（仅俄罗斯人就达到 24.65 万人次），分别比 2015 年增长了 93.42% 和 172.62%（俄罗斯游客增长了 601.35%），创造旅游外汇收入 5.31 万美元（比 2015 年增长了 212.72%）。

四是局部医疗高地模式。主要集中在边境地区，通常以当地高水平公立医疗机构为提供主体，面向周边地区发展国际医疗旅游，是我国健康旅游发展的重要补充。例如，新疆利用连接欧亚大通道的区位优势和领先周边的医疗水平，依托乌鲁木齐医疗资源，面向中亚和俄罗斯，打造辐射中亚的健康旅游目的地①；黑龙江利用与俄罗斯接壤的区位优势，积极发展对俄健康旅游。五大连池风景区依托独特的火山冷泉优势开发中医药特色医疗健康旅游，2017 年接待俄罗斯疗养人员 9 万人次，同比增长 12.5%②；绥芬河市人民医院被俄罗斯确定为波格拉尼奇内区定点医疗机构，2018 年全年接待俄罗斯医疗旅游人数超过 7500 人，平均停留时间提高到 10 天左右③，大量原来赴韩的俄罗斯人转到绥芬河就医。

2. 突出质量效益，提升健康旅游服务品质

各示范基地将基础设施建设作为重要任务，在提升交通、市政、绿地等基础设施现代化水平的同时，积极提升医疗卫生机构现代化水平。2015～2018 年，中国（大陆）通过 JCI 认证的医院数从 41 增长到 109 家（见图 1），年均增速达到 38.53%。同时，一些示范基地开始注重行业规范建设，通过地方标准形式，引导提升健康旅游服务标准化水平。例如，2017 年，海南省质监局批准发布了《中医药服务贸易服务规范》（DB46/T 438 - 2017）、《中医药健康旅游与服务贸易示范基地建设规范》（DB46/T 439 - 2017）等地方标准，引导中医药健康旅游规范化发展。2019 年 2 月，上海市制定了《健康旅游服务基地建设运营管理规范》，明确了健康旅游示范基

①　张晓艳：《我区面向中亚开拓"医疗旅游"市场》，《新疆日报（汉）》2014 年 1 月 3 日。
②　《五大连池风景区 2017 年接待游客 163 万人次》，东北网，https://heilongjiang.dbw.cn/system/2018/03/15/057950557.shtml，最后访问日期：2019 年 9 月 1 日。
③　《俄罗斯来绥芬河医疗旅游人数持续增长》，东北网，https://baijiahao.baidu.com/s?id=1617525407989229459&wfr=spider&for=pc，最后访问日期：2019 年 9 月 1 日。

地的基本要求和健康旅游服务、产品、旅游线路、人员、安全、信息等方面的标准规范。

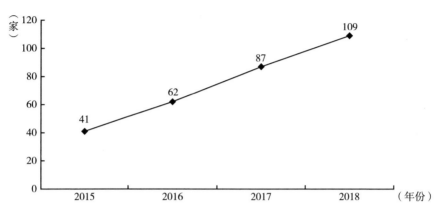

**图1 中国（大陆）通过 JCI 认证的医院数**

资料来源：根据 JCI 网站资料整理。

3. 完善体制机制，优化健康旅游政策环境

一是健全健康旅游管理体制。为加强沟通协调，确保形成工作合力，13家基地均成立了基地建设领导小组，设立领导小组和办公室，明确工作职责，加强工作指导和协调推进。

二是强化规划引领。13 个示范基地均按照要求编制了基地建设规划或方案。其中，广西桂林市和广州南沙区还在编制基地建设方案的基础上，分别制定了《桂林市健康旅游产业发展规划（2017—2025 年）》《广州市南沙区健康旅游产业发展规划》等一系列产业规划，进一步明确目标定位、政策定位、功能定位和投资方向。

三是着力优化营商环境。各地抓住"放管服"改革这一牛鼻子，加快政府职能转变，着力突破市场体系、资源配置等方面影响健康旅游发展的障碍，引导生产要素合理流动。例如，海南省先后出台了《关于在海南经济特区博鳌乐城国际医疗旅游先行区等三个产业园区暂时变通实施部分法律法规规定的行政审批的决定（试行）》《中国（海南）自由贸易试验区重点园区极简审批条例》，将先行区作为海南省简化行政审批试点，实行规划代立项审批、准入清单和告知承诺管理等；秦皇岛北戴河新区完成相对集中行政审批权和执法权改革，成立行政审批局和综合执法局，实现了"一枚印章管审批、一个部门管执法"；福建平潭综合试验区管委会出台了《鼓励台湾企业或个人来岚投资办医和开展执业活动的若干政策措施》，通过台籍医师多点执业和职称等级对等互认、台湾药械流通等各项优惠政策，鼓励台资企业或个人办医及台籍医师到平潭综合试验区开展执业活动。

4. 强化载体抓手和推介力度，有力推动城乡统筹和乡村振兴

早在 2010 年，上海市医疗旅游产品开发和推广平台就已正式投入运行[1]，为其他地方建设健康旅游推介平台提供了借鉴。乌鲁木齐市也着手建设跨境远程医学平台和医疗旅游推介平台，通过多种语言向外推广。同时，各地纷纷举办各种健康旅游相关博览会、论坛等，加大推广推介力度。各示范基地把健康旅游发展与全域旅游、脱贫攻坚、新农村建设等深度融合，围绕健康旅游发展的重点领域，打造一批健康旅游特色小镇，在催生培育健康新产业、新业态、新模式的同时推动传统产业优化升级，在促进健康旅游集约集群集聚发展的同时，推动城乡统筹和乡村振兴。例如，浙江舟山群岛新区以"海洋健康制造"为主题打造定海远洋渔业特色小镇并作为健康产业特色小镇纳入浙江省省级特色小镇建设；桂林大力推进雁山区草坪乡、永福县百寿镇、龙胜县矮岭温泉、灵川县大圩镇等健康主题小镇建设；福建平潭综合试验区大力推进"中福海峡医疗园"、平潭医学科技园、海峡健康城——台湾示范区等项目。

## （二）主要问题

总体上我国健康旅游业的发展尚处于起步阶段，有以下问题值得关注。

1. 发展定位与服务主体有待明确

从国际上看，健康旅游主要面向国外游客，以非公立医疗机构作为服务

---

[1] 冯晓晖：《上海发展国际医疗旅游的 SWOT 分析与对策思考》，《中小企业管理与科技》2015 年第 34 期。

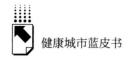

提供的主体。而我国优质医疗资源总体主要集中在公立医院，民营医院整体
竞争力还不强，通过JCI认证的国际化医疗机构还比较少，大部分医疗机构
也不能被国际商业保险公司覆盖。当前，健康旅游服务与基本医疗卫生服务
的范围与边界尚缺乏清晰界定，一些基地主要依托公立医疗机构作为健康旅
游服务提供主体，以基本医疗保障作为单一支付渠道，容易出现挤占公共资
源、影响公立医院和基本医疗保险基金"保基本"职责等问题，也难以发
挥健康旅游对社会资金和相关产业的拉动效应。

2. 产业融合发展与集群集聚水平待提高

目前健康旅游与相关产业之间的融合深度还不够，产业融合、集聚发展
的模式与路径仍待优化。部分基地已落地的项目相对较为分散，规模较小，
上下游缺乏关联和衔接，不利于形成区域品牌效应。同时，一些示范基地发
展定位还不够清晰，对目标市场和服务人群的健康需求缺少精准分析，存在
一定程度的同质化和低水平重复建设问题。没有建立起国际医生认证制度，
国际水平的医疗卫生技术人员和兼具医疗、旅游、管理等多重背景的复合型
经营管理人才较为短缺，成为制约健康旅游发展水平的重要瓶颈因素。

3. 相关标准规范及法律法规体系待健全

健康旅游不仅只是"健康＋旅游"的简单组合，而是产业内部的融合
与优化升级，其跨行业、多元性的特点对现行法规标准体系和监管制度提出
了挑战。一是监管主体问题。健康旅游发展涉及卫生健康、旅游、食品安
全、工商等多个监管主体，目前处于分散的多头监管状态，容易出现交叉执
法、多头执法、重复检查和监管空白。二是要素准入资质与标准问题。各类
健康旅游产品对应的服务机构类型多样，一些新兴机构和健康旅游从业人员
（特别是直接面向客户提供服务的人员）资质与准入标准尚不明确，健康管
理机构、康复护理机构和休闲疗养机构延伸开展医疗服务的准入标准还不清
晰，健康旅游服务过程中涉及的医疗设备、药品、技术等要素同样存在准入
标准问题。特别是国际健康旅游服务涉及的服务标准、产品标准和诊疗服务
规范亟待建立。三是机构运行问题，特别是与国际健康旅游有关的人员、技
术、机构问题，以及收费问题、医疗责任认定及处理问题等。

## 三　发展建议

建议瞄准全球健康产业格局，借鉴国际经验，明确我国健康旅游发展总体战略，把握资源优势和区位优势，以后发优势提升比较优势，把健康旅游特别是国际健康旅游作为今后一个时期发展健康产业的重要任务，完善制度体系，促进健康旅游持续、规范、良性发展。

### （一）明确健康旅游发展定位和主体力量

作为基本医疗卫生服务的有益补充，健康旅游发展应当以满足非基本医疗需求和多元化健康需求为目标，以非公立医疗卫生机构作为服务提供的主体，以商业健康保险作为支付主通道，充分调动社会力量增加高品质健康产品和服务供给。建议加快民营医院规模化、高水平发展，打造我国高端医疗服务品牌，为健康旅游发展提供有力支撑。特别是在医疗资源发达和公共基础设施良好的特大城市，加快国际医院建设步伐，打造集医疗、预防保健、养生康复于一体的实体型现代化国际健康服务园区，满足境内外患者多样化、多层次医疗服务需求。在"一带一路"的核心区和门户区，可与周边各国建立正式的医疗合作关系，逐步开展国际（边境）医疗服务项目。同时，研究制定健康旅游服务的价格、支付、税收等经济政策，激励民营医院通过国际认证、打通商业健康保险特别是国际医疗保险支付结算通道，提高国内健康旅游机构的国际化水平，提升我国健康旅游的国际竞争力。

### （二）强化政府政策支持和投资引导作用

借鉴国际经验，建议政府在以下方面加大投资和引导力度。

一是支持健康旅游相关基础设施建设。健康旅游服务对相关基础设施条件具有较高的要求，各健康旅游强国政府均投入大量的人财物用于改善旅游接待环境和医疗旅游设施。建议政府加大对以下领域的投资力度：第一，规

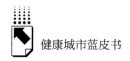

划建设国际医学园区，引入社会资本建设高端医疗服务机构和第三方服务平台，促进健康旅游及其上下游企业的集聚与发展；第二，交通、环保等基础设施的建设升级；第三，旅游相关服务设施、安全设施等的进一步完善；第四，支持医疗机构提升医疗设施现代化水平，包括先进医疗设备的配备，高端病房（国外一般为星级酒店标准）的建设，餐厅等其他辅助设施的建设等；第五，通过补贴等方式支持关联产业基础设施建设，如餐饮、住宿、娱乐、购物等。

二是支持医疗机构提升国际化水平。日本、韩国、新加坡、泰国、印度、马来西亚等地提供国际健康旅游的医院均有较高的国际化水平。其中，JCI 认证是世界公认的医疗服务标准，不仅是医疗机构进入国际市场的"通行证"，也是医疗机构获得国际医疗保险赔付的基本条件。[①] 为鼓励医疗机构提升国际化水平，建议政府通过直接贷款、租税优惠或费用补助等方式，鼓励医院提升医疗服务条件。

三是通过专项资金支持国际医疗旅游推介平台及信息化建设。由于大部分医疗旅游者通过网络来查询了解各种医疗旅游信息，因此国外主要利用网站进行宣传。例如，新加坡国际医疗网有中文版、英文版、印尼语版、越南语版等版本，马来西亚将全部相关的服务供应商都汇集到一个平台上，为健康旅游提供一站式服务。建议通过专项引导资金支持健康旅游信息化建设，建立国家健康旅游推广平台，对接各省份的平台，加快公安、医疗、旅游等相关信息共享，实现 24 小时咨询服务和全流程跟踪服务。

四是通过专项资金促进健康旅游复合型人才培养。兼具医疗、旅游相关知识并精通语言的复合型人才是发展国际医疗旅游的关键因素之一。国外十分重视医疗旅游复合型人才的培养，如日本政府直接组织日英、日汉、日俄等医疗翻译培训班，泰国曼谷医院甚至专门配备一个能说 30 多种语言的国际团队。建议政府通过专项资金支持园区开展针对医疗机构、旅游服务机构等相关服务人员的业务培训和语言培训，重点加强医疗旅游从业人员的外

---

① 王秀峰：《发展国际医疗旅游的意义、经验及建议》，《中国卫生政策研究》2015 年第 8 期。

语、旅游、卫生保健知识及技能等的培训，组织开设中英、中俄、中日等医疗旅游翻译培训班，实现医疗旅游发展与促进就业的双赢。

## （三）强化健康旅游综合监管

建议明确监管主体，由分散的多头监管向综合协同监管转变，建立跨部门、跨区域执法联动响应和协作机制。同时，建议支持健康旅游相关行业依法成立行业协会，充分发挥行业协会的指导和监督作用，制定行业自律准则和标准，规范行业发展。尽快明确基地、机构、人员、技术、产品、服务等方面的标准与规范，尽快针对国际健康旅游发展中可能存在的限制因素和风险因素，如开展国际医疗保险合作、医疗事故处理等问题，完善健康旅游法规标准体系。创新监管方式，强化负面清单管理和社会信用管理，引导行业规范、良性发展。

# B.11

# 航天科工"安康乐知"产业平台
# 发展实践报告

丁 磊*

摘　要：　航天科工"安康乐知"产业平台发展布局以国家战略、市场需求为导向，以政策环境、产业与行业发展趋势为抓手，建设现代服务业科技创新平台，以更好地服务于国家、社会、企业和个人。"安康乐知"产业平台建设以工业互联网平台资源和线下支撑资源为基础，统筹规划、顶层设计，形成了"安康乐知"科技创新平台建设总体方案，包括战略思路、目标、路径以及平台建设方案、产品及服务体系、商业模式等，为企业创造出新的经济效益和社会效益，开拓了健康产业发展的新模式与新业态。

关键词：　安康乐知　现代服务业　平台建设　产业发展

航天科工"安康乐知"产业发展与科技创新平台（以下简称平台）建设立足于满足人的全面发展需求，打造集"安全、健康、欢乐、知识"于一体的生态服务系统，驱动人类文明可持续发展进步，围绕"建设安康乐知科技创新平台，打造消费升级新业态"，积极探索、主动布局，谋划新一轮产业发展新蓝图。

---
* 丁磊，管理学硕士，南京航天管理干部学院讲师，航天科工集团公司经济管理研究所科研人员，航天智库建设中心负责人，研究方向：软科学课题、国企改革、管理创新、经济运行、智慧企业、智库建设等。

# 一 安康乐知产业平台的发展背景与趋势

随着人类物质财富的极大满足，绿色、健康、安全、舒适、欢乐、学习等方面的需求逐步增强，"安康乐知"成为人类新消费需求和驱动人类文明发展的新动力。党的十九大将满足人民的美好生活需要作为奋斗目标，中国经济步入消费主导的新发展阶段，个人消费领域将迎来重大发展机遇，"安全、康养、娱乐、知识"等社会消费拥有巨大的市场空间。"安康乐知"产业平台是推动人们融入社会消费大生态以及推动现代服务业发展的新模式，是加快推动社会大消费供给侧改革、服务国计民生的重要推动力。

## （一）社会消费向"安康乐知"升级换挡

社会经济的发展推动消费向"安康乐知"升级换挡。数据显示，西方发达国家"衣食住行"等基本生活需求消费占比逐步降低，已从 1946 年的 63.1% 降至 2018 年的约 40.9%，而娱乐医疗等消费占比显著提高，已从 1946 年的 15.9% 升至 2018 年的约 33.3%，以金融服务和保险为代表的财富管理支出占比增加明显，已从 1946 年的 2.6% 增至 2018 年的约 9.7%。中国经济已步入消费升级的新发展阶段，科技强国、质量强国、数字强国和智慧社会的奋斗目标，为"安康乐知"各方面的发展指明了方向，个人安全、医疗健康、文化娱乐、教育培训等消费领域将迎来重大发展机遇。①

## （二）信息安全面临巨大威胁

网络信息技术的发展和智能设备的普及，在给人们日常生活带来便捷的同时，也严重威胁个人的信息数据安全。物联网安全呈现"攻击门槛低""基数大""范围广""种类杂"等特点，大数据技术创新演进使传统网络安全技术面临严峻挑战。强化个人信息安全防护，增强智能家居、可穿戴设

---

① 国家统计局：《2018 年国民经济和社会发展统计公报》，2019 年 2 月 28 日。

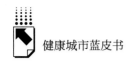

备等安全威胁防范力度，抵制信息霸权横行等，已成为社会关注焦点，网络安全行业正迎来快速发展机遇期。

### （三）康养与健康需求快速增长

随着老龄化社会的加速来临，人们日益关注身心健康、延年益寿、生活质量提升与社会养老保障体系建设，由治疗疾病向预防疾病转变，康养结合应运而生，健康产业和健康服务业成为全球经济发展的新引擎。国际上养老模式主要有两种：一是以日本、欧洲为代表的社会保险模式，由国家和社会提供养老；二是以美国为代表的商业保险模式，市场化程度高，自费且以民营机构为主。当前，中国逐渐向老龄社会过渡，但养老产业的供给严重不足，养老机构床位数缺口巨大，老年医护资源紧张，社会适老设施建设和居家养老设施不健全；国内养老产业发展空间巨大，居家养老、特殊人群医疗保健需求显著增加。

### （四）文化娱乐体验式追求加快升级

文化娱乐有利于人类放松身心、增加生活情趣、陶冶情操、升华精神境界、开阔眼界和相互交流。随着 AR/VR 技术的快速发展，社会大众已从传统式需求升级为打破用户时空界限、营造虚拟场景、模拟特殊情境的体验式追求。2013 年以来，全球在 VR/AR 方面的投资呈现明显上升趋势。2017 年 2 月，中国首个城市级的虚拟现实科技产业集群"中国（南昌）虚拟现实 VR 产业基地"揭牌。根据高盛的最新预测，到 2025 年，VR/AR 相关产品将拥有 950 亿美元的广阔市场。

### （五）教培修养趋于定制化发展

在全球化趋势影响下，各国不断强化人才储备，终身教育、可持续发展教育正成为许多国家教育培训产业发展的方向。近年来，在信息化技术推动下，"互联网＋"教育培训产业发展经历了五次浪潮。第一次属于典型的MOOC（大型开放式网络课程），诞生于 2010 年左右；第二次为工具化浪潮阶段；第三次为 O2O 浪潮等；第四次为真人一对一浪潮；第五次为已然来临的"人工智能＋教育"浪潮，通过以人工智能为核心的新技术与教学融合，使教学效果和规模化能力发挥更高效能，提供更为个性化、定制化和实践性、高效率的解决方案。

## 二　安康乐知产业平台建设发展方案

### （一）建设发展战略

航天科工安康乐知产业平台建设发展以服务国家战略、服务国防建设、服务国计民生为出发点和着力点，围绕"两大目标四步走"发展战略框架，聚焦社会消费升级需求，充分发挥科技创新优势。依托航天云网建设运营实践经验及新一代网络信息技术"五层两域"总体架构优势，构建安康乐知产业建设发展的体制机制和商业模式，激发创新动力、活力，聚集内外部线上线下优势资源，打造集"个人信息安全、社会康养结合、AR/VR 资源供给、定制化教培修养、社会资源管理服务"于一体的差异化、个性化、高层级的综合服务平台，建构消费升级新业态，促进我国现代服务产业迈向全球价值链的中高端。

### （二）建设发展原则

（1）坚持重体验、不烧钱。坚持将个体消费和家庭消费作为平台最终用户群体，抓住个人消费者看重体验式消费的发展机遇，为个人用户提供稀缺的体验式服务。

（2）坚持普惠免费、定制收费。充分考虑个人信息安全、康养结合、文旅科幻体验、教培修养四大业务拓展过程中的用户积累、环境搭建等因素，循序渐进推进定制化有偿服务，根据市场反馈不断调整收费策略和标准。

### （三）建设发展目标

航天科工安康乐知产业平台发展致力于打造成为现代服务业的新名片，

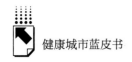

围绕"建设安康乐知科技创新平台，打造消费升级新业态"的发展定位，坚持利益最大化、竞争规则、价值规律，秉承"使市场在资源配置中起决定性作用"和内外兼顾、先内后外、先国内后国外的原则，有效整合和吸纳航天科工的内外部资源，实现"四个一"的发展目标。通过平台效应，汇聚和整合覆盖全国乃至全球的线下各种资源支撑体系，构建线上线下一体化的有机市场和新业态体系。

### （四）建设发展路径

安康乐知产业平台建设方面，按照"统一标准、统一选型、统一规划、统一开发"建设原则，以云网平台的相关系统为基础，依托云计算、大数据优势，采用微服务技术，实现对个人信息安全、康养结合、AR/VR、定制教培等资源的合理高效调配，打造承载安康乐知业务的信息化云平台，面向全社会提供平台化服务。

在资源的集成与整合方面，按照"制造与服务相结合"的原则，开发基于云平台的安康乐知产品及服务业务模块，研究建立市场化商业模式，面向全社会提供产品和服务；按照"线上与线下相结合"的原则，以线上业务需求为牵引，统筹内外部技术、产品（服务）、资产、人才等资源，发挥专业化、集约化国际资源聚集优势，形成安康乐知服务保障体系；按照"创新与创业相结合"的原则，主动对接国家政策、客户需求、市场动态与商业逻辑，整合资源、吸引资本、优化结构，健全市场化经营机制，服务社会消费升级，实现做强做优做大。

### （五）产业平台建设发展布局

#### 1. 建设四位一体的综合服务体系

以航天云网提供的网络、数据库、服务器、中间件、开发工具为基础，搭建安康乐知科技创新平台的设备及系统运行环境，充分整合线上线下资源，搭建以"门户＋App＋运营决策中心＋运营管理"四位一体的服务体系，力争打造国际化的现代服务业产业综合服务平台。

2.建设线上线下综合服务平台

在通过信息化方法实现线上服务的同时，还要结合有效的线下服务团队支撑平台的内容设计、服务交付和运营管理。例如，咨询服务、配送服务、售后服务等需要线下服务团队精密对接。因此，平台发展是线上线下结合发展的新生态，通过线上服务体现信息技术带来的创新体验和便利，结合线下服务团队，提供融合定制化、人性化的服务。

3.建设企业决策响应综合服务系统

平台建设前期要在技术框架、运行环境、数据标准上为智慧产业、智慧企业、安康乐知三个平台的业务结合、资源整合做好积累和铺垫，打造先进、成熟、稳定的线上服务体系。同时，利用平台优势充分吸纳各领域、各行业的优势资源、产品、渠道和服务能力，结合数据的汇聚分析，细分市场、找准定位，不断推陈出新，凝练真正符合市场需求的服务产品，逐步形成专业、高效、灵活的线下服务能力。以线上结合线下的方式提供平台级的产品酝酿孵化手段、市场运作方法和运营管理模式，构建企业决策响应综合服务系统。

# 三 安康乐知产业平台建设发展具体情况

## （一）布局产品及服务体系

按照统筹策划、分步实施，内外兼顾、先内后外、先国内后国外的原则，布局"4＋1＋N"产品和服务体系，其中"4"为个人信息安全、康养结合、AR/VR资源和定制教培等服务平台，"1"为关联产品中心，"N"为集团公司内外部资源可以线上运营的其他业务。2019年6月，在安康乐知门户网站上开设包括商旅服云、社区服云在内的Web端服务，将商密网的"云课堂"改造，上线互联网平台，不断完善产品，提升系统性能和服务水平。

安康乐知平台用户，主要为个人用户和企业用户。将平台用户人群进行

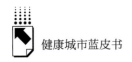

生命周期划分，每个时期都会涉及安康乐知的四个方面，而这四个方面也贯穿在平台用户的整个生命周期中（见图1）。

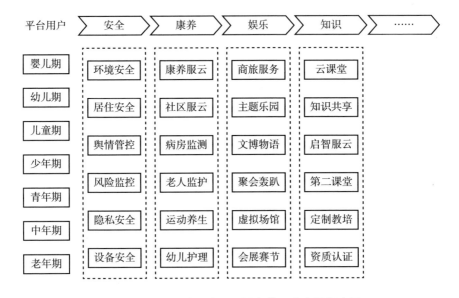

**图1　安康乐知产业产品和服务体系生命周期布局**

下面，分别针对安全、康养、娱乐、知识各领域重点产品和服务，以及计划一期建设实现的具体情况进行介绍。

1. 打造生活安全、信息安全、工作安全的综合服务平台

安全涉及生活安全、信息安全、工作安全等多个领域，线下 App 和 Web 端服务必须与线下软硬件系统相配套，共同构建面向安全的综合服务平台。安全服务产业具体包括以下几个部分。

（1）面向社会大众所关注的生活安全、信息安全等领域，通过平台＋App＋线下服务，提供信息溯源查询、安全监视、安全插件下载等服务。

（2）依托航天云网 IaaS 服务保障员工信息安全和企业信息安全。通过"集采服云"，实现"阳光采购"和便捷的互联网体验。针对企业舆情风险，通过 App 和 Web 端应用，实现"舆情管理"，借助线下服务，提升企业风险应对能力和用户满意度。

（3）基于"五层两域"技术平台基础，整合"运营决策""内容管理""销售管理""采购管理""用户管理"等共性管理系统和数据信息，依托云网 IaaS 的安全服务，保障用户信息和企业信息的安全。

2. 打造覆盖全生命周期的康养综合服务平台

依托"社区服云"比较完整的服务体系、商业模式和支付方式，不断完善面向不同用户群体的 App 和 Web 端，结合线下资源，与航天医科集团展开深度合作，构建康养综合服务平台。康养产业发展具体包括以下几个方面。

（1）面向社区的综合服务平台。完善并复制推广"社区服云"，专注于提供智慧社区生活服务，聚合养老、医疗、家政、生活等服务机构，为社区内的家庭、商户提供一体化服务，为中小社区管理者提供管理平台。同时，在"社区服云"线下服务体系的基础上，与航天医科集团等医疗机构合作，建设以居家养老为目标的"康养服云"。针对居家老人的健康监测、康复指导与监测、养生指导与服务等需求，吸引更多线下服务机构，提供一体化服务。

（2）面向个人康养的综合服务平台。围绕运动、健身、疾病预防、养生等主题，建设个人康养综合服务平台，配合线下服务机构和相关设备，提供包括疾病预防等相关知识的科普与共享服务、运动与健身指导服务、饮食与药膳指导与服务、身体健康状态监测服务、"三高"等指标改善指导与服务，建立以个人健康档案为核心的健康管理服务等。

（3）协助医疗机构服务的综合服务平台。配合航天医科集团的线下服务，建立面向患者、医生和医院的综合医疗线上服务平台。为患者提供智能就医的"一站式"服务，为医生提供业务交流与知识共享服务，为医院搭建实现远程会诊、医学影像诊断等互联网服务平台。与航天医科集团等"健联体"机构和保险机构合作，建立以体检服务为核心的线上服务平台。

（4）面向幼儿护理和幼儿教育机构的综合服务平台。建设"启智服云"，配合幼教机构的建设与服务，提供包括餐饮、教育、安全、管理等线上服务，保障幼儿的身心健康，为家长提供线上监视和监督服务，同时面向

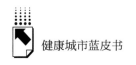

幼儿和家长提供园外的教育服务。

（5）面向企业和机构，为岗位职工提供健康综合服务。与航天医科集团相互配合，面向集团员工，借助可穿戴健康监测设备和线下健康监测设备，提供针对工作中的健康监测与管理线上服务，针对工作环境特点，提供健康知识共享与线下服务。向其他企业和政府机构提供类似的线上线下服务。

3. 打造面向商旅、文娱生活、企业传媒服务等具备航天 IP 和技术优势的综合服务平台

"商旅服云"立足于打通 ERP 和财务共享中心，为企业和个人提供"三省三免"服务，平台与航空公司、旅游公司、酒店等开展战略合作，通过平台接入第三方服务，为用户提供更优价格和更好服务的综合商旅服务。目前，商旅平台已在航天科工集团内企业全面上线，为企业管理及员工出行提供便利，后续将逐步向集团外企业推广。

在智慧小镇和智慧旅游业务的推动下，面向航天主题小镇、航天主题乐园、博物馆、旅游区的服务为"娱乐"板块的产业发展提供商机。安康乐知中的"娱乐"产业具体包括以下几个方面。

（1）拓展"商旅服云"的服务内容和覆盖群体。聚焦解决企业员工商旅垫资、报销烦琐的痛点，"商旅服云"可以向外部国企和央企拓展业务和推广商业模式。同时，增加"酒店会议"等管理模块，不断扩大服务内容，吸纳合作伙伴，将"商旅服云"打造成为企业员工服务的明星平台。

（2）依托 AI 技术的"文博服云"。建设"文博服云"，依托 AI 技术在航天特色小镇和主题公园、游览景区、博物馆展览等场所，借助北斗导航和室内定位的位置服务，提供面向特色主体的交互式的智慧导览，借助可穿戴健康监测设备提供旅游区域内游客身体健康状态监测等服务。

（3）个性化定制的聚会服务（轰趴）。面对公众追求个性化聚会和休闲娱乐的需求，建设"轰趴"App，吸纳线下资源，提供聚会场所的预定、个性化活动设计、餐饮服务、娱乐服务、票务服务等多样个性化聚会服务。

（4）依托 AR/VR 技术的虚拟场馆、场景体验服务。挖掘航天元素 IP

（如载人航天、航天科普、宇宙探秘、军事题材等），形成航天特色的题材和创意，将集团内 VR／AR 设计资源与集团外部的资源进行整合，利用 AR／VR 技术，开发面向公众娱乐的虚拟场馆，提供场景体验服务。

（5）面向会展赛节和商业传媒项目的服务。以"航天日"为主题，打造航天 IP 品牌下的一系列"会展赛节"系列活动，凸显航天科技与航天特色。建立线上服务平台，结合线下服务资源，与地方政府和相关机构密切合作，助推航天 IP 相关的业务拓展。同时，安康乐知产业服务平台会在恰当时机，选取适当主题，参与以航天 IP 为核心的影视、游戏、电竞内容制作和宣传运营。

4. 打造以知识共享为核心的综合服务平台

为加快建设学习型组织，助力干部职工持续提高业务水平、发挥价值，逐步完成职业生涯规划目标，安康乐知产业平台积极打造在线教育平台——航天"云课堂"。目前，系统注册用户达到 13 万余人，已完成 3 万多人次线上线下培训。"安康乐知"中的"知识"板块的业务包括以下几个部分。

（1）建设和推广基于互联网的航天"云课堂"App。针对人才培养需求，建设航天"云课堂"App，以线下资源为基础，进行课程设计，不断增加线上课程内容和创新课程教学形式，增加针对职工的职业技能培训和线下认证，增加党校线上培训内容，满足党员干部培训对网络学时的要求。同时，通过知识和能力评估 App，获得用户的精准画像，提供量身打造的高端定制培训服务，并积极向企业和社会推广。

（2）建设以"知识共享"为核心的系列产品与平台。安康乐知产业平台努力搭建知识共享 App 及线下服务、重要设备和高端仪器共享与管理 App 及线下服务、实验室共享管理 App 及线下服务、"人知岗"匹配评估与人才培训 App 及线下服务、高校学生双创实训服务五大系列产品。

（3）面向幼儿教育和相关机构管理的"启智服云"。建设"启智服云"，针对家长、幼儿、幼儿教育机构和相关服务机构，提供一揽子线上线下服务，涉及保护隐私的视频监控、幼教机构线上管理、家长与机构线上互动、幼儿教育、家长教育、教师培训、管理培训等服务内容。

（4）针对青少年第二、第三课堂的教育 App 和线下服务。依据教育部

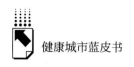
对学生课后的技能和知识培训（第二课堂）、校外实践与游学（第三课堂）的政策支持，与当地政府和相关机构合作，提供定制化线上课程设计和服务，结合线下服务机构提供丰富多彩的培训，激发青少年探索科学的兴趣，培养技能、学习能力、动手能力、团队合作精神。

5. 打造关联商品中心和管理中心

依托平台业务，搭建线上商品中心，逐步上线相关商品。发挥平台大数据、云计算优势，以流量拉动智能家居、智能化医疗设备、健康预防和康养、康复设备、可穿戴医疗设备、AR/VR 硬件产品、教培课堂等安康乐知关联商品的线上销售，实现商品交易的有偿服务。

6. 线下支撑资源集成整合平台

基于"五层两域"总体架构，建立平台统一的认证体系，规范各类实体资源准入标准，广泛集聚集团公司内外部线下优势力量，着力构建"平台公司＋集团内部＋国内＋国外"的线下支撑体系。目前，可吸纳的线下资源主要包括提供安康乐知产品和服务的境内外各类实体机构以及可合作的相关平台企业。

# 四 "安康乐知"产业平台的商业模式

## （一）总体商业模式定位

围绕四大业务板块提供航天高科技、专业能力强、技术含量高的核心业务和稀缺资源，构建"1＋4＋N"的多主体共享的商业生态系统，吸引大量的关键资源，实现内部资源的深度协同和外部资源的高效整合，产生网络效应实现多主体共赢。发挥 B2G（央企和政府合作）和 B2B（工业互联网资源）的资源优势。

## （二）平台核心业务价值

"安康乐知"产业平台是航天科工集团现代服务业发展与转型升级的

重要手段、方法和全新载体。通过搭建平台，主动融合社会消费大生态，积极参与引领社会消费转型升级潮流，进一步促进各单位协同融合发展。平台形成价值的核心遵循梅特卡尔夫定律，也就是网络的价值在于网络的互联，联网数量越多，生态系统内的企业和用户越多，安康乐知的生态价值就越大。

基于资源共享的平台集聚效应，坚持将个体消费、家庭消费及由个体需求所引发和推动的企业对消费的支持行为作为平台最终定位用户的群体（为平台服务所付费的群体）。未来平台上连接的个人信息安全、康养结合、文旅科幻体验、教培修养等个体消费及消费的资源越多、质量越高，平台的吸引力和爆发力就越强。

在平台的黏合作用下，运营主体是平台整体策划者和利益协调者，负责整合安康乐知产业线下资源，提供一揽子线上服务；其他单位以专业化的技术服务、商业服务参与安康乐知平台建设，共同吸收社会消费生态系统中的外部资源和能力，涵养安康乐知生态系统。

## （三）产业平台总体商业模式架构

在安康乐知生态系统的影响作用下，结合社会消费大生态系统中的各类资源，产业平台总体商业模式架构是针对个体消费、家庭消费以及个体需求所引发和推动的企业对消费的支持行为所主要涵盖的四大领域企业而设计的，即个人信息安全管理的线上线下服务企业、康养结合管理线上线下服务企业、文旅科幻体验管理线上线下服务企业、教培修养管理线上线下服务企业。为满足由上述四大类企业构成的安康乐知商业生态系统微循环的健康发展，还需要涵盖多种关联企业：各领域线上服务平台、各领域线下服务企业以及各类专业技术服务企业、专业商业服务企业等（见图2）。

各方围绕"线上平台、线下载体"互动，线上平台重在搭建线上环境，并在云端资源接入、线上产品展示、线上科技服务等方面提供服务；线下载体重点依托线上平台，集结各类第三方服务企业，为个体消费和家庭消费提供基础服务和商务服务。

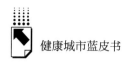
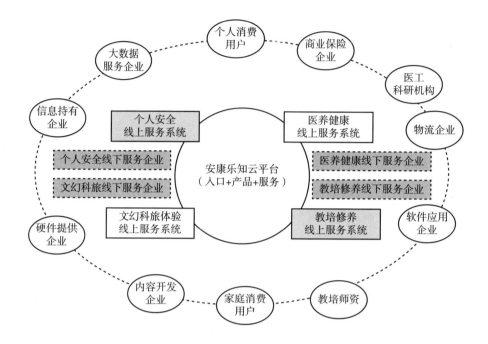

**图2　安康乐知商业生态系统总体架构**

# 五　"安康乐知"产业平台服务类型

## （一）个人信息安全服务类

面向广泛的信息终端使用者及希望依托平台享受更加便捷、高效、全面的个人信息安全提供服务，主要包括"个人信息、企业信息、信用信息等持有方：金融机构、医疗机构、社保机构、保险机构等"。根据企业需求，提供定制化安全防护服务、安全咨询服务及系列化软硬件产品；向涉及个人隐私数据的厂商提供对个人信息处理的监督、管理和测评服务。同时，可借助 AI、大数据等技术，对个体或家庭提出的敏感信息和风险信息提供评估和提示的软件和 App 应用提供方等提供服务。

### （二）康养结合服务类

康养产业服务主要针对特殊人群，如"就诊患者、老年人群、企业及职工"，借助平台享受更加高效、优质、全面的医疗、身心健康服务和饮食、药品质量溯源和查证服务。康养服务提供方主要包括"社区卫生服务中心、三级医院、医生、养老机构、中小型酒店、第三方检验及影像检查中心、药企、健康设备企业"等。医院依托平台实现资源的有效利用和服务模式的优化，扩大品牌价值和影响力；医生通过平台实现工作的便利和个人利益的最大化；中小型酒店在当前环境下具有转型升级的需求，场地条件占优势，仅需通过简单改造即可满足康养条件。

"安康乐知"产业平台也致力于推进医疗体制改革，促进建立商业保险、居民健康档案、双向转诊和医疗信息互通共享，解决医疗资源不足、不均衡的矛盾；加快推进康养结合的居家养老模式，解决社会养老矛盾；提高公众健康水平和控制医保费用，等等。

### （三）文旅科幻体验服务类

文旅产业和科幻体验服务针对社会中产以上阶层，他们喜欢新事物，对健康、身体心理愉悦有较高要求。重点围绕航天 IP 的创意设计、衍生品设计和利用 AR/VR 技术以营造的航天 IP 为龙头的"科教文体"视觉体验，包含"游戏、影视、电竞、新媒体、衍生品"等，借助航天科工集团独有的技术和数据，构建中国航天科工集团 IP 的核心竞争力，并获得商业收益。同时，借助平台所聚集的线下资源，通过线上平台，面向真实体验和旅行需求，提供定制化、个性化服务，并提供最优惠的价格和最好的安全质量保障。

### （四）教培修养类服务

教培与实训产品服务是利用平台实现线上线下的深度业务融合，将教培机构、实训机构、教培与实训师资力量、教培与实训内容提供商等与消费需

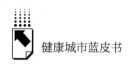

求人群无缝对接，使消费者能享受更加便捷、专业的定制化、个性化培训服务。安康乐知的"知识"服务平台包含知识共享、设备共享、实验室共享、定制服务等供应商，聚集优势资源，为提升个人专业能力、完成任务提供定制化服务并获得商业利益。

# 六　资源保障及工作安排

## （一）建立健全平台上线工作组织和配套机制

建立健全"安康乐知科技创新云平台总体室""安康乐知科技创新云平台研发中心""服云业务室""云课堂业务室""线下教培与教学管理业务室"等，重点围绕"云平台建设、五云一网"，开展安康乐知产业服务平台建设、业务拓展和商业模式探索，在航天云网和智慧企业运行平台的云设施的基础上，与擅长面向 C 端客户需求的互联网平台开发的社会资源开展广泛合作，将人工智能、区块链等新一代信息技术用于云平台的建设中。

建立健全各项配套机制和管理运营机制，面向内外部客户，开展满足消费需求、个性化服务、康养结合、休闲娱乐、学习培训、提升企业员工能力的各项服务，在"明天生活云事业部"的直接指导和管理下，将安康乐知产业平台打造成现代服务业的一张新名片。

## （二）完善薪酬保障机制

建立健全激励性分配机制，提高平台建设组织的工作热情与效率。拓宽岗位薪级幅度及晋升空间，制定多岗位、多任务系数加权分配办法。构建模块式分配核定机制，鼓励一人承担多项任务。提高平台建设组织机构的工资总额分配，优化组织薪酬体系到个人激励政策，保障团队稳定、协作能力提高、个人价值得到最大限度发挥。

## （三）资金保障

按照安康乐知"国家级云平台"的定位，需要配套的资金资源作为平台建设的保障，资源保障的途径包含但不限于集团公司自筹资金、国家科研经费、国家级课题经费、投融资等。

# 七　总结

安康乐知正成为人类新的消费需求和驱动人类文明发展的新动力。打造平台，是满足人民的美好生活需要的具体实践，是促进消费领域供给侧改革、为消费升级提供新供给和新动能的重要手段，符合国家政策导向、面临重大发展机遇、具有巨大的发展空间。就像互联网颠覆传统商贸企业、工业互联网颠覆传统制造一样，"安康乐知"产业平台在社会消费大生态系统中将对社会消费的产业链、价值链带来颠覆性影响，产生极大的经济效益和社会效益。

# 健康人群篇

**Healthy People**

# B.12
# 抗氧化、抗衰老问题研究

孙存普　魏景安　彭雪琴　魏文青 *

摘　要： 我国1999年60岁以上的人口已占总人口数的10%。2000年
　　　　 65岁以上人口占总人口的7%，按世界通例已进入"老龄化
　　　　 社会"。我国人口老龄化具有人口规模大、增长迅速、未富先
　　　　 老、地区失衡、城乡倒置等特点。应对中国老龄化发展的严
　　　　 峻态势，要积极行动起来，实施健康中国战略，提升国人的
　　　　 健康素养。要采取措施，凭借雄厚的抗氧化、抗衰老的科研
　　　　 基础和丰硕的科研成果，组织研发、开拓更多的抗氧化手段；

* 孙存普，博士生导师，研究员，军事医学科学院国家生物医学分析中心专业实验室原主任，
研究方向：自由基生物医学；魏景安，副主任药师，海军药物研究所原所长，研究方向：药
物制剂规范及药效学、药动学；彭雪琴，副主任医师，国家二级公共营养师、国家二级心理
咨询师，国药集团某三级甲等医院外联部主任、武汉长城医院院长，研究方向：临床医学、
老年医学；魏文青，博士，主任技师，解放军总医院第七医学中心实验科主任，研究方向：
天然抗氧化剂的研发。

在大数据的基础上建立全民抗氧化健康指数；研究检测技术，建立标准化、规范化、产业化的抗氧化、抗衰老（双抗）体系，助力健康老龄化，提高生存质量，实现人类"延年益寿、无疾而终"的美好愿望。

**关键词：** 抗氧化　抗衰老　健康老龄化　健康中国战略

随着人口老龄化的进程加快，与衰老相关的老年慢性病（如心脑血管疾病、中枢神经病、风湿免疫病、退行性骨关节炎）的发病率日益攀升，严重影响老年人健康及生活质量，给社会家庭带来巨大的经济负担。因此，深入探索衰老机制，不但有助于机体抗衰老、保健的研究与实践及延长寿命，而且对防治与增龄相关的老年病具有重大意义。向衰老挑战，从科学角度应对人口快速老龄化的挑战，建立中国式养老保健体系，从而造福于 2 亿 60 岁及以上的老年人，延缓老年病的发生，实现健康老龄化与积极老龄化，是健康中国的战略目标。

## 一　中国老龄化发展趋势严重

根据国家统计局公布的第六次全国人口普查数据，全国总人口为 1339724852 人，其中 60 岁以上人口占 13.26%，65 岁及以上人口占 8.87%，比 2000 年人口普查分别上升 2.93% 和 1.91%。我国于 1999 年 10 月完成了人口年龄结构的转变，由成年型转变为老年型，比欧美发达国家提早 50 ~100 年进入老龄型人口国家。

人口老龄化问题的日益严峻，使我国公共卫生服务面临巨大压力与挑战。截至 2015 年，我国失能老人已达到 4000 万人，占总体老年人口的 19.5%，其中完全失能老人约有 1240 万人，占总体老年人口的 6.05%。由此可见，老年人寿命的增加并不代表自理期的延长，老年人陷入失能和半失能

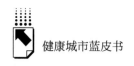
的风险依旧高发。目前我国医保70%的消费支出用在10%～20%的老年人身上，开支巨大。从医疗卫生支出趋势来看，至2030年医疗卫生支出占GDP的比重将达到8%～10.6%，至2050年将有40%的医疗资源配置于老龄人口。

为了应对势不可挡的老龄化态势，国家、社会、人群都要行动起来，实施健康中国战略，提升国人的健康素养，帮助老年人实现主动健康，积极应对老龄化。要综合防治老年慢性病，把预防疾病作为实施健康中国战略的主要抓手。

## 二 抗衰老：延缓衰老进程的主动保健体系

衰老是人类在生命过程中整个机体的形态、结构、功能逐渐衰退的现象，是生命过程中的必然规律。衰老过程包括生理性衰老和病理性衰老。前者是随着年龄的增长而必然出现的退变现象，后者是由各种疾病引起的衰老变化。不同领域的学者对衰老有不同的理解。

衰老具有退行性、进行性和普遍性的特点。衰老是生物随着时间的推移自发的、必然的过程。寻找衰老的原因是人们长期以来的研究目标。例如，遗传基因说、差错灾难说、交联反应说、体细胞突变说、细胞有限分裂说、生活速度说、内分泌功能减退说……唯有自由基学说，受到了国际学术界广泛认可，也是衰老研究最活跃的并具有代表性的观点。

自由基学说是1956年美国加利福尼亚大学哈曼（Harman）教授首先提出来的（见图1）。他认为，生物体随着增龄而发生退行性变化，是由于自由基对机体组织细胞的损伤而造成的。

自由基是在机体代谢过程中连续不断产生的，生物酶促反应、非酶促反应、电离辐射，均可产生自由基。特别是生物体的两大产能过程——光合作用以及由氧还原水的过程，必定产生自由基。产生自由基的原因有很多，正常的生理过程如消化作用、呼吸作用、免疫作用都能产生自由基。随着年龄的增长、新陈代谢的减缓，自由基会越来越多。

另外，空气污染、饮食安全、生活压力过大、不良的生活方式、日光的

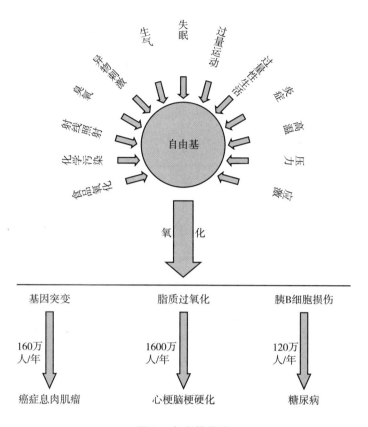

图1 自由基学说

暴晒、高强度的运动等都会产生大量的自由基。

自由基是人体正常的代谢产物，正常情况下人体内的自由基是处于不断产生与消除的动态平衡过程之中。人体内存在少量的自由基不但对人体构不成威胁，而且还可以帮助传递维持生命力的能量，促进细胞杀灭细菌，消除炎症、分解毒物等。但是，一旦数量过多，就会破坏细胞结构，引起脂质过氧化，干扰人体代谢生理活动，从而引起疾病。自由基在人体内是"双刃剑"，在身体掌控之内对人体是有益的，当自由基产生过量或失去控制时，它就会在身体内到处滋事，并连锁引发更多自由基的产生，扰乱生命的和谐，成为健康的杀手（见图2）。研究表明，有100余种人体的疾病与损伤和自由基密切相关。自由基被称为"衰老祸首""万病之源"，自由基与生

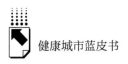

理性衰老和病理性衰老都有密切关系，称得上是人类衰老和疾病的元凶。

虽然衰老是生命活动的自然规律，不可完全逆反，但是人类可以采取各种有效措施预防衰老、延缓衰老，从而达到延年益寿的目的，我们称之为抗衰老。世界卫生组织提出："人的健康长寿与遗传因素的关系只占15%，社

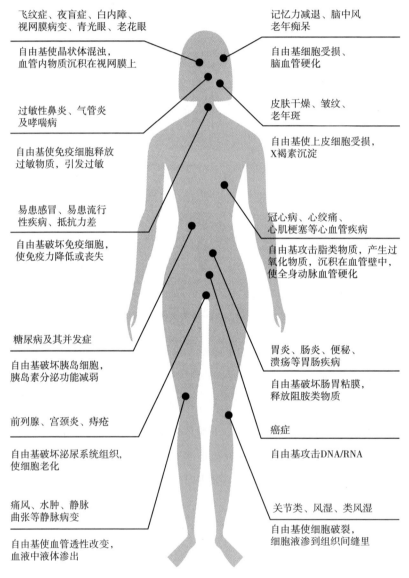

**图 2　自由基与人体疾病的关系**

会因素占10%，医疗条件占8%，气候条件占7%，而60%取决于自己。"所以，通过自我保健，是可以抗衰老的。

抗衰老是指基于衰老的机制，采取各种方案延缓衰老进程的主动保健体系。抗衰老的目的是推迟或减少老年病的发生，实现健康老龄化，提高生存质量，实现"延年益寿、无疾而终"的美好愿望。

抗衰老的有效方案是综合性的，包括合理饮食、适量运动、平衡心态、戒烟限酒、科学运用抗衰老手段等各个方面。

在抗衰老实践中，一个普遍问题是抗衰老到底从人的哪一个年龄段开始，这既是直接关系到能否取得抗衰老效果的问题，又是一个十分严肃的科学问题。

人从出生、发育、成熟到老年期的整个过程中，通常在中年（国外定义为45～65岁）就出现与衰老相关的变化，并开始积累各种损伤。在现代社会中，由于生活压力加大，生活方式不规律，加之不良的生活习惯，亚健康现象已涉及广大的青年人群、上班族、白领等，所以抗衰老应该从青壮年开始。

## 三 抗氧化：抗衰老的主要途径和重要手段

自由基是导致人体衰老的最主要因素，所以抗氧化成为抗衰老最普适性的途径和手段。研究发现，人体天生具有清除自由基的能力，我们将其称为抗氧化自愈系统。人体内存在酶抗氧化体系和非酶抗氧化体系。现在国内外最时尚的医学美容产业提倡内外兼修，内修就是阻止细胞的氧化损伤。

为满足人类抗衰老抗氧化的需求，人们致力于抗氧化剂的研发。天然抗氧化剂经历了四个发展阶段。

第一代：维生素类，如维生素A、维生素E。

第二代：$\beta$-胡萝卜素、辅酶Q10、SOD类。

第三代：花青素、葡萄籽、蓝莓提取物、绿茶素、硫辛酸、番茄红素类。

第四代：天然虾青素。它是迄今为止人类发现的自然界最强的抗氧化剂，其抗氧化活性远远超过现有的抗氧化剂。

我们可以预言，在不久的将来将出现第五代抗氧化剂。

# B.13
# 北京市烟草控制综合治理进展与展望

常 春　徐晓莉　郑韵婷*

**摘　要：** 北京市自 1995 年始，在城市控烟治理方面采取了一系列措施，并积累了宝贵经验，包括室内公共场所禁烟、禁止烟草广告和促销、开展控烟宣传与社会动员、建立戒烟支持体系、建立监督执法机制等。特别是《北京市控制吸烟条例》实施以来，综合控烟治理成效显著，北京市成人对于控烟规定知晓率和吸烟危害知晓率有较大幅度提高，卷烟销售量开始持续下降，成人吸烟率有所下降，室内公共场所二手烟暴露率有较大幅度下降，吸烟居民戒烟率有所提升。未来北京市的控烟治理应秉持"将健康融入所有政策"的理念，着重加强以政府为主导、全社会共同治理的控烟体系建设，继续完善治理工作机制，继续坚持循证决策和公众参与，进一步开展社会宣传和社会动员，完善监督、评估与执法机制，促进全民健康，实现健康北京。

**关键词：** 控烟　吸烟率　健康北京

---

\* 常春，博士，北京大学公共卫生学院教授、博士生导师、社会医学与健康教育系副主任，国家卫健委健康促进与教育专家指导委员会委员；徐晓莉，学士，北京市疾病预防控制中心，主任医师，研究方向：健康教育与健康促进；郑韵婷，北京大学公共卫生学院博士在读，研究方向：健康促进与健康政策。

# 一 背景

吸烟严重危害健康，全球每年因吸烟及二手烟造成的过早死亡约为 700 万人；吸烟严重威胁社会经济发展，2014 年治疗烟草相关疾病给中国造成的直接损失约为 530 亿元，数百万中国家庭因烟草相关疾病和过早死亡陷入贫困。[①] 我国于 2003 年正式签署《世界卫生组织烟草控制框架公约》。该公约要求中国在缔约后的 5 年内全面实现公共场所禁烟，同时禁止烟草广告、促销和赞助等活动，达到保护公众免受烟雾危害等目标。但是，截至 2015 年，国家层面的履约力度仍然较为有限。2015 年财政部与国税总局于 5 月 12 日上调卷烟批发环节税率，加税与加价双管齐下。2015 年 4 月通过的新《广告法》于同年 9 月 1 日开始实施，全面收紧了对烟草广告的规定，禁止在大众传媒、公共场所、交通工具、户外发布烟草广告，禁止向未成年人发送任何形式的烟草广告。

北京市作为国内控烟的先驱城市，早在 1995 年就率先制定了《北京市公共场所禁止吸烟的规定》，明确 8 类公共场所禁止吸烟。2008 年，借助举办"无烟奥运"的契机，颁布了《北京市禁止吸烟场所范围若干规定》（市政府令第 204 号），将禁止吸烟公共场所扩大到 11 类。

在后奥运时期，北京市政府于 2009 年制定的《健康北京人——全民健康促进十年行动规划》和 2011 年颁布的《健康北京"十二五"发展建设规划》，明确提出要履行《世界卫生组织烟草控制框架公约》。《健康北京人——全民健康促进十年行动规划》明确提出男性要下降到 50% 以下，女性要下降到 4% 以下。《健康北京"十二五"发展建设规划》提出将成人吸烟率降至 25%。

---

① 《烟草：重要事实》，世界卫生组织网站，https：//www.who.int/zh/news-room/fact-sheets/detail/tobacco，最后访问日期：2019 年 9 月 1 日。

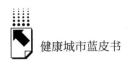

## 二 北京市控烟条例制定过程

2013 年，北京市开展了居民控烟立法的民意调查。有 93.8% 的北京市居民支持北京市控烟立法，92.8% 的居民支持北京市"室内公共场所和工作场所"全面禁烟。同年，控烟立法被列入了北京市政府立法工作总体安排和市人大常委会立法工作计划，并于 2014 年 11 月列入《北京市地方性法规五年立法规划（2013–2017 年）》。

在充分立项论证的基础上，北京市卫生计生委、北京市爱卫会办公室先后听取了市人大代表和政协委员、专家学者、政府相关部门、烟草经营部门代表等方面的意见和建议，借鉴了青岛等城市控烟管理和立法先进经验，就立法相关重要内容进行了深入研究。

北京市首次采用网上公开直播的方式，对控烟立法进行审议。2014 年 7 月、9 月、11 月，北京市人大对《北京市控制吸烟条例》先后进行了 3 次审议；2014 年 11 月 28 日，北京市十四届人民代表大会常务委员会第十五次会议审议并通过了《北京市控制吸烟条例》（以下简称《条例》），于 2015 年 6 月 1 日开始正式实施。

综上可见，《条例》的颁布经历了民意调查、多方听取意见、借鉴兄弟省市经验、立法审议等过程，充分体现了循证决策、民主、公开、透明化的原则，是北京市控烟综合治理的重要进展，也是北京市控烟的重要保障。

## 三 《北京市控制吸烟条例》的内容

《条例》的核心内容包括：①室内公共场所全面禁烟，4 类室外公共场所部分禁烟；②全面禁止烟草广告、促销赞助；③共同治理工作理念；④卫生监督为主、行业监管为辅的执法模式；⑤开展戒烟门诊、热线等戒烟支持。《条例》被称为"史上最严的国内控烟法规"，也是目前国内最接近《世界卫生组织烟草控制框架公约》的地方性控烟法规。

总体来说，北京市控烟治理经历了从部分室内公共场所禁烟到室内公共场所全面禁烟、部分室外公共场所禁烟，从公共场所禁烟到综合控烟措施的递进式变迁过程（见图1）。

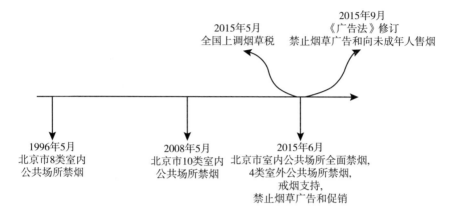

**图1　北京市控烟治理变迁过程**

资料来源：北京市人民政府网站、财政部网站、中国人大网站。

# 四　《北京市控制吸烟条例》的执行

为保证《条例》的执行，北京市采取了一系列配套措施，包括：建立适宜的工作机制，完善配套政策实施方案、标准和规范，广泛开展社会动员，开展多种形式的宣传教育，创造无烟环境，建立戒烟支持体系以及建立监督执法机制。

## （一）建立适宜的工作机制

北京市控烟治理建立了适宜的控烟工作机制，将控烟工作制度化、规范化，保障了控烟工作的开展和落实。《健康北京人——全民健康促进十年行动规划》《健康北京"十二五"发展建设规划》《北京市人民政府关于进一步加强新时期爱国卫生工作的实施意见》《关于促进卫生与健康事业改革发展的意见》《"健康北京2030"规划纲要》等文件都明确将控烟作为主要工

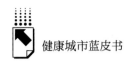

作，成为各级政府和部门推动控烟工作的有效抓手。此外，北京市各级爱国卫生运动委员会在本级人民政府的领导下，广泛协调北京市公安局、市工商局、市委宣传部等 59 个市爱卫会委员单位，形成多部门合作的控烟工作机制，为控烟工作提供了有力的组织保障。

### （二）完善配套政策实施方案、标准和规范

为了配套《条例》的实施，2015 年 4 月 7 日，北京市爱卫会下发了《关于印发北京市禁止吸烟标识制作标准与张贴规范的通知》，规定了本市各类禁烟场所禁止吸烟标识的基本要素：国际通行的禁烟标识和 12320 举报电话，并给出了禁烟标识的样例。北京市卫生监督所分别制定了《〈北京市控烟条例〉监督执法工作实施方案》《北京市控烟卫生监督执法工作规范（试行）》，为控烟工作的开展提供了制度保障。

### （三）广泛开展社会动员

《条例》中明确提出，全社会都应支持控烟工作，鼓励、支持志愿者组织、其他社会组织和个人开展控制吸烟宣传教育，劝阻违法吸烟行为，监督场所的经营者和管理者开展控制吸烟工作，提供戒烟服务等活动。《条例》实施以来，世界卫生组织驻华代表处、中国控烟协会、青少年无烟运动、肺健基金会等社会组织以及一大批控烟志愿者以不同的方式参与控烟工作，形成了广泛的北京控烟联盟。

### （四）开展多种形式的宣传教育

北京市开展多种形式的控烟宣传，包括新闻媒体宣传、大众媒体宣传、公交阵地宣传、新媒体宣传等。北京市结合世界无烟日、春节、元旦等，在公交车、公交站台、地铁站台广泛开展控烟宣传，受众超过 1 亿人次。烟草监管部门制作 17 万张"吸烟有害健康"和"不向未成年人出售烟草制品"的标志，向全市持证卷烟零售商户发放。市卫生健康委在 400 所幼儿园开展"小手拉大手"控烟宣传活动，受众达 200 余万人。

## （五）创造无烟环境

北京市从 2007 年起，为迎接奥运会，率先在出租车实施全面禁烟政策，进而在全市 1000 多所中小学校建立无烟学校，在全市各级医疗卫生机构建立无烟医院，着力建立无烟环境。此外，无烟机构及无烟单位、无烟家庭的创建也取得了有效进展。

## （六）建立戒烟支持体系

北京市初步建立了以戒烟门诊和戒烟热线为主的戒烟支持体系。截至 2017 年，北京市已有 61 家医院开设了戒烟门诊，其中有 10 家达到规范化戒烟门诊标准，提供首诊 2375 人，药物服务 1549 人。北京市 12320 公共卫生服务热线提供戒烟咨询服务 20145 人次。

## （七）建立监督执法机制

《条例》中明确规定了个人在禁止吸烟场所内发现吸烟行为时劝阻、投诉举报的权利。《条例》实施以来，北京 12320 热线电话共受理控烟相关服务 66213 件，其中投诉举报 50126 件。全市卫生监督执法控烟执法 37 万户次，处罚单位 2103 家单位，处罚违法吸烟个人 9666 人，共罚款 649.97 万元；针对各类烟草违法行为，市场监管部门共结案 616 起，罚没款 640 万元。此外，控烟主管部门联合卫生监督部门，通过曝光"北京金叶园会议中心阻挠控烟执法"在内的多起典型事件，在全社会引发控烟热议与讨论。

# 五　北京市烟草控制综合治理成就

根据 2014 年[①]与 2016 年[②]北京市疾病预防控制中心开展的成人烟草调

---

① 北京市疾病预防控制中心：《北京市 2014 年成人烟草调查》，人民卫生出版社，2014。
② 北京市疾病预防控制中心：《北京市 2016 年成人烟草调查》，人民卫生出版社，2016。

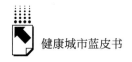

查，2015 年以来，北京市烟草控制综合治理成效斐然。《条例》也因此作为第九届全球健康促进大会案例，在全球范围内进行推广。①

## （一）控烟宣传成效显著，控烟相关知识知晓率显著提高

北京市综合控烟治理采用多种形式的广泛宣传，取得了较好效果，居民对于各类场所禁烟政策知晓率有显著提高。其中，增长幅度最高的是居民对于工作场所室内禁烟政策的知晓情况。2016 年，居民知晓情况最好的是中小学校室内禁烟政策，知晓率超过 90%（见图 2）。

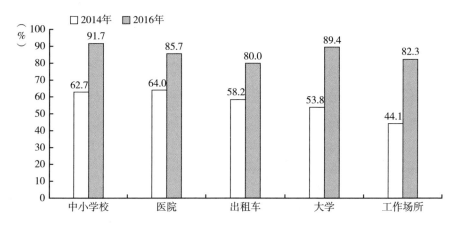

**图 2　烟草控制综合治理前后居民对各类场所禁烟政策知晓率**

资料来源：北京市疾病预防控制中心：《北京市 2014 年成人烟草调查》，人民卫生出版社，2014；北京市疾病预防控制中心：《北京市 2016 年成人烟草调查》，人民卫生出版社，2016。

烟草控制综合治理后，北京市居民对四类吸烟可致疾病的知晓率提高了 10.6%。其中，北京市居民对于吸烟可导致肺癌的知晓率始终保持在 90% 以上，对于吸烟可致中风的知晓率提升最大（见图 3）。

---

① 国家卫生与计划生育委员会：《〈北京市控制吸烟条例〉的出台与实施——第九届全球健康促进大会案例》，中国政府网，http://www.nhc.gov.cn/xcs/s3582/201611/c5c0212a7a054876a130dcb9d198483e.shtml，最后访问日期：2019 年 9 月 1 日。

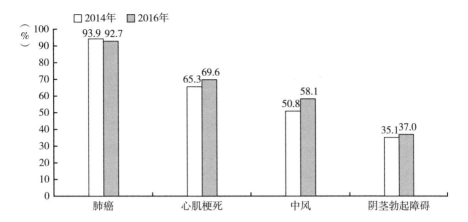

**图3　烟草控制综合治理前后居民对吸烟相关危害的知晓率**

资料来源：北京市疾病预防控制中心：《北京市2014年成人烟草调查》，人民卫生出版社，2014；北京市疾病预防控制中心：《北京市2016年成人烟草调查》，人民卫生出版社，2016。

### （二）多管齐下，卷烟销售量从2015年开始持续下降

在北京市综合控烟治理中，有两项直接作用于烟草销售的举措，即禁止烟草广告与促销、提高烟草税。北京市15岁及以上成人在销售卷烟的商店里看见烟草广告的比例从2014年的10.9%下降至2016年的3.7%，下降幅度达66.1%。现吸烟者看到任一种卷烟促销方式的比例从2014年的13.8%下降至2016年的8.7%，下降幅度达37.0%。

2008年奥运会后，北京市限额以上批发和零售业卷烟销售量有所下降，但在2010年有大幅度反弹，后于2011年回落至2009年水平，但在2011～2014年小幅度逐年上升，直至2015年，北京市开展综合控烟治理，卷烟销售量再次下降，且下降的趋势一直保持到2017年（见图4）。

### （三）综合治理成效显现，成人现吸烟率有所下降

2016年北京市居民的现吸烟率为22.3%，较2014年下降了1.1个百分点。其中，男性现吸烟率从43.2%下降到41.4%；女性从2.4%下降为

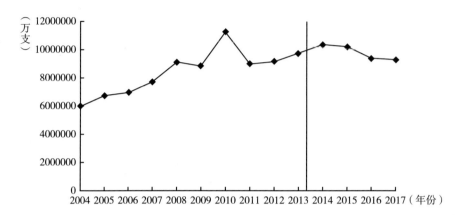

**图4 2004~2017年北京市限额以上批发和零售业卷烟销售情况**

资料来源：北京市统计局、国家统计局北京调查总队：《北京统计年鉴2004－2017》，中国统计出版社，2018。

2.0%。城市居民从22.3%下降至19.9%，而农村居民现吸烟率提高了3.9个百分点。从年龄上看，25~44岁年龄组、45~64岁年龄组现吸烟率均有所下降（见图5）。

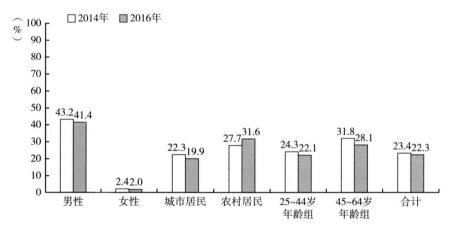

**图5 烟草控制综合治理前后成人现吸烟率比较**

资料来源：北京市疾病预防控制中心：《北京市2014年成人烟草调查》，人民卫生出版社，2014；北京市疾病预防控制中心：《北京市2016年成人烟草调查》，人民卫生出版社，2016。

## （四）室内禁烟政策效果显著，室内公共场所二手烟暴露率较大幅度下降

室内禁烟政策为2015年综合治理的重要抓手。数据显示，在2015年综合控烟治理前后，各类室内公共场所二手烟暴露率均有较大幅度下降。2015年综合控烟治理后，北京市室内公共场所二手烟暴露率有较大幅度的下降，以医疗机构、餐馆、大学和政府大楼最为明显（见图6）。

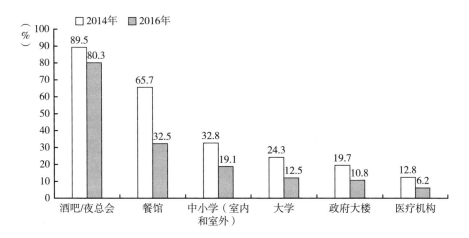

**图6 烟草控制综合治理前后室内公共场所二手烟暴露率比较**

资料来源：北京市疾病预防控制中心：《北京市2014年成人烟草调查》，人民卫生出版社，2014；北京市疾病预防控制中心：《北京市2016年成人烟草调查》，人民卫生出版社，2016。

2015年控烟综合治理后，工作场所二手烟暴露率下降了15.7个百分点，城市下降幅度高于农村（见图7）。

此外，北京市15岁及以上成人在公共交通工具暴露于二手烟的比例从2014年的3.9%下降至2016年的2.5%。2014年北京市15岁及以上成人家庭二手烟暴露率为39.8%，2016年为37.6%，有小幅度下降。

## （五）戒烟支持体系初步建立，北京市吸烟居民戒烟率有所提升

2015年北京市初步建立了以戒烟门诊、戒烟热线为主的戒烟支持体系，

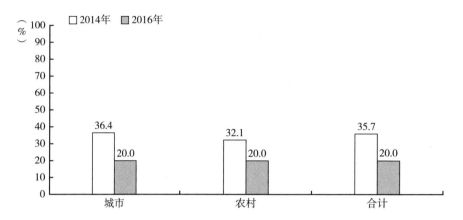

**图7 烟草控制综合治理前后工作场所二手烟暴露率比较**

资料来源：北京市疾病预防控制中心：《北京市2014年成人烟草调查》，人民卫生出版社，2014；北京市疾病预防控制中心：《北京市2016年成人烟草调查》，人民卫生出版社，2016。

北京市吸烟居民的计划戒烟率显著提高，尝试戒烟率有小幅度提高，戒烟率提高了1.9个百分点，其中，男性提高0.6个百分点，女性提高5.9个百分点（见图8）。

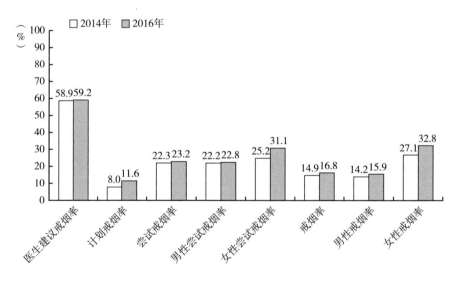

**图8 烟草控制综合治理前后戒烟情况比较**

资料来源：北京市疾病预防控制中心：《北京市2014年成人烟草调查》，人民卫生出版社，2014；北京市疾病预防控制中心：《北京市2016年成人烟草调查》，人民卫生出版社，2016。

## 六　挑战与展望

尽管北京市控烟治理取得了重要进展，但与《世界卫生组织烟草控制框架公约》相比，仍然存在较大差距。世界卫生组织为了帮助成员国实施该公约，制定了《扭转烟草流行系列政策（MPOWER 工具包)》。该工具包包括以下几个部分：监测烟草使用情况、保护人们免受烟草烟雾危害、提供戒烟帮助、警示烟草危害、确保禁止烟草广告、促销和赞助、提高烟草税。

### （一）烟草危害警示有待进一步加强

MPOWER 工具包鼓励采用带有图解的图片、与文化背景相符的有关疾病和其他不良后果的彩色图片。图片比单纯使用文字对大多数吸烟者的影响力更大，并可对不识字的人们传递信息。然而，当前中国的烟草危害警示仍然只有文字，没有图片，对于烟草危害的警示有待进一步加强。最佳吸烟危害警示标记应说明烟草使用的危害性；使用大号字体、清晰、醒目、易读，占主要可见部分的50%以上，但不应少于主要可见部分的30%（正面和背面）；定期更换便于保持对公众的吸引力；包括图片图像。北京市应率先从本地烟草品牌做起，加强烟草危害警示。

### （二）需进一步建立有效的烟草税及其使用制度

由于通货膨胀和消费者购买力上升，世界卫生组织鼓励成员方定期提高烟草税。2015 年的烟草税调整是继 2009 年来、相隔 6 年的调整，中国尚未建立定期提高烟草税。与西方国家相比较，我国的烟草综合税率为46%，只处于中下水平，法国的烟草税率为80%、英国的烟草税率为77%、德国的烟草税率为74%，即使泰国和孟加拉国等发展中国家的烟草税率也达67%。与发达国家相比，我国的烟草消费税还是偏低的，国际上建议的烟草消费税至少要占零售价格70%的水平。数据显示，我国香烟零售价在 G20国家中最低。此外，世界卫生组织指出，为了最大限度地利用税收改善大众

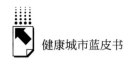

健康，烟草税收入应专项用于控烟和其他公共卫生和社会项目，这会使增加烟草税更受民众（包括吸烟者在内）欢迎。北京市作为首都和首善之区，可以探索有效的烟草税制度的方式，开展相关调查和研究，为日后制度有效的烟草税制度及其使用制度提供参考依据。

### （三）戒烟支持体系有待进一步完善

提供戒烟帮助通常包括三个主要方式：纳入初级和常规卫生保健服务的戒烟咨询、方便免费的热线电话（如戒烟热线）、提供免费或低廉的戒烟药品。北京市已开始建立戒烟支持体系，包括戒烟门诊和戒烟热线，但距离MPOWER 工具包的要求仍有较大差距，如评估尼古丁依赖程度、定期多次电话随访、利用新型通信手段鼓励戒烟等。

总的说来，北京市控烟治理取得了重要进展，积累了一系列宝贵经验，但其 MPOWER 工具包的实施现状与世界卫生组织提出的建议和要求相比，还需进一步改善和提高。未来北京市的控烟治理应秉持"将健康融入所有政策"的理念，着重加强以政府为主导、全社会共同治理的控烟体系建设，继续完善治理工作机制，继续坚持循证决策和公众参与，进一步开展社会宣传和社会动员，完善监督、评估与执法机制，促进全民健康，实现健康北京。

# 案 例 篇

**Case**

## **B**.14
## 积聚绿色力量，营造健康环境，
## 共建美丽珠海

何造雄\*

摘　要： 在建设美丽珠海的道路上，珠海始终坚持绿色发展理念，以健康为中心，着力实施法治、蓝天、碧水、净土、绿地、素质等六项重大建设工程，在经济发展的同时注重环境保护，不断优化健康环境，让市民共享健康绿色生态生活，不断提升市民生活的幸福指数，推进建设"城乡共美"的幸福珠海。

关键词： 健康城市　健康环境　珠海

---

\* 何造雄，医学学士，珠海市健康城市和家庭发展指导服务中心主任，主治医师，研究方向：健康城市建设和人口家庭发展。

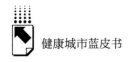

珠海市，地处广东西南位置的新型花园式海滨城市，是我国改革开放之后设立的最早的经济特区之一、珠江口西岸的核心城市。珠海毗邻港澳，地理位置优越，作为粤港澳大湾区的重要节点，是目前内地唯一与香港、澳门陆路相连的城市。这里生态环境优美，山清水秀，陆岛相望，气候宜人，是珠三角地区海域面积最大的城市，有"浪漫之城、百岛之市"的称号。出色的自然风光和人文环境也为珠海带来了"中国生态文明奖""国家文明城市""中国最具幸福感城市"等许多荣誉。

20世纪末，随着经济社会的发展，人民生活水平逐步提高，与此同时，也对资源、环境、健康的协调发展带来新的挑战，其中生态环境对人体健康的影响大幅增加。有鉴于此，珠海在特区创建之初便提出了"不以牺牲环境获得一时发展"的口号，把"环境第一"放在首位，注重源头保护，为人民健康护航。多年来，珠海坚定秉承"绿水青山就是金山银山"的生态文明理念，珠海也由此成为珠江三角洲地区环境质量水平最高、土地开发比例最少、人口密度最适宜以及社会最稳定和谐的城市之一。2012年，习近平总书记到珠海视察工作时对珠海生态环境的发展建设给予了充分肯定。优秀适宜的居住环境也让珠海一跃成为我国首个获得"国际改善居住环境最佳范例奖"的城市。目前，全市绿色空间超过陆地面积的70%，绿化覆盖、空气质量等指标在全国名列前茅。好山好水好空气，让珠海市民引以为傲，也成为珠海未来健康发展的最大优势。随着建设健康中国上升为国家战略，珠海市被全国爱卫办确定为广东省唯一的全国首批38个健康城市试点市之一；2018年7月，珠海正式成为世界卫生组织健康城市联盟成员。美丽珠海坚持绿色发展，生态优先，以人为本，不断探索和完善资源、环境与健康协调发展的长效机制，充分发挥生态文明优势，营造良好的健康城市环境，逐渐走出了一条有自己特色的健康城市建设之路。

## 一 实施"法治工程"，让制度更规范

没有制度保障，城市绿色、健康、可持续发展便是空中楼阁。一直以来，珠海高度重视环境保护的制度建设，为了保持"山城相拥、城海相融"

"推窗见山，出门见海"的特色城市风貌，珠海的第一个城市总体规划就把环境保护放在第一位，随后相继出台土地管理"五个统一"①、环境保护"八个不准"② 等规定。其中，1992 年，珠海在全省乃至全国率先提出有关环境保护的"八个不准"，至今仍倍受称赞。③ 据了解，建市以来，珠海市政府因环境污染严重问题否决了数百个投资项目。在起步发展之初出台实施"八个不准"，为珠海的生态环境保护划定了严格的政策底线，避免了城市的无序发展，为珠海的城市品质提升打下了重要基础。此后，珠海多次赢得"中国宜居城市"称号，城市绿色、健康、可持续发展战略得以健康稳定发展。

为了让全市人民"保护环境，共建美好家园""在城市发展同时共享山水资源"等共识更加全面地体现在法律条文中，让其成为城市建设与发展的根基，珠海结合本地实际，兼顾适度超前原则，已制定出台《珠海市环境保护条例》《珠海经济特区城乡规划条例》《珠海经济特区生态文明建设促进条例》《珠海经济特区土地管理条例》等多部与环境保护相关的地方性法规和政府规章以及一大批配套规范性文件，覆盖规划布局、产业发展、土地开发、执法查处、污染治理等领域，构成了较为健全的环境保护与城市建设规划体系。同时，还建立了环境保护机制，探索开展了生态文明建设考核、生态环境指数发布、地方生态保护补偿、市级环境信用评价、生态经济发展、排污权有偿使用和交易试点等工作，为环境保护工作提供了明确的工作指引。2015年，珠海获评"全国生态环境法治保障制度创新最佳事例奖"。

---

① 资料来源：《珠海市城市土地管理试行"五统一"的规定》（1991 年 6 月 3 日珠海市人民政府发布）。

② 资料来源：《珠海市环境保护"八个不准"的规定》（1992 年 10 月 6 日珠海市人民政府发布）。

③ "八个不准"内容简单概括为：不可在超过山坡 2.5 米的位置修建与旅客休息和观赏游玩无关的建筑物：①不可在海岸边、河岸边禁止的区域内修建建筑物；②不可在观赏景区和公园里修建与民众观赏游玩、休息无关的建筑物；③不准乱开石场；④不可进行排放污染物及建设对环境有严重污染的项目；⑤不可生产含有剧毒、致癌成分等危害环境和人体健康的产品；⑥不准乱设广告牌；⑦市内的噪声不准超过 45 分贝；⑧不可修建没有附带停车场的建筑设施。

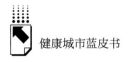
## 二 实施"蓝天工程",让空气更清新

"好空气,珠海造",有一种蓝叫做"珠海蓝"。抬头望望蓝天,随手拍下一张"珠海蓝",这是不少珠海人在朋友圈的"集赞神器",良好的空气质量一直是珠海的绿色"金字招牌"。2018年全年,珠海市优良天数共计325天(全年有效监测天数共365天),较2017年增加3天;空气质量达标率为89.0%,未出现重度污染天气,空气质量继续保持在全国重点城市前列。环境空气质量整体保持优良,在六项污染物监测指标中,除臭氧之外其他五项监测指标年均浓度均达到国家二级标准限值,其中细颗粒物(PM2.5)为27微克/立方米、二氧化氮为30微克/立方米、可吸入颗粒物(PM10)为43微克/立方米、二氧化硫为7微克/立方米、一氧化碳为1.0豪克/立方米,臭氧为162微克/立方米。① 而这份优异的"成绩单"得来不易。2018年初,珠海的空气质量曾一度"告急",尤其是1~2月形势严峻。为了扭转这一形势,让"珠海蓝"重现天空,过去一年,珠海举全市之力打响"蓝天保卫战",重点推进煤炭减量、企业治理、车辆控制和扬尘防治四个方面的工作,确保空气质量持续改善。

### (一)减煤方面

严格控制煤炭消费总量,全面禁止禁燃区煤及煤制品生产、销售和燃用,对散煤的制作、销售和燃用进行集中整治,组织检查"三小场所"9万余家次,没收超过13万个煤球。积极推进煤改气工程和城镇燃气管道建设,大力推进工业园集中加热。禁止新建燃煤锅炉,通过采取财政补贴等措施,推动全市陶瓷企业和35蒸吨以下燃煤锅炉实施"煤改气"工程,推进35蒸吨以上燃煤锅炉启动超低排放改造工作。开展生物质锅炉专项整治,淘汰注销不符合特种设备管理要求的生物质锅炉。加快风能、太阳能可再生

---

① 资料来源:《2018年珠海市环境质量状况》。

能源的开发，建成中信环保生物质热电一期工程，着力提高清洁能源所占比重。

## （二）治企方面

全面开展"散乱污"企业（场所）动态排查和综合整治。全面排查4个国控站点周边2公里范围内的污染源。对敏感区涉气工业企业污染源开展全方位突击检查、夜间检查和专项检查等。对钢铁、有色金属、陶瓷、砖瓦、石油化工等重点产业进行全面检查并完成核发排污许可证，督促钢铁、水泥、玻璃、化工等高污染行业企业依法持证、按证排污。开展油气回收综合整治，对112家加油站、8家储油库、57辆油罐车进行油气回收装置改造。

## （三）控车方面

优化发展新能源交通，2018年完成了1153辆电动公交车的投放，目前珠海共有城市公交2498台，万人拥有率为17.75标台，全面实现了公交车100%新能源化、纯电动化。加强机动车排气污染防治，按照广东省要求，于2019年7月1日开始提前实行国Ⅵ排放规定；严厉查处柴油车排放超标行为，2018年全市共查处排放超标49起，处理报废车611辆，淘汰黄标车1454辆。开展非道路移动机械污染防治工作，严格按照国Ⅲ排放标准对非道路移动机械的生产、销售环节加强监管，实施了非道路移动机械摸底调查和编码登记工作，建成登记管理系统，划定了高排放非道路移动机械禁用区域，禁用区内禁止使用不符合要求的非道路移动机械。对泥头车实行动态监管，全市共有700多辆泥头车接入市级GPS监管平台。

## （四）降尘方面

住房城乡建设、交通运输、自然资源、城市管理、水务、公路等部门联合开展施工扬尘污染整治，对全市1000余个建筑工地进行监督检查，加大对违法违规行为的处罚力度，有效落实"扬尘污染防治六个100%"，全市

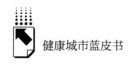

建筑施工围挡完成改造提升，文明施工水平整体提升。加强对货运车辆的执法力度，全年共查处载物飘洒遗漏超过1000起，针对泥头车渣土洒漏和未净车上路污染城市道路的问题，推进泥头车密闭改造和更新，实行余泥渣土运输全密闭。全市投入1.25亿元，新增419台一体化洗扫车、喷雾压尘车等道路清扫设备，实现日均降尘8617公里。2018年珠海市降尘均值是每月每平方公里2.94吨。①

## 三　实施"碧水工程"，让水体更清澈

珠海地处西江下游滨海地带，全市共有大小河涌渠504条、水库山塘82座、湖泊22个。水环境治理是当前生态环境保护的重点，为保护水生态资源，珠海加大工作力度，持续精准发力，认真贯彻国家"水十条"，切实赢得水污染治理攻坚战。

### （一）紧紧围绕一个目标

将提高水质量作为核心，牢牢控制主要污染物排放量。一是提升城镇污水处理能力。完善废水处理装置和管网建设，对城市污水截污纳管和老旧病害管网进行修复改造，努力推进雨污分流。截至2018年12月，全市共建成污水处理厂17座②，新增污水处理能力10万吨/日，新建污水管网190公里③，2018年全年城市污水日处理能力达93.5万吨，城镇污水集中处理率达96.4%。④ 二是完善农村的环境基础建设。加强农业污染控制力度，增加农村环保资金投入。推进畜牧业转型升级，抓好畜禽养殖污染治理。斗门区在2018年投入资金近5.4亿元，大力整改和清理非法养殖场，共关闭1584家非法养殖场。三是抓好农村生活污水处理。制定污水治理规划建设指引，

---

① 资料来源：《2018年珠海市国民经济和社会发展统计公报》。
② 资料来源：《2018年珠海市国民经济和社会发展统计公报》。
③ 资料来源：《2019年珠海市政府工作报告》。
④ 资料来源：《2018年珠海市国民经济和社会发展统计公报》。

分步进行连入市政污水管网和修建独立污水处理，全市 170 个行政村及涉农社区已有 160 个完成生活污水收集处理，建成 143 套农村小型生活污水处理设施。

## （二）密切聚焦三大关键措施

抓好前山河流域水质稳定达标、加强饮用水源保护区、综合治理黑臭水体。一是继续加大前山河综合整治力度。成立珠海市前山河流域水环境综合治理攻坚领导小组，香洲区设前山河流域水环境综合治理现场指挥部，以抓好水污染治理、改善水环境质量为核心，应急攻坚与系统治理相结合，全面系统推进前山河流域水环境综合治理工作，稳定提升前山河水质，促进前山河流域经济、社会和环境协调发展。二是继续加强水源保护，严把审批关，持续加大环境执法力度。拒绝受理和审批饮用水水源保护区内建设新的工业企业、第三产业、畜禽养殖场及其他污染水源的项目，对威胁饮用水源水质安全的污染源和风险源依法予以整治。合理优化饮用水设置，克服咸潮、高峰供水、台风等一系列挑战，确保供水稳定、安全，2018 年集中式饮用水水源水质达标率为 100%。① 对澳门的供水质优量足，第四条对澳门的供水管道基本完工，全年对澳门供水量首次超过 1 亿立方米。三是治理黑臭水体，加大力度推进全市 12 条黑臭水体的综合整治，认真落实"河长制""湖长制"，以问题为导向，建立健全横向联动机制，强化督查督办，开展黑臭水体流域工业污染源的排污监管，打击环境违法活动，严格排查处理违法排污现象；扎实推进在全市河湖范围内开展的"五清""清四乱"等河湖整治专项行动，不断提升河涌环境。2018 年，在全市 8 个水质监测断面中，黄杨河尖峰大桥断面、磨刀门水道布洲断面、珠海大桥断面和虎跳门水道河口断面、鸡啼门水道鸡啼门大桥断面 5 个断面水质类别达 II 类，优于或达到目标要求；前山河南沙湾（两河交汇口）断面、前山码头断面、石角咀水闸断面 3 个断面水质为 IV 类，继续保持达标。

---

① 资料来源：《2018 年珠海市国民经济和社会发展统计公报》。

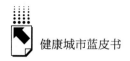

通过近年来的努力，珠海的"碧水工程"取得良好效果。2018 年，珠海水资源量达 20.18 亿立方米，比上年增加 11.2%；城乡供水保障体系进一步完善，城镇水供应保证率为 97.77%；用水效率得到提升，万元地区生产总值用水总量降至 19.42 立方米①；在 2017 年全省水资源管理制度考评中，珠海排名第一；2018 年，珠海成功建设国家水生态文明城市。

## 四 实施"净土工程"，让环境更整洁

水、气和土壤是与人们生活密切相关的重要环境要素，与空气、水污染相比，土壤污染不易被发现。但是，随着社会经济的不断发展，全国频频出现土壤环境污染事件，威胁着人们的身体健康，引起了较大反响。在此背景下，土壤污染防治成为珠海市委、市政府关注的焦点之一。2017 年 6 月，珠海市全面实施土壤污染防治行动计划，逐步改善土壤环境质量，以保障农产品质量和人居环境安全。

### （一）强化土壤污染管控和修复

一是着力开展全市土壤污染状况详查，对珠海市 301 家重点行业企业及 3 个工业园区土壤污染开展现状定性调查，顺利完成全市农用地详查工作，共采集表层土样品 468 个、深层土样 101 个、农产品样品 71 个，全面了解土壤环境质量状况。二是确定农用地有关情况，构建农用地土壤环境质量基础数据库。三是在加强重点监控企业土壤中重金属、有机物等各种污染物含量的同时，对重点监控企业、固废处置设施等重要场所的周边土壤进行监测，实时掌握土壤环境质量的变化。四是注重再次开发利用的工业用地的环境安全问题，做好工业用地再次开发利用后土壤质量变化的调查以及风险评估工作，保障土壤的环境质量。五是开展土壤污染修复试点示范，探索建立"珠海模式"，在斗门区、金湾区、高栏港区开展 2018 年受污染耕地安全利

---

① 资料来源：《2018 年珠海市国民经济和社会发展统计公报》。

用试点 700 亩的任务，在斗门区斗门镇、莲洲镇分别完成了 30 亩受污染耕地安全利用示范工程。

### （二）强化固体废物污染防治

继续实施固体废物规范管理，不断提高管理系统化、法治化、精细化水平，积极推进《珠海市固体废物污染防治三年行动计划（2018—2020年）》，建立落实污染防治主体责任的考核机制，加速推进固体废物处理装置建设，严格执行环境监督管理执法，促进废物从源头减少。

### （三）加快推进垃圾分类和处理

健全城乡一体生活垃圾收集运输体系和"户分类、村收集、镇集中、区转运、市处理"的农村生活垃圾收集运输处理方式，"一镇一站、一村一点"高标准建设垃圾压缩中转站以及密闭垃圾屋，彻底改变垃圾裸露、污水溢流、脏乱差的治理模式，全面提高珠海市城乡垃圾减量化、资源化利用以及无害化处置的能力及水平。稳步推进生活垃圾分类回收试点，强化生活垃圾收运处理系统，做好分类收运、分类处置。完善收集转运设施设备，加大垃圾中转站建设，累计投入运行垃圾中转站 170 多座、环保垃圾屋 1100多座，提高中转能力和覆盖范围，有效防控二次污染。加快运输车辆更新换代，累计投入运行运输车辆 387 台，全部实行 GPS 定位在线监控、进场（厂）监控、计量 ID 卡管理，强化密闭化运输。2018 年全市生活垃圾产生量和无害化处置量为 98.59 万吨（2701 吨/日）；全年城镇生活垃圾无害化处理率达 100%。

## 五　实施"绿地工程"，让城市更美好

### （一）美化城市环境，提高生活质量

以创建"国家森林城市"为契机，推动健康宜居生态建设。一是开展

"公园之城"行动,构建"滨海特色、水网湿地、森林郊野、城乡社区"四大公园体系,开放城市绿色空间,让城市居民"300 米见绿、500 米见园",共享环境保护成果。截至 2017 年底,珠海市已建成公园绿地 610 处,其中社区公园 503 个;2018 年城市人均公园绿地面积为 19.9 平方米①,"园在城中,城在园中,城园相融"的公园网络已渐渐成型。二是开展"彩色飘带"行动,开展 30 处道路桥梁、20 处隧道以及 60 处建筑立面的绿化美化工作,借助于观花植物,在城市道路的两侧、城市的公共区域等地方形成植物种类繁多、新颖优美的城市绿化景观带,力争"季季有花,四季不同",持续提升城市美化水平。三是开展"千里绿廊"行动,着重做好绿道提质升级,2018 年新建 40 公里健康步道、70 公里林荫道、60 公里绿道②,全市计划在"十三五"期间建成一个接近 1500 公里的绿色走廊生态网络体系。随着绿道逐渐完善,自行车逐渐增多。有数据表示,目前珠海各类共享单车已超过9 万辆,2018 年全年累计骑行距离大于 1.95 亿公里,平均每日 15 万人次骑行。全年全市超过 200 场的公益性骑行活动,大大丰富了市民群众的生活,推动全民健身发展,并直接带动旅游、运动、休闲、餐饮、购物等行业发展,形成新的创业商机、新的绿色致富点。

## (二)开办"绿色银行",助力城市更新

前山河是珠海的"母亲河"。近年来,为了解决前山河沿岸土地污染的问题,珠海市委、市政府提出"河流复兴、城市更新",采取"绿色银行"方式推进前山河沿岸土地污染改造,制定实施绿化整治规划,政府积极与国有企业探索建立共同开展绿化项目的新合作模式。在政府多部门共同协调下,与华发集团签订了"前山河流域清整土地绿化美化工程合作框架协议书",依照"清出一块、绿化一块"的步骤,政府将前山河沿岸的闲散土地进行清理、整合并无偿提供给华发集团,由华发集团对土地进行绿化美化,

---

① 资料来源:《2018 年珠海市国民经济和社会发展统计公报》。
② 资料来源:《2019 年珠海市政府工作报告》。

在管理期间所获取的收益归华发集团所有，当政府需要用地时，华发集团需无偿归还。这种新的合作模式有利于规范国有闲散土地管理，改善市容环境和绿化道路景观，同时还发挥了国有企业的资金运营优势，减少了政府在绿化工作中的支出，可谓"一举多得"。目前，前山河沿岸绿化美化工程建设进展良好，已建成数万平方米的景观苗圃，经过有效的清理整治、绿化美化，前山河沿岸土地污染问题得到根本治理。

### （三）美化旅游景观，提高城市品位

珠海情侣路上有一个半月形的香炉湾，过去因渔民从这里登岸到石景山香炉洞朝拜而得名。情侣路虽美，但因 20 世纪 90 年代的修建工程而逐渐变成"有岸无滩"。2016 年，珠海市开展香炉湾沙滩修复工程，逐步恢复其生态功能。经修复后，香炉湾沙滩近岸海域的生态质量及公共服务功能得到全面改善提升，该项目也荣获"2017 年中国人居环境范例奖"。为更好地延续宜居生态理念，珠海借鉴新加坡、波士顿等国际宜居城市的经验，制定实施《情侣路浪漫风情海岸整体提升规划》，对情侣路沿线及其串联的唐家湾、香炉湾、横琴湾等 9 个湾区进行整体改造，通过修复海滩、完善公共服务设施、增强综合空间功能等，形成"一带九湾"的浪漫海岸。还有在珠海大道沿线 29 公里的花海长廊、珠海机场东路沿线的海绵城市项目、新修建的大门口湿地公园、香山湖公园等综合性公园、改造后的野狸岛公园、海天驿站公园、修复后的淇澳红树林湿地公园，这一批又一批绿色生态工程，改善了珠海市民的生活环境，营造了健康绿色的生活环境。

## 六　实施"素质工程"，使氛围更浓厚

### （一）大力宣传生态环保，提升市民的环保意识

深化"保护环境、人人有责"的共识，倡导社会各界和全体市民关注

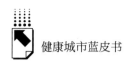

生态环保，共同建设健康美丽家园。积极培育生态文化，开设生态文明和相关法律法规的专题教育课程，定期对全市党政干部进行轮训，做好环保"领头羊"。建立宣传教育基地，通过珠海文化大讲堂，邀请国内知名教授学者讲授与环境保护相关的专题讲座；开设生态文明大讲堂，利用本地和国内知名报刊以及网络平台开展生态文明系列宣传。积极开展环保"四进"宣教活动，在社区、学校、企业、农村等普及环境保护、绿色发展理念和法律法规知识。环境保护从娃娃抓起，编写中小学生生态文明读本，同时在中、小学及大专、本科院校开展创建绿色学校活动，不断渗透环保意识。随着市民参与度的不断提高，连续多年举办的"市民走进生态珠海""香洲区绿道嘉年华"如今已经成为环保教育宣传的标志性活动。结合文明城市、健康城市以及生态城市建设等重点工作，将环保专题普法纳入全市"七五"普法实施重点，把握"国家宪法日""全国低碳日"等重要节点，积极举办有关环境保护主题的法治宣传活动，让法治活动走入千家万户。

## （二）调整改变生活模式，倡导低碳健康理念

积极推广绿色建筑，鼓励使用绿色技术、新型建筑材料。打造绿色交通体系，推行全市"1 元乘公交"优惠政策，鼓励优先选择公共交通出行；大力推行机动车新能源化，使公交车、出租车逐步纯电动化；完善珠三角绿道网珠海段和慢行设施建设，健全有轨电车、公交车、出租车、自行车和水上巴士的公交体系，引导市民绿色出行，绿色公交出行总人次同比增长19.4%。[①] 开展全市公共机构"节能宣传周"活动，提倡适度简约以及绿色低碳的工作模式，营造崇尚节约、厉行节约的良好氛围，发挥公共机构的引导功能。组织开展形式多样的健身徒步、马拉松、自行车赛、闲置物品交换会、户外爱心捡垃圾等公益宣传活动，提高全民低碳环保意识。大力开展绿色细胞工程建设，通过评选出一批又一批绿色细胞单元，以点带面，将环保意识渗透到市民群众中去，充分发挥辐射引领作用。据环保部门统计，截至

---

① 资料来源：《2018 年珠海市政府工作报告》。

2017 年底，全市建成各级"绿色学校"216 所、"绿色社区"70 个、"环境教育基地"12 个；绿色使者、绿色志愿者等人数达 7 万人，形成人人关心环保、参与环保的良好社会风尚。

绿水青山就是金山银山。良好的健康环境是珠海的立市之本，是珠海最靓丽的名片，更是最值得保护的生产力。2018 年，全市实现地区生产总值 2914.74 亿元，同比增长 8.0%；人均生产总值 15.94 万元，位居全省第二名。① 也正源于数十年来对绿色发展的坚守，才能让如今珠海的天更蓝了、水更清了、土更净了、山更绿了，城市环境更加美好，居民健康水平持续提高。2018 年，人均公共卫生服务经费达 63.6 元，13 类基本和 6 类重大公共卫生服务项目全部落实。全市人均期望寿命已达 82.60 岁，超过全国、全省平均水平；全市婴儿出生缺陷发生率连续多年控制在较低水平，婴儿死亡率、5 岁以下儿童死亡率、孕产妇死亡率分别为 2.45‰、2.84‰、9.79/10 万②，居民主要健康指标保持在较高水平。多年来全市未发生重大疫情，2018 年顺利通过第四次国家卫生城市复审，全市 15 个镇全部创建为国家或省卫生镇，所有行政村实现省卫生村全覆盖。启动健康细胞单元工程，累计建成区级健康"细胞"单元 2305 个、市级健康"细胞"单元 221 个、三星级以上的健康单元 51 个、被世界卫生组织健康城市合作中心命名的健康单位及健康社区 9 个。

蓝图已经绘就，逐梦唯有笃行。在走向幸福之路的征途中，珠海将一如既往，继续将人民健康放在首要发展的重要位置，紧紧围绕珠海健康城市建设的规划目标，"将健康融入所有政策"，让健康成为习惯，以提升环境质量为核心，创造发展新优势，加快推进健康城市建设，切实提升市民幸福指数，为珠海实现全面小康打下坚实健康基础。

---

① 资料来源：《2018 年珠海市国民经济和社会发展统计公报》。
② 资料来源：珠海市卫生健康局统计数据。

# B.15

# 实施"四个一"工作模式
# 不断探索健康城市建设新实践

邬先赞　王　璐*

**摘　要：** 2008 年，无锡启动健康城市建设，秉持"将健康融入所有政策"理念，以保障群众的健康权益为出发点，以重点工作项目化管理的手段，围绕城市环境持续改善、健康服务质量有效提升和居民健康素养不断提高三个重点，先后开展三轮专项行动计划，不同周期有不同的工作重点。每轮行动计划都做到制订前有论证，实施后有评估，在探索和实践中逐步形成"四个一"工作模式，有效提升了居民健康素养水平，实现了健康细胞规范化建设的更新升级，加快了健康环境、健康社会、健康人群协调发展，逐步让"健康无锡"走向现实。

**关键词：** 健康城市　居民健康素养　健康细胞　健康服务

建设健康城市是实施健康中国战略的关键环节，是落实习近平总书记重要指示的有力举措。近年来，无锡市积极探索健康城市建设新模式，努力为实施全球"健康城市行动"中国方案贡献无锡力量。

* 邬先赞，管理学学士，在职研究生，现任无锡市爱卫办副主任（卫生健康委健康促进处处长），研究方向：健康城市建设、健康促进；王璐，博士，副主任医师，现任无锡市疾病预防控制中心健康促进部主任，研究方向：慢性病管理与健康促进。

# 一　基本情况

无锡市下辖 2 个县级市、5 个区，面积为 4628 平方公里，户籍人口为497 万人，常住人口为 657 万人。1999 年建成国家卫生城市，2006 年第十一次党代会提出健康城市建设目标。2007 年成立市建设健康城市领导小组，2008 年正式启动健康城市建设。以建设健康城市行动计划为蓝本，践行“将健康融入所有政策”理念，以保障群众的健康权益为根本目的，以重点工作项目化管理的思路，围绕城市环境持续改善、健康服务质量有效提升和居民健康素养不断提高三个重点，开展专项行动，营造健康环境、构建健康社会、培育健康人群。

# 二　发展历程

## （一）调研与启动阶段

1999 年，无锡市建成国家卫生城市后，即着手谋划健康城市建设工作。2004 年，市爱卫办向市政府提交建设健康城市调研报告。2006 年，无锡市第十一次党代会明确提出“力争到 2010 年实现基本建成健康城市”的战略目标，市卫生局成立健康城市建设筹备工作小组，启动健康城市建设的调研和准备工作。2007 年，成立市建设健康城市领导小组。

## （二）实施阶段

自 2008 年正式启动健康城市建设以来，实施完成了两个行动计划，目前正在实施第三个行动计划。

健康城市行动第一轮（2008～2010 年）重在宣传发动、建立机制、探索经验，第二轮（2011～2015 年）重在抓好项目实施、重点推进、典型引路，第三轮（2016～2020 年）则进一步强化“项目化管理”的路径措施，

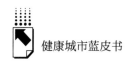

整合部门职能优势，集中力量优化项目推进，更好地满足市民健康需求。

2016 年，无锡市被国家卫生计生委列为全国首批健康城市试点市，2017 年，在全国卫生城镇暨健康城市工作会议上作经验交流。目前，所辖江阴、宜兴两市也启动了健康城市建设，且均建成全国文明城市和国家卫生城市，成为全国第一个文明城市群。

## 三　不同时期的健康挑战及应对策略

### （一）关注饮水安全，实施铁腕治污

2007 年初夏，太湖蓝藻事件发生，给市民的生产、生活带来了巨大影响，饮水安全成为无锡居民最为关注的健康问题。《无锡市建设健康城市三年行动计划（2008—2010 年)》，以水环境治理为重点，大规模实施退渔还湖、生态清淤、控源截污、生态修复、湖岸整治和环湖林带建设等全方位的综合整治，开展治理太湖保护水源"6699"行动、环保优先"八大行动"、落实"河长制"等举措，关停、整改、转迁沿湖各类企业 2735 家。

### （二）关注市民健康，实施健康素养促进行动

2003 年无锡市社区诊断显示，全市 35 岁以上人群超重和肥胖率达到 38%，高血压等慢性病患病率达 42.16%，不参加体育运动、经常食用腌制食品、吸烟、饮酒等不健康生活方式广泛存在。自启动健康城市建设起，无锡市大力实施居民健康素养促进行动，通过科普读本、电视短剧、知识竞赛、"健康老人"评选、"我的血压我知道"等专项活动，强化媒体宣传与社会动员，不断提高市民的健康素养水平一直是健康城市建设的重点内容。

### （三）关注空气质量，实施"蓝天行动"

随着太湖水环境的逐步好转，PM2.5 等空气污染物对健康的影响日益受到社会关注。无锡市在第二轮（2011～2015 年）健康城市建设行动计划中，

将"蓝天行动"作为"八大行动"之首，通过采取综合措施，减少大气污染物的产生，提升大气环境质量，通过工业废气治理、机动车尾气减排、扬尘污染防治、油气回收等综合措施，减少大气污染物的产生，提升大气环境质量。

### （四）关注慢病危害，实施慢病综合防控

随着经济社会的不断发展，慢性病成为最主要的健康危害，慢性病防控工作形势严峻。2013 年，无锡市将慢性病综合防控示范区建设列入政府民生实事项目，全面推进慢性病综合防控。全市 7 个市（县）区已建成国家级慢病综合防控示范区 6 个、省级示范区 1 个。

### （五）关注民生健康，实施健康战略

《无锡市建设健康城市行动规划（2016—2020 年）》融合了《"健康无锡 2030"规划纲要》目标，以"大健康、大卫生"理念，关注民生健康，确立了十大行动计划、36 项重点工作和 53 项工作指标，继续深入推进健康城市建设。

## 四 现阶段的主要做法

### （一）"一把手抓工作"，切实加强组织领导

建设健康城市是一项系统工程。切实加强对健康城市的领导，构建科学合理高效的工作机制，是健康城市建设工作实现长效、落到实处的根本保证。一是强化组织领导。建设健康城市实行主要领导负责制，明确各级政府和有关部门的职责和工作任务，层层分解，逐级落实，年终进行责任考评，完成情况作为考核部门及其主要负责人工作的一项重要内容。为强化对健康城市建设工作的领导，无锡市成立由市政府主要领导任组长，市委、市政府分管领导任副组长，市有关责任部门主要负责人为成员的领导小组，负责创建工作的决策部署和统一领导。领导小组办公室设在卫生部门，负责日常工

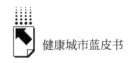
作的组织协调。领导小组设立若干专业委员会，负责协调、评估各专业建设工作。二是明确年度目标。实施健康城市建设以来，按照突出健康、问题导向、项目管理、持续改进的建设主线，注重规划引领，强化行政推动，市政府每年将健康城市各项任务分解下达各相关职能部门和市（县）、区政府，各市（县）、区政府每年把建设健康城市作为当地经济社会发展的一项重要任务，纳入工作计划和部署，纳入年度考核，确保工作落到实处。三是完善制度体系。为构建推进健康城市建设的长效工作机制，无锡市建立健全推进健康城市日常工作制度、评估督导和多部门联动机制、联席会议制度、联络员工作制度，以及自评与外评相结合的评估推进机制。每年进行建设健康城市先进地区和先进单位的评比活动。2018 年以来，无锡市将健康城市建设纳入"健康无锡"建设范围，从更高层面、更大范围，以更大力度推进健康城市建设，建立了以"健康无锡"建设牵头单位为组长单位的 11 个专项工作组，"健康无锡"建设日常工作以专项工作组的形式实行分级管理及专项推进。

### （二）一张蓝图绘到底，实施一系列行动计划

建设健康城市是一个长期的过程，必须坚持问题导向，积跬步以至千里，积小胜为大胜。无锡市健康城市建设突出整体推进，坚持短期任务与远期目标相结合，通过实施三轮健康城市行动计划，对总体目标和努力方向进行统筹规划，有的放矢地解决健康城市建设中存在的突出问题。2008～2010年，首轮健康城市行动将健康城市建设纳入全市经济社会发展五年规划，还与全民健康促进行动、"慢病综合防控示范区"创建等列为政府年度民生实事项目，注重规划引领，强化行政推动，围绕"健康环境、健康饮食、健康服务、健康社区、健康人群"五大目标任务，积极推进水环境综合治理、健康教育与干预、食品安全、城市管理等 21 项重点工作并设 68 项指标。经专家终期评估，各项指标综合完成率达 95.6%。2011～2015 年，第二轮健康城市行动按照突出健康、项目管理、持续改进、协调发展的工作主线，围绕城市环境持续改善、健康服务质量有效提升和居民健康素养不断提高三大

重点，重点推进"蓝天行动、无烟城市行动、食品放心行动、职工关爱行动、市民健康素养促进行动、社区健康干预行动、心理健康素质提升行动、居民健康诊断行动"八大行动并设 40 项指标，以"治水""治气"为重点深化环境综合治理，强化健康干预和健康促进措施等，全市健康环境持续改善、健康设施逐步增加、健康人群不断扩大。2016 年，无锡市邀请复旦大学、苏州大学、江苏省爱卫办、江苏省社会科学院的专家组成专家组，在对无锡市前两轮健康城市效果进行评估的基础上，对新一轮规划进行论证，编制实施《无锡市建设健康城市行动规划（2016—2020 年)》，确立了十大行动计划、36 项重点工作和 53 项工作指标。2016～2020 年，第三轮健康城市行动按照突出健康、问题导向、项目管理、持续改进的建设主线，围绕营造健康环境、建设健康社会、培育健康人群三项主要任务，重点实施"蓝天行动、清水行动、创建优秀管理城市行动、基本公共服务提升行动、病媒生物防制行动、无烟城市行动、全民健身行动、慢病防控行动、职业病防治行动、市民健康素养促进行动"十项行动。

## （三）一体化推进，构建齐抓共管的工作体系

建设健康城市必须始终坚持"将健康融入所有政策"的理念，充分发挥各相关部门的职能作用，调动一切积极因素，共同推进健康城市建设。多年来，无锡市建立健全了"政府主导、多部门合作、专业机构支持、全社会共同参与"的健康城市建设工作机制。各部委（局）强化责任意识，与创建全国文明城市、全民健身示范城市、江苏省优秀管理城市等有机结合，齐抓共管，协力推进健康城市建设。市委宣传部主导多维度、多视角宣传健康知识和工作进展，统筹协调《无锡日报》、无锡广电集团等主流媒体开设电视、广播、移动媒体健康专刊、专栏。市体育局深入实施全民健身"365工程"，打造"文明风尚·科学健身"等品牌系列活动，积极推行国民体质监测，促进全民科学健身行动；打造体育超市嘉年华、全民健身大联动、网民公益大会、环太湖公路自行车赛、"无锡国际马拉松赛"、"环太湖国际公路自行车赛"等品牌赛事，推进健康产业创新升级。市水利局、环保局、

太湖办等部门狠抓河长制、太湖治理、水生态文明、水资源管理等工作。市城管局组织开展"环境卫生专项整治行动""市容市貌专项整治行动"等7大专项行动。市卫生健康委开发运用"健康E家"健康管理系统和"互联网＋医疗健康",实现窗口、上门和手机应用三种签约服务和"无锡智医"的运行。市卫健委、市人社局、市医保局推进DRGs-PPS① 医保支付改革试点,出台长期护理保险制度、长期护理保险失能等级评估管理办法、定点护理服务机构管理办法、《全面放开养老服务市场提升养老服务质量的实施意见》、《关于推进养老护理型床位建设的实施意见》等配套文件,推动医养融合发展。

### (四)一条龙服务,不断夯实基层基础工作

建设健康城市必须坚持以人民为中心的发展思想,树牢服务意识,不断提升群众的健康获得感。无锡市在推进健康城市建设过程中,注重推进"健康细胞"工程建设,充分发挥示范引领作用,为社区居民提供"一站式"服务,不断夯实基层基础工作。一是制定建设标准。2008年全面启动健康城市建设工作以后,随即印发了《关于开展无锡市健康场所建设试点活动的通知》,确定健康社区、健康企业、健康促进学校的建设标准、工作程序。同时,积极探索健康场所建设,不断修订完善健康社区标准,制定健康步道、健康主题公园、健康小屋等健康场所建设标准。要求示范性的健康社区必须配套建设健康步道、健康小游园(健康主题公园)、健康小屋,方便群众在健身、休闲的同时获得慢性病、传染病、多发病等各类疾病防控知识,增强健康意识。通过以上举措,不断提高无锡市健康细胞规范化建设水平。二是强化行政推动。市爱卫办每年将健康镇村、健康社区、健康单位、

---

① DRGs-PPS是诊断相关组－预付费制度(Diagnosis Related Groups-Prospective Payment System)的简称,是医疗保险机构就病组付费标准与医院达成协议,医院在收治参加医疗保险的病人时,医疗保险机构按照该病组的预付费标准向医院支付费用,超出标准部分的费用由医院承担(或者由医院与医疗保险机构按约定比例共同承担),结余部分可留用的一种费用制度。

健康主题公园、健康步道等健康细胞和健康场所创建工作列入各市（县）区政府目标任务。健康单位以学校、企业、机关、事业单位为重点，积极创造有益于健康的环境，落实禁控烟、健康体检、职业健康检查、职业危害防护、安全管理等制度，开展工间操、运动会、联欢会等文化体育活动，丰富健康文化的内涵。三是坚持因地制宜。无锡市在推进健康细胞建设的过程中，坚持分类指导、因地制宜的工作原则，坚持上下联动、突出重点、整合资源、分类推进，着力培育新项目、新亮点。始终强调"工作有看头，群众有甜头"的工作理念。所谓"看头"，就是每个健康细胞除了达到创建的基本标准外，一定要体现自身的特色，有可学习借鉴之处；所谓"甜头"，就是推进健康细胞建设的目的是提高居民的健康获得感，让辖区居民在创建过程中得到实实在在的好处。在创建之初，要求各地分别选择商品房小区、老旧小区、城市拆迁小区、城乡接合部小区、农村小区等不同类型的小区，打造"一居一品"的健康社区样板，发挥示范带动效应。其中，梁溪区毛岸社区、金宁社区，锡山区安西村，惠山区长乐社区，滨湖区万科社区，新吴区新光社区等一批健康社区示范项目工作扎实、特色鲜明，全面建设了健康步道、健康宣传、儿童康乐、健康小屋、居民健身等设施，提供居家养老服务，社区整洁有序、文明和谐，是城市拆迁小区、老旧小区、商品房小区、农村自然村等各类基层单位在健康镇村建设方面的典型代表，起到了很好的示范引领作用。

# 五　建设成效

## （一）齐抓共管，健康环境得到改善

一是空气质量优良天数比例持续提高。2018 年中国环境监测总站公布的全国 169 个城市环境空气质量月报显示，12 月无锡市环境空气质量综合指数为 5.00，排第 67 位。二是太湖水环境持续改善。7 个集中式饮用水源地达到国家和省考核要求，达标率为 100%。45 个国省考核断面优 Ⅲ 比例为 53.3% , 无劣 V 类断面。13 条主要出入湖河流水质稳中趋好, 太湖无锡水域实现连续 11 年安全度夏。三是农村人居环境极大改善。无害化卫生户厕达标率达到 99.99% , 跃居全省第一。所辖的江阴市、宜兴市均为国家卫生城市, 是全国首个文明城市群和国家卫生城市群, 国家卫生镇创建率超过 90% 。无锡市空气质量优良比例及年内新增绿地面积状况也非常良好 ( 见图 1 和图 2 ) 。

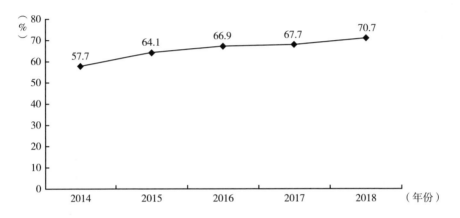

**图 1　2014～2018 年无锡市空气质量优良比例**

资料来源：相关年份《无锡市国民经济和社会发展统计公报》。

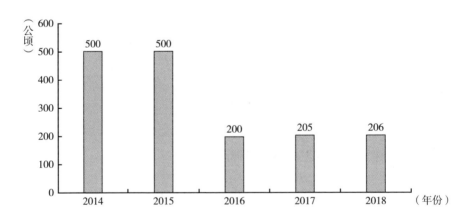

**图 2　2014～2018 年无锡市年内新增绿地面积**

资料来源：相关年份《无锡市国民经济和社会发展统计公报》。

## （二）多措并举，健康社会日渐形成

一是"政府主导、多部门合作、专业机构支持、全社会共同参与"的健康城市建设工作机制已经建立，各相关部门主责意识、主业意识、主角意识已经形成，"将健康融入所有政策"理念基本落实。二是城市人均体育场地面积达到2.72平方米，每千人拥有社会体育指导员3.11名（2014～2018年无锡市新增各级社会体育指导员情况见图3）。三是每千人口医疗卫生机构床位数为6.59张、执业（助理）医师为2.99人，每万人拥有公共卫生人员数为9.28人（2014～2018年无锡市城乡医疗救助情况见图4）。四是养老事业不断发展，每千名老年人口拥有养老床位41.34张。五是健康细胞工程建设扎实推进。截至2018年底，全市建成健康社区（村）434个（社区总数606个）、健康学校374所（学校总数388所），健康企业30家（企业总数723家）（见图5）。

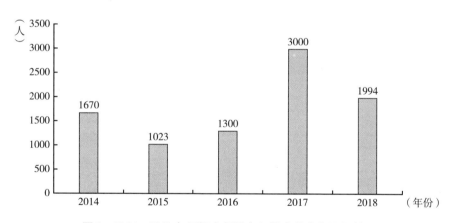

**图3 2014～2018年无锡市新增各级社会体育指导员情况**

资料来源：相关年份《无锡市国民经济和社会发展统计公报》。

## （三）探索创新，健康服务不断优化

全市严重精神障碍患者规范管理率达到91.57%，儿童健康管理率达到99.57%，高血压、糖尿病规范管理率分别达到71.56%、71.36%。社会办

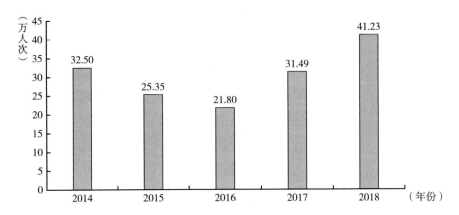

**图4 2014～2018年无锡市城乡医疗救助情况**

资料来源：相关年份《无锡市国民经济和社会发展统计公报》。

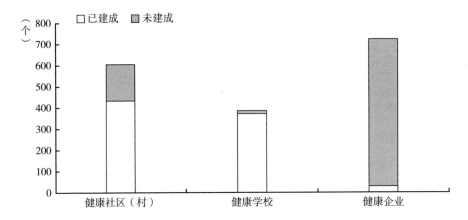

**图5 2018年无锡市健康细胞工程建设情况**

资料来源：2016～2018年《江苏省爱卫会关于命名江苏省健康镇、健康村（社区）、健康单位的决定》。

医持续发展，社会办医疗机构数为1205家，床位数为14618张，占比分别为49.22%和31.12%。4家社区卫生服务中心被国家卫生健康委确认为全国优质服务示范社区卫生服务中心。卫生健康支出占财政支出比重达到5.91%。职工医保住院费用政策范围内报销比例达到85%，城乡居民医保住院政策范围内报销比例达到75%。

## （四）监测干预，健康人群持续扩大

慢性病得到有效控制。2018 年，无锡市 18 ～ 50 岁人群高血压患病率为 10.1%，重大慢性病过早死亡率下降至 9.25%。全市孕产妇死亡率、婴儿死亡率、5 岁以下儿童死亡率分别降至 7.60/10 万、2.07‰和 3.34‰。全市人均期望寿命达 82.78 岁（见图 6）。城乡居民《国民体质测定标准》合格率达到 89.11%。

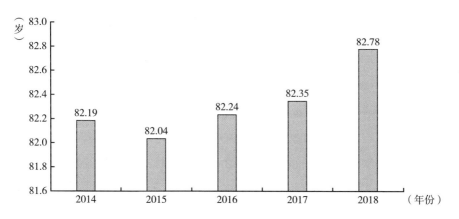

**图 6　2014 ～ 2018 年无锡市户籍人口期望寿命**

资料来源：相关年份《无锡卫生健康工作年度报告》。

## （五）传播倡导，健康素养不断提升

全市健康素养传播氛围浓厚，各类媒体开设健康知识普及栏目共 69 个，健康宣讲团、健康直通车、健康志愿者"五进"活动形式多样，居民健康素养不断攀升。2018 年全市居民健康素养达到 27.58%（见图 7），经常参加体育锻炼的人口达到 40%，全市注册志愿者比例达到 25%。

# 六　挑战与展望

随着人们对美好生活和健康需求的不断增加，无锡市的健康城市建设仍

213

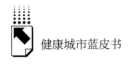

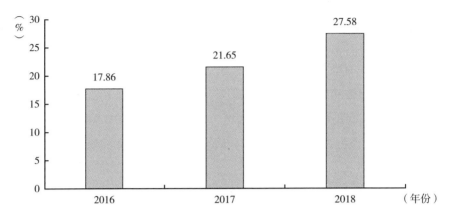

图 7　2016～2018 年无锡市居民健康素养水平

资料来源：相关年份《无锡卫生健康工作年度报告》。

然面临许多挑战。主要表现如下：一是"将健康融入所有政策"理念还没有完全深入人心，居民的健康素养还需进一步提高；二是环境对健康的影响还没有得到根本改善，大气污染、太湖水环境污染、土壤污染需要继续下大力治理；三是健康支持性环境需要进一步优化，全民健身设施有待继续完善，社区健身设施还存在重建设、轻管理的现象。

今后，继续围绕《"健康无锡 2030"规划纲要》推进"将健康融入所有政策"，抓机制、推项目，打造健康促进品牌工程，为实现高质量发展助力添彩。

（1）进一步完善工作机制。要在健康城市领导小组的统一领导下，完善建立新形势下的工作班子，健全政府主导、部门合作、社会参与的运行机制。完善分级管理制度、目标制定制度、任务下发制度，探索科学、合理、可行的"健康无锡"建设工作考核评价机制。卫生健康部门主动做好沟通协调，不大包大揽，不单打一，强化联动，形成合力。

（2）进一步抓好项目推进。发挥各部门的职能优势，以市民健康需求为主导，实施项目推进。一是推进绿色产业发展，从源头减少污染排放。二是推进市属医疗卫生机构布局调整优化，同步提高标准建设公共卫生机构。三是推动医养融合高质量发展。四是大力培育健康细胞，建设健康支持性环境。

（3）进一步打造亮点品牌。一是加快推进健康医疗互联网服务。二是开设无锡健康大讲堂，并将其打造成全国知名的健康宣传阵地。三是筹备市民健康科普体验馆建设。四是适时成立无锡健康政策研究基地，着眼国际、国内健康发展趋势，为党委政府提供决策建议。

（4）进一步营造健康氛围。加大健康无锡宣传力度，纳入主流媒体的公益宣传范畴，充分发挥新媒体的传播作用，多维度、多视角宣传健康知识和工作进展，推广健康生活方式，形成崇尚健康生活的良好社会风尚。

# B.16
# 桐乡市健康城市建设实践与思考

陆明海　朱多力*

**摘　要：** 作为全国健康城市试点城市，桐乡市2008年开始探索，2017年12月制定了《桐乡市建设健康城市2018—2020年行动计划》①，开展了新一轮的健康城市建设，立足本地特色，紧紧围绕影响群众健康的突出问题，大力改善健康环境、构建健康社会，优化健康服务、营造健康文化、培育健康人群，将健康城市建设融入市政府各项重点工作②，为全面推进健康桐乡建设打下扎实的基础。在前期探索与实践的基础上，桐乡市新一轮健康城市建设取得了一定的成效。在接下来的工作中，需要建立政府主导、部门联动的大格局；强化示范引领，以点带面的大推进；营造全民参与、全民共建的大氛围；形成全民动员、全民行动、全民参与、全民监督的良好氛围。

**关键词：** 健康城市　健康桐乡　城市建设

## 一　城市简介

桐乡地处杭嘉湖平原腹地，居上海、杭州、苏州"金三角"中心，区

---

* 陆明海，浙江省桐乡市整治办健康科科长，研究方向：健康教育、创建卫生城市、健康城市建设等；朱多力，本科，研究方向：健康城市建设、健康桐乡建设。
① 《关于印发〈桐乡市建设健康城市2018—2020年行动计划〉的通知》，桐健发〔2017〕2号。
② 《全国爱卫会关于印发〈关于开展健康城市健康城镇建设的指导意见〉的通知》，全爱卫发〔2016〕5号。

位条件十分优越。市域总面积为 727 平方公里，辖 8 个镇、3 个街道，户籍人口为 69 万人、新居民为 40 多万人。桐乡乌镇是世界互联网大会永久举办地，乌镇峰会已经成为中国与世界互联互通的国际平台、国际互联网共享共治的中国平台。在第二届世界互联网大会上，习近平总书记用"耳目一新、刮目相看"高度点赞乌镇以及桐乡的发展。桐乡的网络基础设施全国领先，互联网产业发展迅猛，目前已经引进了乌镇互联网医院、浙江大数据交易中心、神州量子等 150 多个项目，省级互联网创新发展试验区、大数据高新技术产业园先后获批创建。桐乡市是中国优秀旅游城市、国家卫生城市、国家园林城市、省级森林城市。特别是这几年，随着"五水共治""三改一拆""美丽乡村""森林桐乡"建设等工作的深入推进，桐乡的天更蓝、地更绿、水更清，生态环境变得更加优越。

## 二 桐乡市健康城市建设背景

建设健康城市是世界卫生组织针对城市化发展给人类健康带来的影响而倡导的全球性战略行动。健康作为人全面发展的基础，既是经济发展和社会进步的根本目标，也是实现经济社会协调发展的基本条件。2008 年桐乡市被省爱卫办确定为浙江省 2 个试点城市之一，2016 年桐乡又被全国爱卫办列为首批 38 个试点城市。[①] 桐乡市委、市政府对建设健康城市工作十分重视，专门建立了以市委书记和市长为组长的市建设健康城市工作领导小组，分管市长为执行组长，市委、市人大、市政协分管领导为副组长，41 个市级部门主要负责人为领导小组成员。2017 年 12 月，桐乡市建设健康城市工作领导小组根据《"健康中国 2030"规划纲要》《关于开展健康城市健康村镇建设的指导意见》《"健康浙江 2030"行动纲要》等文件精神，制定了《桐乡市建设健康城市 2018—2020 年行动计划》，印发各相关部门执行。桐乡市按照要求，对《全国健康城市评价指标体系（2018 版）》5 个一级指

---

① 《全国爱卫办关于开展健康城市试点工作的通知》，全爱卫发〔2016〕4 号。

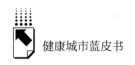

标、20 个二级指标、42 个三级指标进行了预评价工作，相关评价数据经省爱卫办审核后已上报全国爱卫办，为下一步全国爱卫办对所有国家卫生城市开展评价打下了基础。

## 三 桐乡市建设健康城市的重要意义

### （一）开展健康城市建设是实现科学发展、构建和谐桐乡、全面建设小康社会的客观要求

改革开放以来，桐乡市的经济建设和社会事业得到了长足发展。工业立市、科教兴市、开放带动以及城市化发展战略的实施，进一步促进了桐乡经济繁荣和社会进步。但是，不可否认，桐乡市经济社会发展进程中还存在不少结构性、素质性矛盾，面临环境、资源、人口等诸多压力，人们的健康状况也承受着较大的挑战。而当前及今后一个时期又恰是桐乡加速融入长三角经济都市圈，加快推进工业化、信息化、城市化、市场化与国际化发展的重要机遇期，因此建设健康城市更是现阶段桐乡市社会生产力发展的客观要求和必然选择。目前，我们正处在应对全球经济危机，保增长促转型、抓改革促发展、重民生促和谐的关键时刻，要破解经济社会改革发展中的一系列矛盾和问题，满足人民群众日益增长的对健康环境、健康服务的新需求，推进转型升级新跨越、共建科学发展新桐乡，就必须结合学习实践活动，按照科学发展观的要求，改革创新、谋划全局，推动发展。真正以保障经济转型升级、推动城乡协调发展，建设和谐小康社会为主要目标，牢牢把握"以人为本，以健康为中心，让人民群众得实惠"的施政理念，着力转变不适应、不符合科学发展观要求的思想观念，构建有利于科学发展的体制机制，在全面推动经济社会持续稳定健康发展的同时，努力保证人们的健康生存环境不被破坏、不遭污染，保持自然资源和社会环境的可持续发展，以实现经济发展又好又快，人与自然、人与人、人与社会和谐共处、科学协调发展的良好态势。

**（二）开展健康城市建设是巩固卫生城市、生态市创建成果，丰富城市发展内涵，提升城市化工作水平的有益探索**

多年来，桐乡市委、市政府始终坚持以人为本的执政理念，把保障人民群众健康作为城市发展的基础工程，在全面推进工业化、城市化和城乡一体化发展的进程中，高度重视和加强卫生服务体系建设，积极开展国家卫生城市、国家园林城市、省级生态城市、省级卫生强市等各类创建活动，完善城市基础设施，强化城市综合管理，优化城市人居环境，着力提升市民的健康和保障水平，并在嘉兴市率先达到了国家卫生城市建设标准。然而，桐乡市地处杭嘉湖平原腹地，区域面积不大但人口众多，生态系统本身比较脆弱，所以环境承载能力有限。虽然目前桐乡市已成功创建国家卫生城市和省级生态市，但就当前桐乡市的环境现状，市民患慢性病、传染病与精神心理疾患等发病情况，公共卫生服务均等化水平以及市民健康知识、健康技能和健康行为状况等基线调查情况来分析，桐乡市市民的健康水平与现有的经济社会发展水平尚不够协调，不少市民因缺乏科学合理的生活方式和饮食习惯而导致的健康问题也不容忽视。这就迫切需要我们从政治、经济和环境等方面全方位协调解决影响市民健康的相关因素和问题，努力提高人们的生理、心理、社会及环境适应的健康水平，更好地促使人们做出有利于健康的选择，提高城市的文明程度，实现真正意义上的"人人健康"。这也是爱国卫生运动在新时期的新发展与新要求，是桐乡市巩固国家卫生城市创建成果、进一步提升生态市建设水平、探索符合科学发展观要求的城市化发展新模式的客观选择。

**（三）开展健康城市建设是贯彻落实以人为本执政理念、保障市民基本权益、打造服务型政府的具体要求**

如何在推进工业化、城市化和城乡一体化发展的进程中，从城市规划、建设到管理的各个方面切实以人的健康为中心，保障广大市民健康生活和工作，成为人类社会发展所必需的健康人群、健康环境和健康社会有

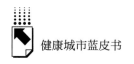

机结合的发展整体，无疑是摆在我们面前既现实又迫切的重大社会课题。而健康城市建设要求我们坚持以人为本，从新公共卫生的角度，注重提高全社会对健康活动的参与意识，注重个体健康生活方式的改善，使居民对健康的理解从传统的不生病转向生活质量的全面提高。另外，健康城市也强调政府各部门要在促进经济和城市发展的同时，对市民健康做出承诺，并持续改进影响健康的因素，消除健康的不平等，保持自然资源和社会环境的可持续发展，着力构建科学发展的和谐社会。这是 21 世纪全球城市化进程中最合乎民意的一种战略选择，也是科学发展观关于"发展为了人民、发展依靠人民、发展成果由人民共享"的以人为本核心的基本要求，更是桐乡市建设"长三角经济强市、江南水乡文化名市、和谐发展文明新市"的必然条件。从 2017 年底组织的健康城市市民基线调查结果中不难看出，广大市民对桐乡市委、市政府建设健康城市的决策普遍持欢迎态度，认为这是把"三个代表"重要思想、科学发展观理念与构建和谐桐乡的战略部署贯穿于政府实际工作中去的有益探索和自觉行动，是根植于本地多年来对卫生城市、生态市创建实践的经验积累和认识升华，也是一件合乎民意、深得民心、保障群众健康基本权益的民生工程和惠民实事。因此，我们必须统一认识，坚定信心，在学习实践科学发展观的活动中，举全市之力推进健康城市建设，全方位抓好城市的开发与治理，关注百姓健康，塑造良好环境，完善公共卫生服务体系，真正使广大市民获得健康、享受健康。

## 四 桐乡市健康城市建设取得的成效

### （一）以卫生创建为抓手，改善健康环境

改善人居环境、体现人本理念是城市化进程的必然要求，也是健康桐乡建设的主要目标。桐乡市委、市政府始终把巩固提高创卫成果，全力构建健康的人居环境作为坚定不移的一件大事来抓，取得了较为明显的成效。

### 1. 生态环境不断改善

桐乡市以创建省级生态文明示范市为抓手，坚持"生态立市"战略，大力实施"五水共治""五气共治""五废共治"，开展世界互联网大会·乌镇峰会环境质量保障工作。2018 年，水环境质量持续改善，全市 10 个市控以上地表水常规监测断面水质类别范围为 III 至 IV 类，跨行政区域河流交界断面考核结果为良好。西部饮用水源保护建设工程完成 3225 亩土地征迁协议签订，并于 9 月开工。城市环境空气质量指数（AQI）优良率为83.7%，达到考核目标，位列嘉兴市第三。围绕"五废共治"，开展生活垃圾分类投放、收集、运输和处置体系建设，建成生活垃圾、建筑垃圾、餐厨垃圾、工业固废、农林废弃物 5 个收集处置项目，生活垃圾无害化处理率达100%。2018 年被浙江省发改委等 6 个部门确定为全省首批静脉产业示范城市。

### 2. 环境卫生不断优化

桐乡市调整城乡环境卫生保洁机制，建立镇（街道）属地范围内镇区、公路、河道和农村"清扫保洁一把扫帚"的"四位一体"环境卫生保洁机制。2018 年共拨付"四位一体"资金达 3170 万元。理顺管理体制，建立"规划编制一张图纸、清扫保洁一把扫帚、绿化养护一把剪刀、市政维护一把铲子、市容管理一个口子"的工作机制，实现"建管分离"体制，提高管理效能。"四位一体"和"建管分离"这两项措施的出台，从根本上改变了桐乡城乡环境卫生保洁从"突击式""运动式"模式到日常监管的机制转变，城乡环境卫生面貌明显提高。

### 3. 人居环境不断提升

桐乡市以世界互联网大会·乌镇峰会为抓手，改善城市人居环境，打造宜居城市典范，启动《桐乡市城市绿地规划》，编制《桐乡市生态绿道网近期建设规划》，全市共建成城市绿道 58.4 公里，新增绿化造林面积 1300 亩。城乡环境综合整治工作有序推进，拔钉清障攻坚战取得了明显成效，完成签约 80.7%。小城镇环境综合整治工作进展顺利，527 个整治项目全部竣工，累计完成投资 17 亿元。"三改一拆""四边三化"工作取得实效，完成"三

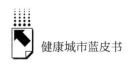
改"610 万平方米，拆除违建 318 万平方米，分别占嘉兴市下达年度任务总数的 469% 和 151%。"美丽乡村"建设深入推进，建成美丽乡村风景线 2 条。2018 年桐乡市入选全省首批大花园典型示范单位名单。

4. 爱国卫生运动不断深入

桐乡市与巩固提高各类卫生创建联动，将卫生创建作为建设健康桐乡的基础，努力营造健康环境。2018 年，桐乡市迎来第三轮国家卫生城市复查，大力开展城乡环境卫生整洁行动，实施市领导联系制度和片路长制度，切实改善市容环境面貌，高分通过国家卫生城市复审和暗访。基层卫生创建不断深入，洲泉镇顺利通过国家卫生镇复审；河山镇、大麻镇启动国家卫生镇创建工作，全市启动省卫村创建工作，力争到 2020 年实现"国卫镇""省卫村"全覆盖。目前，桐乡市共有国家卫生城市 1 个、国家卫生镇 6 个、省级卫生镇 2 个、省级卫生村 120 个、省级卫生单位 198 个。

## （二）以健康产业为导向，构建健康社会

建设健康、有序、和谐的社会是健康桐乡建设的突破口。桐乡市坚持经济社会协调发展，健全社会保障体系，在健康产业、养老服务等方面进行了有益的探索，取得了一定的成效。

1. 开展健康产业工程建设

桐乡市加快重大项目建设，实施养老养生、医疗医药、健康旅游等大健康领域重大项目 17 项，累计完成投资 121.1 亿元。积极推动乌镇国际健康生态产业园、平安养生养老综合服务社区（乌镇）等一批重大项目建设。完善工作机制，建立桐乡市健康产业发展领导小组，统筹开展全市健康产业发展相关工作，出台《桐乡市促进健康产业发展行动计划（2018—2020年）》，明确桐乡市健康产业发展重点方向。

2. 开展养老服务工程建设

桐乡市建立社会养老服务"5L"标准体系，成为全省首个社会养老服务标准体系。全市建有养老机构 23 家，床位有 6542 张；建有居家养老服务照料中心 211 家，其中 3A 级以上达到 72%，助餐、配送餐服务覆盖 123 个

城乡社区，实现了居家养老服务网络全覆盖。乌镇智慧养老模式推广工作稳步进行，已覆盖乌镇、崇福、梧桐、凤鸣4个镇（街道）。政府出资为全市60周岁以上户籍老年人购买意外伤害保险，年总保费为349万元。政策性养老机构综合责任保险实现全市养老机构和居家养老服务照料中心全覆盖，年投保金额达16.5万元。

3. 开展食品安全工程创建

桐乡市在初级农产品生产环节组织开展农业质量年活动"十大行动"，推进农产品质量安全追溯体系建设、智慧监管体系建设。实施食品生产企业"双随机"抽查制度，强化食品质量监督抽检，生产环节抽检各类食品合格率为99.2%，流通环节抽检合格率为99%。在餐饮服务监管环节，强化重要节假日、学校食堂餐饮服务食品安全监督检查，深化"十万学生饮食放心工程"的成果，全市149所学校食堂餐饮量化分级占95.3%。

## （三）以医药卫生体制改革为契机，优化健康服务

把全民健康作为提升群众生活品质的首要任务，以解决群众主要健康问题为导向，深化医药卫生体制改革，优化医疗卫生资源配置，加强疾病防控能力建设，大力发展中医药事业，着力构建覆盖全生命周期的健康服务体系。

1. 深化医疗资源合理配置

编制完成了《桐乡市卫生计生事业发展"十三五"规划》《桐乡市中医药事业发展"十三五"规划》《桐乡市医疗机构设置"十三五"规划》等县域医疗卫生服务体系规划，合理确定医疗机构的数量、布局、功能、规模和标准，明确了县级公立医院的功能定位。全市共有各级各类医疗机构322家，其中非营利性医疗机构（含公立、民营）204家、营利性医疗机构（民营）118家，基层医疗机构建设达标率达到100%；全市实有医疗床位3714张，千人床位数为5.32张，康复、老年、长期护理、临床关怀等连续型医疗机构床位不断增加。

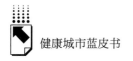

**2. 深化公立医院控费改革**

制定 2018 年控费目标，要求市域内公立医疗机构合计医疗总收入同比增幅控制在 10% 以下，市域内二级以上公立医疗机构占比总体控制在 30% 以下，百元医疗收入卫生材料消耗费用总体控制在 20 元以下，门急诊和出院均次费用同比增幅均控制在 5% 以下，检查检验收入占比同比下降。调整公立医疗机构医疗服务价格，执行浙江省最高指导价，腾出药品二次议价、大型检查等空间额度 5171 万元；调整治疗、护理、诊查等 6230 项收费项目，适当提高体现医务人员劳务价值的医疗技术服务价格，逐步理顺医疗服务比价关系，持续深入推进公立医院控费改革。2018 年 4 月，接受国家、浙江省医改办对桐乡市 2017 年公立医院改革的考核，考核成绩较 2017 年有所提升。

**3. 深化医疗"接沪融杭"**

不断拓展新的合作平台，成立桐乡市医疗领域首个院士（郑树森）专家工作站，市妇幼保健院与上海儿童医院开展专科深度托管合作，浙江大学医学院附属第二医院妇科团队长期入驻桐乡市中医医院，浙江省人民医院将全面托管市第一人民医院，使桐乡市民在家门口就能享受到省级专家的医疗服务。目前，全市 10 家医疗机构接轨沪杭知名三级甲等医院近 30 家，建立医疗合作项目 30 余项。

**4. 深化医共体建设试点**

2017 年 9 月，桐乡市成为浙江省首批县域医疗服务共同体建设试点，建立了以市第一人民医院、市第二人民医院、市中医医院为牵头医院的三大紧密型医疗集团。目前，已出台医共体建设相关的人事薪酬、医保支付、财政保障、医疗服务价格调整等 31 个配套政策，"三统一、三统筹、三强化"等工作基本到位。2018 年，医疗集团牵头医院专家到基层工作服务 1.37 万人次，医疗集团基层单位门急诊、住院人次分别增长 6.95%、48.31%，市域内就诊率为 85.98%。2018 年 5 月，中共中央政治局委员、国务院副总理孙春兰在调研桐乡市公立医院综合医改工作时，对桐乡市医共体建设取得的阶段性成效给予了充分肯定。

5. 深化医疗"最多跑一次"

2018 年，桐乡市加快推进医疗卫生服务领域"最多跑一次"改革，以 10 项改善医疗卫生服务项目为抓手，以"互联网＋医疗服务"为手段，从群众看病就医"关键小事"做起，着力优化服务流程、改进服务方式、提升服务绩效，形成医疗卫生服务新模式。"床边结算""刷脸就医""诊间屏系统上线""自费结算脱卡支付""代煎中药免费送药到家"等便民服务不断推出。2018 年全市日均智慧结算 1.2 万笔，其中市级医院智慧结算占其结算总量的 56.91%，10 项举措基本达标。

6. 规范开展疾病监测工作

通过信息化建设，提高报告质量，2018 年甲乙类传染病较 2017 年同期发病率下降 20.48%；预防接种星级门诊全覆盖的基础上创建星级门诊 5S 管理，建成预防接种网上预约 App 平台；重大慢性病过早死亡率为 7.97%，较 2011 年下降了 26.38%。2018 年 11 月接受了国家慢性病防控示范区复评审，获得专家组的一致好评。

7. 持续推进智慧医疗建设

桐乡市出台《医疗集团智慧医疗建设提升方案》，推进医疗集团成员单位信息系统同质化建设。以市域卫生专网为基础，建成区域卫生数据中心，实现市域内临检、影像、心电、超声等检验检查数据共享，开展远程会诊和双向转诊，打破就医空间限制，实现健康大数据的"加速跑"。上线"健康桐乡"App 2.0 版和"健康桐乡"微信公众号等多种移动应用，整合全市医疗机构医疗资源和数据信息，打造"一站式"实时健康管理自助服务平台。探索"互联网＋医疗健康"智慧医疗模式，乌镇互联网医院成为全国范围内智慧医疗新业态的样板。

## （四）以健康教育为载体，培育健康文化

切实加强社会主义核心价值体系建设，深入推进和谐文化建设，大力弘扬"凤起梧桐，共创同享"的桐乡人文精神，促进人的全面发展。加强健康文化宣传设施建设，创新健康文化传播手段，让更多的市民了解健康文

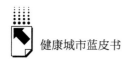

化、喜爱健康文化，成为健康文化的承载者、传播者、践行者。

1. 广泛开展全民健身运动

桐乡市广泛开展全民健身体育运动，不断完善全民健身公共服务体系。2018 年全市举办、承办各级各类体育活动 150 多次，参与群众达 11 万人次以上。经常性体育锻炼人口达到 41%，国民体质监测合格率为 93.8%。积极落实基层体育场地建设，推进市全民健身中心项目，新增体育场地面积 5%。至 2018 底，全市有体育场地 2229 个，体育场地面积为 115.5 万平方米，人均 1.66 平方米。

2. 规范健康教育宣传阵地

2018 年，桐乡市下拨各镇（街道）健康教育宣传经费 173.5 万元，开展了以"巩固国卫成果，提高居民健康素养"为主题的系列宣传。要求所有卫生、健康单位建有不少于 4 平方米固定健康教育宣传栏；编发折页、展架、画报、图板、倡议书、草坪牌等 6 类近 50 种 30 多万份向市民发放；通过展板、展架、折页等平面媒介，电台、电视台和报社等传统媒介，微信公众号、微博、短信、网站等现代媒介，拓宽健康宣传渠道，开展健康宣传，促进全市人民提高健康素养。

3. 培育市民健康生活方式

健全健康教育体系，深入社区、企业、单位、学校和农村，开展健康科普教育。继续开展中国公民素养促进行动和健康科普进农村（社区）活动，大力普及健康知识，向全市每个村（社区）免费发放健康科普画报 6 期，开展健康科普讲座 1 次，共发放健康科普画报 1 万多份，开展健康教育讲座 517 场次，受益群众达 2.8 万多人次。

4. 全面开展公共场所控烟

扎实推进省级文明市创建工作，全面开展健康桐乡建设，控制和减少公共场所吸烟和二手烟对人体健康带来的危害，桐乡市文明市创建办、桐乡市国卫城市创建办、桐乡市爱卫办联合制订《关于进一步加强公共场所控制吸烟工作实施方案》，全面开展公共场所控烟；采取条块结合的方式，开展定期巡查和专项督查，通报控烟工作落实情况。2018 年共制作控烟标志 5

万多张、控烟画报 2000 多张、控烟展架 200 多只，用于全市公共场所和单位控烟。

### （五）以关注重点人群为突破口，培育健康人群

培育健康人群是健康桐乡建设的起点和落脚点，是健康桐乡的核心内容和建设目标，加强重点人群的健康权益保障，不断维持和促进健康水平，打造覆盖全人群、全生命周期的健康桐乡。

#### 1. 提高出生人口素质

加强危重孕产妇和新生儿救治网络建设。实施国家母婴安全行动计划，首次建档的孕产妇实行"五色"评估，分级管理。推行电子版"母子健康手册"，初次建卡使用率为 75%。强化出生缺陷综合防治，婚前医学检查率、孕前优生检测率达到 85% 和 90% 以上；新生儿疾病筛查率、新生儿听力筛查率达到 99.7% 和 99.7%。2018 年，无本地孕产妇死亡，新生儿死亡率为 1.45‰，婴儿死亡率为 2.53‰，5 岁以下儿童死亡率为 3.62‰，保持较低水平。

#### 2. 关注妇女儿童健康

全面做好生殖健康服务，推动生育技术服务转型发展，结合国家基本公共卫生服务项目免费提供避孕药具，开展生育技术服务督导；在总结 2017 年试点经验的基础上，继续由妇保院牵头，联合基层医疗机构推进城乡妇女免费"两癌"检查项目，完成筛查 2.7 万余例，超额完成省级目标任务。推进妇幼健康体系建设，进一步优化全市产儿科资源，强化综合医院和妇幼专科医院的优势互助，完善妇幼健康服务体系。

#### 3. 提升全民健康素养

2018 年，桐乡市被确定为浙江省居民健康素养监测嘉兴市级监测点，经市级抽样，确定了 4 个镇（街道）为监测区域，完成 880 份问卷的调查工作，2018 年居民健康素养水平为 27.95%。

### （六）以健康城镇建设行动为基础，开展健康细胞工程建设

桐乡市开展健康支持性环境建设，2018 年新建健康小屋 2 个、健康主

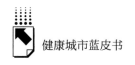

题公园 2 个，维护提升 1 个；维护提升健康步道 2 条。开展健康细胞工程建设，新建健康社区 88 家、健康酒店/餐厅 10 家、健康食堂 10 家；申报健康促进医院 2 家、浙江省健康促进学校（银牌）1 家、浙江省健康促进学校（铜牌）25 家。开展健康家庭试点，组织 2 个镇（街道）的 4 个村（社区）160 户家庭开展健康家庭试点，及时总结经验并在全市推广。通过健康细胞工程建设，推进全社会健康理念的形成和全民健康水平的提升。

# 五　前景展望

经过多年努力，桐乡市健康城市建设取得了一定的成绩，但是在看到成绩的同时我们也要认识到，健康城市建设还有很多瓶颈与困难，缺少政策、组织、资金、人员保障，指标体系不够完善，群众参与性不够等，这些问题都需要全社会上下共同努力，为推进健康桐乡建设发挥更加积极的作用。

## （一）建立政府主导、部门联动的大格局

健康城市建设是健康桐乡建设的重要抓手，是一项系统性的民生工程，需要政府主导，从组织、资金、人员保障健康城市建设的持续性，要加强各部门之间的协调互动，将健康城市建设与部门本职工作紧密结合起来，明确各部门责任，把健康城市建设活动融入经济社会发展的方方面面。同时，发挥群团组织作用，健全完善妇联、青联、残联和体育协会等组织机构，发挥社团的力量，加大市民参与互动，潜移默化引导市民携手共建健康城市。

## （二）强化示范引领、以点带面的大推进

运用健康城市的发展理念和典型引领、示范激励的方式，培育示范亮点，通过申报、指导、评估和考核等举措，在确定一批试点单位的基础上，以点带面，逐步推进健康细胞工程建设。在发展导向上体现城乡一体化要求，城市和农村一起部署，一起推动，以城市的标准建农村，以社区的标准

建村庄，以市民的标准育农民，努力使城乡环境建设、居民素质与现代化进程互动并进、整体提升。

### （三）营造全民参与、全民共建的大氛围

始终把实现好、维护好、发展好广大人民群众的健康利益是建设健康城市的根本出发点和落脚点，所以必须精准对接和满足群众多层次、多样化、个性化的健康需求，切实解决人民群众的健康问题，拿出切实可行的持续化的解决措施，形成全民动员、全民行动、全民参与、全民监督的良好氛围。

# B.17
# 以"1236工作法"书写阳光康养城的"健康答卷"
## ——健康城市建设的攀枝花实践

**摘 要:** 因矿而生、因钢而兴,攀枝花曾以"百里钢城"名片名扬四海,也因"一业独大"饱尝"一损俱损"的苦涩。先生产、后生活的三线建设时期特殊使命,造成城市规划建设的滞后;以钢铁、煤化工为主的重工业产业结构,导致大气污染曾一度成为危害城市人群健康的主要危险因素。攀钢成功攻克了钒钛铁精矿烧结烟气脱硫这一世界性难题,彻底解决城市大气主要污染物问题。同时,凭借对自然禀赋的再认识、再发掘,找到比较优势。全市从普及健康生活、优化健康服务、完善健康保障、建设健康环境、发展健康产业等方面,广泛深入开展健康城市建设活动,积极探索形成攀枝花市健康城市建设"1236"工作法,居民健康生活意识不断养成,健康素养稳步提升,健康城市建设取得明显成效,书写了阳光康养城的"健康答卷"。

**关键词:** 健康城市 康养 "1236工作法" 攀枝花

* 李晓军,医学学士,四川省攀枝花市爱卫会专职副主任兼办公室主任,研究方向:健康城市建设、卫生事业管理、病媒生物防制;张壕,工学学士,四川省攀枝花市健康城市建设指导中心助理工程师。

## 一 建设背景

攀枝花市位于川西南、滇西北接合部，是全国唯一以花命名的城市，享有"花是一座城，城是一朵花"的美誉，面积为 7440 平方公里，辖东区、西区、仁和区和米易县、盐边县 3 区 2 县，常住人口为 123.6 万人，共有 42 个民族。城镇化率和人均 GDP 排在四川省第二位。

2004 年因城市空气质量优良率仅为 16%，被戴上全国十大空气污染城市的"黑帽子"，全市上下痛定思痛，聚全市之力，开展攀钢烧结脱硫技术攻关。同时，为进一步改善人居环境，开展环境保护和卫生创建活动，先后于 2008 年、2009 年成功创建为国家卫生城市、四川省环境保护模范城市。

为巩固得之不易创卫、创模成果，持续改善人居环境面貌，2009 年在世界卫生组织驻中国代表处的支持下，攀枝花市在全省率先启动健康城市试点工作，并邀请 7 名全球健康城市建设领域知名专家，开展为期 3 天 20 余场次的健康城市建设研讨会，培训全市 200 余名健康城市建设业务骨干，协助攀枝花市厘清健康城市建设工作思路，并指导制订行动计划，将健康管理理念融入全市经济社会事业发展过程，为攀枝花市健康城市建设奠定坚实的理论基础。2010 年、2013 年、2016 年，攀枝花市先后聘请复旦大学作为第三方机构规范开展三年一次的城市健康状况基线调查和建设效果评估。根据专家意见建议，结合攀枝花市情，先易后难，开展以营造健康环境为主的健康城市建设试点活动。先后获得"国家园林城市""国家森林城市""全国慢病防控综合示范区"等荣誉称号。特别是 2016 年全国爱卫会印发《关于开展健康城市健康村镇建设的指导意见》后，攀枝花紧紧抓住列入四川省健康城市试点城市的契机，全域、全力推进健康城市健康村镇建设工作。

## 二 主要措施和创新之处

健康城市建设是实施健康中国战略、全面建成小康社会的重要抓手和有

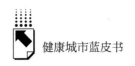

效途径，攀枝花健康城市建设紧扣市委、市政府中心工作，坚持服务和服从全市经济社会发展需要，关注城市健康主要危害因素，继承和发扬爱国卫生运动优良传统，动员全社会参与，形成"1236"建设模式①，推动健康环境大提升、健康产业大发展、健康生活大进步。

### （一）确定"一个目标"，引领攀枝花健康城市高标准建设

20世纪60年代，面对严峻复杂的国际国内形势，党中央、国务院站在调整全国工业布局、巩固国防后方的战略高度，实施了轰轰烈烈的大三线建设，并将攀枝花作为三线建设的重中之重。攀枝花是一座因国家三线建设而生的城市，是一座因矿而建、因钢而兴的新兴工业城市，是典型的先生产、后生活的城市。攀枝花曾以"百里钢城"名片名扬四海，也因"一业独大"饱尝"一损俱损"的苦涩，城市规划建设不合理、产业结构单一、可持续发展的生态环境容量有限、城市快速增长的人口、疾病谱变化等"城市病"的问题凸显出来。根据党中央、国务院推进健康中国建设的战略部署，结合攀枝花市社会事业发展需要，2016年攀枝花市政府出台了《关于开展健康城市建设的决定》，确定从健康环境、健康社会、健康服务、健康人群4个方面37项建设重点量化指标推进健康城市建设试点，提出到2020年力争建成全国健康城市示范市的奋斗目标，向全市人民立下军令状，正式在城市和农村全域启动健康城市健康村镇建设工作，开启了攀枝花市建设健康城市的新篇章。面对新时代的新定位、新目标、新要求，攀枝花市充分发挥比较优势，"将健康融入所有政策"，让健康引领各项工作，推进"健康攀枝花"建设，奋力打造"英雄攀枝花·阳光康养地"，不断增强全市人民的健康福祉。

### （二）绘制"两张蓝图"，助力攀枝花健康城市建设有序推进

为深入贯彻实施全域健康的发展新理念，攀枝花以提高人民健康水平为核心，以普及健康生活、优化健康服务、完善健康保障、建设健康环境、发

---

① 即确定一个目标，绘制两张蓝图，夯实三项基础，做实六个专项。

展"康养＋"等健康产业为重点，着眼长远与立足当前相结合，坚持规划先行，以规划引领健康城市建设，谋定而后动，把健康发展融入全市经济社会发展的大格局，全方位、全周期维护和保障人民健康。

（1）描绘长远战略蓝图。大战略管全局管长远。按照攀枝花市委提出的在全省高水平率先全面建成小康社会和建成区域性现代化中心城市的要求，全面推进健康攀枝花建设，分阶段实现以下战略目标。根据《"健康中国2030"规划纲要》《"健康四川2030"规划纲要》精神，结合攀枝花市卫生与健康发展实际，制定《"健康攀枝花2030"规划纲要》，从健康水平、重点疾病控制、健康生活、健康服务、健康文化、健康产业六个方面，人均期望寿命等22个主要发展量化指标，提出2020年、2025年、2030年阶段奋斗目标。《"健康攀枝花2030"规划纲要》依托医疗卫生高地发展工程、公共卫生服务提升工程、中医药传承创新工程、全民健身运动推进工程、健康环境治理工程、"中国康养胜地"建设工程、康养产业医疗技术支撑工程、健康攀枝花人才工程八大重点工程，打造区域医疗卫生高地，大力发展卫生与健康事业，加快健康攀枝花建设。

（2）绘制近期发展蓝图。以问题为导向，制订《"健康攀枝花2030"规划纲要（2018—2020年）重点任务分工方案》，细化工作任务，开启攀枝花市建设"健康攀枝花"的新征程。利用城市健康状况基线调查和效果评估成果，结合《全国健康城市评价指标体系（2018版）》的要求，以建成环境宜居、社会和谐、人群健康为目标，制定《攀枝花市健康城市建设发展规划（2018—2020年)》，提出主要从大力营造健康环境、积极构建健康社会、全面优化健康服务、不断培养健康人群、全面发展健康文化五个方面着力，将健康政策相关内容纳入城市规划、市政建设等各项公共政策并保障落实，科学规划攀枝花健康城市建设目标、方向、路径和方法，为健康城市建设工作提供指引。

## （三）夯实"三项基础"，筑牢攀枝花健康城市建设的基石

不同城市之间经济社会发展水平，人文环境、生活习性和疾病谱等不尽相同，健康城市建设无成熟的经验可以借鉴，无成熟的模式可复制。为顺应新形势，更好地实施健康城市项目、探索建立有效的健康管理模式，结合攀

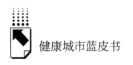

枝花实际，夯实三项举措，为中西部地区开展健康城市建设积累经验。

（1）规范开展城市健康状况基线调查。厘清影响城市人群健康主要危害因素，对症施策，是健康城市建设能否取得实效的关键。攀枝花市在世界卫生组织驻中国代表处的资金支持下，从 2010 年起邀请复旦大学作为第三方机构，在全国较早规范开展了 3 年一次的城市健康状况基线调查（效果评估）。调查采用现有资料收集、居民定性访谈和问卷调查 3 种方式完成健康城市建设评估所需的基础资料收集。现有资料收集内容，以国内健康城市建设经验与世界卫生组织西太区办事处所建议的需要收集资料目录为基础，确定收集指标，并完成相关数据的采集。在定性访谈方面，运用结构化的访谈提纲，随机抽取 8 个街道/乡镇的 16 个居委会/村的 100 名以上居民进行访谈。在居民问卷调查方面，采用配额抽样方法，抽取常住居民作为调查对象，运用专门修订的调查问卷，由经过培训合格的调查员进行 4000 余人的集中调查，建立数据库，完成问卷的录入与核对。通过对攀枝花市居民健康状况及其相关因素进行全面收集与评估，形成《攀枝花市城市健康状况基线调查（效果评估）报告》，为攀枝花建设健康城市提供基础资料和政府决策参考。

（2）制定本地健康细胞建设标准并组织实施。借鉴先进地区经验，结合本地实际，拟定健康细胞建设试行标准。通过召开社区群众代表以及工业企业、医疗卫生机构、市场监管、城市建设管理等行业部门工作人员座谈会和书面函询等形式，广泛征求社会各界意见。标准从组织管理、健康环境、健康社会、健康服务、健康人群、健康文化六个方面体现健康细胞建设要求，几经修改后，攀枝花市在四川省率先出台市级健康细胞建设试行标准和管理办法。规范指导全市企业、社区、学校、单位、村镇等开展健康细胞建设活动，并大力实施"54321"健康细胞建设工程，即到 2020 年建设 500 个健康家庭，40 个健康单位（企业），30 个健康社区（村），20 个健康学校，10 个健康乡镇，不断构筑攀枝花健康城市建设的微观基础。

（3）突出本地健康细胞示范引领作用。2017 年，四川省爱卫会将攀枝花市建成区、米易县城、仁和区平地镇确定为四川省首批 7 个健康城市、7 个健康县城、21 个健康乡镇试点建设之一。我们不断探索，因地制宜搞好自选动作，精细挑选了一批基础设施好，有建设意愿的乡镇、单位、学校、企业等开展建设示范活动。每个建设示范单位在县（区）健康办的指导下，首先开展健康问题基线调查，厘清主要健康危险因素，结合单位实情，有针对性地制订建设方案，重点从健康环境、健康人群、健康文化建设入手，逐渐形成了以盐边县红格镇康养旅游特色小镇、东区阳城健康智慧社区、攀枝花市第十五中学健康促进学校、四川鸿舰公司控烟明星企业等为代表的一批具有地方特色的健康细胞，为全市提供可参照、可学习的标准，起到"拨亮一盏灯、照亮一大片"的功效。

### （四）做实"六大专项"，全方位推进攀枝花市健康城市建设

攀枝花市健康城市建设在抓实抓细重点工作上下真功夫、硬功夫，坚持"政府主导、部门协作、全民参与、共建共享"的建设原则，成立6个专项指挥部，由市卫生健康委、市城市管理综合执法局、市生态环境局、市应急管理局、市民政局、市教育和体育局牵头，全市30余个部门配合，各县（区）政府组织实施，助推健康城市建设工作迅速、扎实、有效开展。

（1）卫生健康专项工作。主要完善公共卫生服务体系，强化均等化基本公共卫生服务，加强重点疾病防控，提高妇幼保健与计划生育服务水平，推进全民预防保健；统筹区域医疗资源配置，推进医疗资源共享，实现医防结合，提高医疗服务水平和质量，发展中医药特色服务，提供优质高效的医疗服务；加强健康教育与健康促进，提高全民健康素养，普及健康生活；深入开展爱国卫生运动，加强健康细胞建设，营造健康环境；完善多元办医格局，推进"康养＋医疗"服务，发展健康产业；强化卫生与健康人力资源建设，推进卫生人力资源建设与科技创新。

（2）城乡环境卫生专项工作。持续推进城乡环境卫生综合治理，加快城乡污水和生活垃圾收运处置设施规划、建设和规范化管理；建立适宜乡镇的清扫保洁和生活垃圾处理体系；抓好交通公路沿线的治理规划和相关配套设施建设，重点治理公路沿线环境卫生；加强城乡集贸市场规范管理，推进标准化市场建设；积极开展生态县、生态细胞工程创建活动，并结合实际对严重污染周边环境的农村规模化畜禽养殖场进行治理。

（3）生态环境保护专项工作。加强大气、水、土壤污染防治，实施工程治理、结构调整和严格管控行动，大幅削减挥发性有机物、二氧化硫、氮氧化物和城市扬尘排放总量，确保全市环境质量持续改善；坚持流域综合统筹、系统防治，全面开展水污染防治，维持辖区内水环境质量不退化，突出抓好良好水体保护，强力削减总磷等主要污染物；认真落实土壤污染防治行动计划，土壤环境质量总体保持稳定；强化生态环境保护，结合产业结构调整和布局改造，严格实施工业污染源全面达标排放计划，促进清洁生产和发展循环经济；加大工业和医疗危险废物管理力度，实施危险废弃物集中规范处置；建立健全环境与健康风险评估制度，防范重大环境污染和生态事故的发生。

（4）公共安全专项工作。健全公共安全管理机制，完善应急体系，强化治安防控、交通和消防管理；落实安全生产责任制，防控职业危害风险，防范重大安全事故和职业病危害事故发生；提高全民安全意识和应急自救能力，减少伤害特别是对青少年伤害的发生。完善农产品质量安全监管体系，强化食品药品安全管理；推动食品药品安全统筹监管，健全食品药品安全管理机制，强化食品种养植、生产、流通、消费环节管理，防范重大食品安全事故发生。保护饮用水水源，开展饮用水水源地规范化建设，定期进行安全评估；从水源到水龙头全过程监管饮用水安全，定期监测、检测和评估饮用水源、供水单位出厂水和用户水龙头水质等饮水安全状况，并及时向社会公布。

（5）养老救助与社会保障专项工作。统筹城乡养老资源，促进基本养老服务均衡发展；建设以居家为基础、社区为依托、机构为补充的多层次养老服务体系，落实最低生活保障制度，着力保障特殊困难老人的养老服务需求；推进医养结合能力建设，形成规模适宜、功能互补、安全便捷的健康养老服务网络；健全社会救助体系，逐步拓展社会福利保障范围，保障孤儿、残疾人、老人等弱势群体平等参与社会发展。完善社会保障体系，完善基本养老、基本医疗，加强职工工伤、生育、失业保险工作，基本养老和基本医疗保险实现全覆盖；促进社会充分就业，加大就业帮扶力度。使群众老有所养、病有所医，营造和谐、安宁的社会环境。

（6）全民健身与健康文化专项工作。完善全民健身公共服务体系，开展全民健身赛事活动，加强全民健身场地设施建设；保障中小学体育课时，加强青少年体育技能培训。建设健康步道、健康广场、健康主题公园等健康支持性环境。发展健康文化，倡导健康理念，鼓励和支持健康文化产业发展，创作健康文化作品；健全市民公约、村规民约等社会规范，倡导公序良俗；健全完善乡村文化活动室、图书室、文化广场等场所，组织开展群众文化活动。

# 三 主要成效

## （一）城乡人居环境持续改善，大气污染防治成效显著

攀枝花市深入开展了环境污染治理专项行动、农村生活饮用水安全保障专项行动、城乡环境综合治理等专项行动。加强钢铁、煤化工等企业环保技术创新与日常监管，强化城市扬尘和餐饮业油烟专项治理，着力营造健康环境。近年来，全市空气优良率均大于95%（见图1），2017年主要污染物年平均值，二氧化硫为35微克/立方米，二氧化氮为36微克/立方米、PM10为67微克/立方米、一氧化碳为2.67毫克/立方米、臭氧为119微克/立方米、PM2.5为34微克/立方米，无任何污染物超标。完成全市12个偏远乡镇集中式供水单位硬件设施升级改造，农村自来水普及率和农村集中式供水受益人口比例达88.30%，乡镇集中式饮用水水源地水质达标率为90%，11个县级以上集中式饮用水水源地水质达标率为100%。深化卫生创建，国家卫生县城（乡镇）占比达到11.36%，省级以上卫生乡镇、卫生村占比分别达77.27%、76.22%。生活垃圾无害化处理率从2016年开始一直保持100%（见图2）。

## （二）社会保障能力不断优化，群众健康水平逐步提高

深入开展重点场所食品安全保障专项行动、农产品质量提升专项行动、健康细胞建设专项行动，着力构建健康社会。全市350家学校食堂监督检查全覆盖，学校食堂实现"明厨亮灶"达99.4%。大力发展攀枝花市"康养+运动"产业，规划建设了300公里国家登山健身步道。着力打造"攀

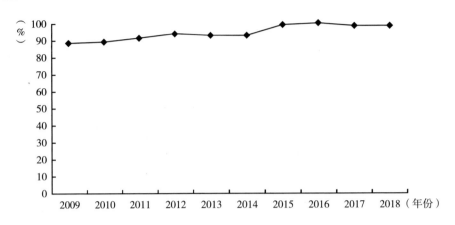

**图1　攀枝花市环境空气质量优良天数占比**

资料来源：相关年份《攀枝花市环境质量公报》。

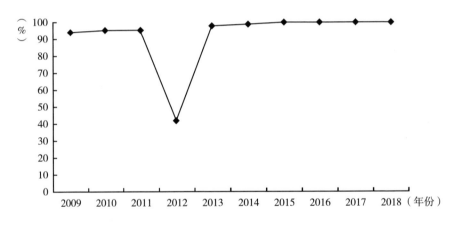

**图2　攀枝花市生活垃圾无害化处理率**

注：2012年，攀枝花市西区和仁和区生活垃圾填埋场没有认定等级，不认为是无害化处理，故当年生活垃圾无害化处理率极低。

资料来源：相关年份城市统计年报。

枝花芒果""攀枝花枇杷"等区域公用品牌，围绕"一控两减三基本"① 的目标，全市化肥增长量控制在0.2%以内，农药首次实现了零增长。攀枝花

————————

① "一控"，控制农业用水的总量；"两减"，把化肥、农药的施用总量减下来；"三基本"，针对畜禽污染处理问题、地膜回收问题、秸秆焚烧的问题采取有关措施，通过资源利用的办法从根本上解决好这个问题。

市现有4217名各级各类社会体育指导员，每千人已达到3人。2018年底，全市人均体育场地面积达1.52平方米（见图3），职业健康检查覆盖率高达93%。健康社区覆盖率达14.73%，健康学校覆盖率达14.91%。全市每千名老人拥有养老床位数达到37.5张（见图4）。

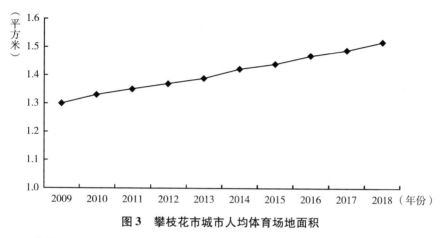

**图3　攀枝花市城市人均体育场地面积**

资料来源：2013年全国第六次体育场地面积普查和2019年全国第四次经济普查。

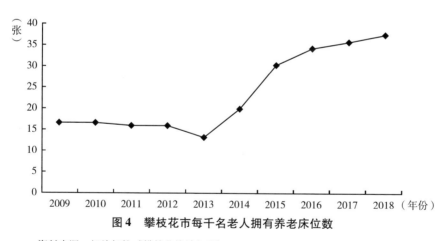

**图4　攀枝花市每千名老人拥有养老床位数**

资料来源：相关年份《攀枝花统计年鉴》。

## （三）健康服务体系日臻完善，质量和水平逐渐提升

攀枝花市深入开展健康管理专项行动，将健康城市建设工作与国家级慢

性病综合防控示范区建设，居家养老服务以及医养融合发展等工作有机衔接，攀枝花市的医养融合发展模式以及成效走在了全省、全国前列。攀枝花市70%的三级医院、100%的基层医疗机构开展了医养结合服务，在基层医疗卫生机构成立签约服务团队412个。2018年末，全市每千人口医疗卫生机构床位数为8.41张（见图5），全市每千人口卫生技术人员为8.62人，每千人口执业（助理）医师数为3.19人（见图6），每千人口注册护士数为3.96人。

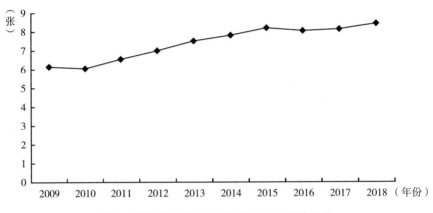

**图5 攀枝花市每千人口医疗卫生机构床位数**

资料来源：相关年份攀枝花市卫生事业发展统计公报、卫生事业和计划生育事业发展统计公报。

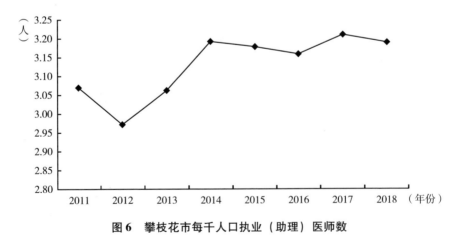

**图6 攀枝花市每千人口执业（助理）医师数**

资料来源：相关年份攀枝花市卫生事业发展统计公报、卫生事业和计划生育事业发展统计公报。

## （四）健康素养水平持续提升，健康生活方式基本形成

攀枝花市深入开展全民健康素养提升行动，建立完善监测评价体系，着力培育健康人群。健康人群基数不断增大。到 2018 年底，全市人均预期寿命达 78.20 岁，婴儿死亡率低至 3.76‰（见图 7），5 岁以下儿童死亡率为 6.08‰（见图 8），孕产妇死亡率为 7.19/10 万（见图 9），甲乙类传染病发病率 135.1/10 万（见图 10）。

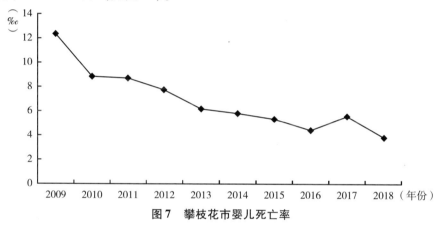

**图 7　攀枝花市婴儿死亡率**

资料来源：相关年份攀枝花市卫生事业发展统计公报、卫生事业和计划生育事业发展统计公报。

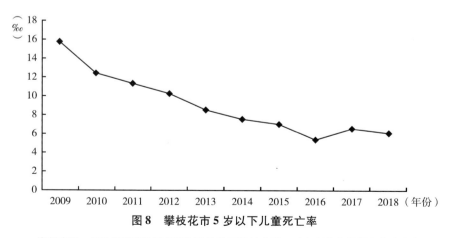

**图 8　攀枝花市 5 岁以下儿童死亡率**

资料来源：相关年份攀枝花市卫生事业发展统计公报、卫生事业和计划生育事业发展统计公报。

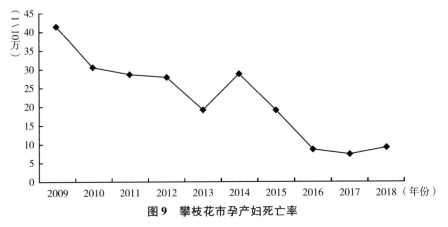

**图9 攀枝花市孕产妇死亡率**

资料来源：相关年份攀枝花市卫生事业发展统计公报、卫生事业和计划生育事业发展统计公报。

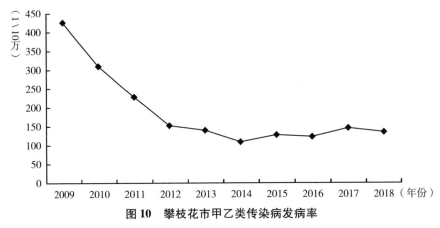

**图10 攀枝花市甲乙类传染病发病率**

资料来源：相关年份攀枝花市卫生事业发展统计公报、卫生事业和计划生育事业发展统计公报。

## （五）健康文化氛围日渐浓厚，居民健康理念不断增强

深入开展全民控烟专项行动，加强控烟专项执法检查行动，建立严格的控烟工作制度，进一步净化公共场所无烟环境。在全市所有医疗机构全面推行禁烟，持续推进"无烟机关""无烟学校""无烟企业"等无烟场所创建。在全市推广戒烟门诊和戒烟热线服务，降低烟草相关疾病发病水

平。2018 年底，全市居民健康素养水平达 16.68% （见图 11），全市经常参加体育锻炼人口比例达 38% （见图 12），注册志愿者比例在 2018 年大幅增长，达到 10.6%。

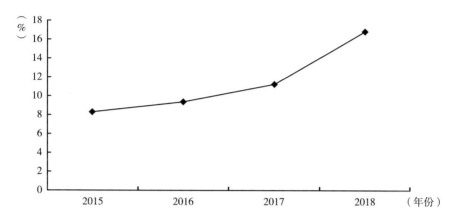

**图 11　攀枝花市居民健康素养水平**

资料来源：相关年份攀枝花市卫生事业和计划生育事业发展统计公报。

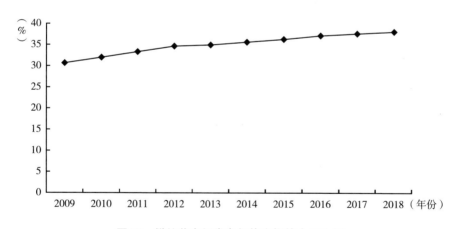

**图 12　攀枝花市经常参加体育锻炼人口比例**

资料来源：2014 年全国第四次和 2019 年全国第五次国民体质监测数据。

## （六）"康养＋"产业不断壮大，发展呈现良好态势

大力发展"康养＋农业"，积极培育观光农业、体验农业、创意农业等

新型业态，推动产区变景区、田园变公园、产品变商品、农舍变旅舍。成功获得全国首个芒果欧洲良好农业规范（GAP）认证，建成国家级出口芒果质量安全示范区。大力发展"康养＋工业"，坚持康养与工业深度融合发展，重点发展钒钛康养用品、康养辅助器械、体育健康器械、健康食品加工等产业。大力发展"康养＋医疗"，突出发展集医疗、康复、保健、养生、养老等于一体的康养医疗产业，构建多层次的康养医疗服务体系，成为全国首批医养结合试点城市，打造了攀西医养示范中心、普达颐养护理院等5个医养结合示范项目。大力发展"康养＋旅游"，充分利用工业遗存、民族风情和三线建设文化等旅游资源，打造核心旅游产品，增强旅游接待能力，打响旅游品牌。大力发展"康养＋运动"，加强运动基础设施建设，建成国家级皮划艇激流回旋竞训基地、国家级射击射箭竞训基地等四大冬季竞训基地。

## 四　经验总结和未来展望

### （一）重要经验总结

#### 1. 坚持政府主导、要素保障，是健康城市建设的前提

近年来，攀枝花市委、市政府、市人大、市政协领导多次听取健康城市发展情况汇报，现场调研解决发展问题，多次做出批示指导建设工作。成立由常务副市长牵头的领导小组，市健康办主任由分管副市长担任。坚持实行"问题清单＋责任制"的工作方法，成效纳入市委目标绩效考核，市人大常委会还将建设工作纳入市人大常委会审议议题，督促政府各级各部门认真履职，形成"一级抓一级，层层抓落实"的严密工作格局。同时，紧紧抓住人、财、物等要素保障健康城市建设的"牛鼻子"。经费列入市、县（区）本级财政预算，保障健康办工作经费，健康细胞、健康支持性环境建设、人员培训等基本需要。在市疾控中心新成立攀枝花市健康城市建设指导中心，给予5名事业编制，1名正科领导职务，人员与市爱卫办、市健康办联合办公，充实了队伍力量，做到事有人干。

2. 坚持问题导向、精准施策，是健康城市发展的关键

健康城市建设是一个不断完善再完善、提升再提升的过程，是持续深入的过程。攀枝花市定位清晰，对比找差，精准施策，根据《全国健康城市评价指标体系（2018版）》，开展专项调查，组织市级责任部门对2020年拟完成指标进行科学预判。同时，强化横向对比，对标先进地区，定位攀枝花市健康主要指标在全国、全省的水平，深入挖掘指标数据背后构成因素，突出重点难点，修订完善工作方案，确定下一步工作方向。坚持问题导向，在薄弱环节下功夫。针对慢性病问题，攀枝花市建立了121个慢性病自我管理小组，构建起慢性病及其危险因素监测与控制体系；针对城市居民心理健康问题，在全市132个城市社区基本建立心理咨询室；针对全市吸烟率、体质指数偏高、职业人群运动量不足等问题，构建起培育健康人群全方位体系，坚持每年开展"远离烟草危害、崇尚健康生活"戒烟活动，职业人群"万步有约　共享健康""燃烧我的卡路里　控制体重享健康"等一系列有效活动，攀枝花健康素养水平不断提升。

3. 坚持群众参与、"共建共享"，是健康城市建设的根本

群众参与是健康城市建设的重要基础，是实现健康城市共建共享的重要途径和手段。攀枝花市采用阵地宣传、社会发动并重的方式，对健康城市建设工作进行全方位、全覆盖的宣传，人人参与氛围基本形成。一是阵地宣传全覆盖。通过加强单位发动、社区动员、志愿者参与等方式，变"说教式"宣传为"互动式"宣传，举办"健康讲座"、大型义诊，开设"农民坝坝课堂"等方式，抓好健康细胞、卫生创建等活动，全市所有单位、村（社）健康教育宣传专栏全覆盖。二是社会发动全方位。以传统媒体和新媒体相结合的方式，开辟健康城市电视专栏，注册"健康攀枝花""花城健康"微信公众号等，定期或不定期推送健康城市简介、健康城市建设的进展及取得的成果，不间断为广大群众送去"健康大礼包"。同时，在全市举办职工运动会、元旦万人走等活动，激发群众参与热情。

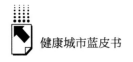

### （二）未来工作展望

"工业不强不叫攀枝花。"工业是攀枝花的立市之本、强市之基。攀枝花健康城市建设要围绕中心工作，服务全市经济社会发展。

1. 加强生态环境建设，推动攀枝花高质量发展

生态环境建设是人类生存和发展的基本条件，是经济、社会发展的基础。攀枝花城区处于干热河谷地带，生态十分脆弱，山地城市的城区钢铁、煤化工生产企业与居民区犬牙交错。保护和建设好生态环境，实现可持续发展，是攀枝花工业强市必须要克服的困难，也是推进健康城市建设的重点。严格实施减排、抑尘、压煤、治车、控秸五大工程，落实工业污染源全面达标排放计划。保持环境执法高压态势，集中整治空气污染、机动车尾气排放问题，确保环境空气质量优良率达标。加快产业结构调整和布局改造，减少污染源产生和排放，推动攀枝花高质量发展。

2. 加快城乡环境建设，不断提升人居环境水平

整洁有序、健康宜居的环境，是满足人民群众日益增长的健康需求的根本。要大力实施乡村振兴战略，围绕"美丽四川，宜居乡村"建设，推进农村人居环境整治，加快补齐农村人居环境突出短板。从源头抓起，加快推进"厕所革命"，实施农村饮水安全巩固提升工程，统筹治理城乡环境卫生问题，加强垃圾治理，建设人居环境干净整洁、人与自然和谐发展的良好环境。

3. 大力发展健康产业，丰富"康养+"新业态

要调整产业结构，全面做好"钒钛、阳光"两篇文章，大力发展"康养+"产业，重点是在五个县（区）构建"一核引领、一带支撑、三谷带动"。"一核"，是指中心城区优先发展医疗保健、健康管理产业，打造医疗服务基地；"一带"，是指以盐边县的温泉、森林、农业和省青少年运动训练基地等自然和社会资源为依托，重点打造运动健身休闲养生带；"三谷"，是指要形成以西区为核心的康养"苏铁谷"、以仁和区为核心的康养"仁和谷"和以米易县为核心的康养"迷易谷"的康养产业布局。要大力发展

"康养 + 农业 + 工业 + 医疗 + 旅游 + 运动",不断丰富康养产业,助推经济、社会发展。

4. 营造"共建共享"氛围,激活"全民健康"内生动能

要健全健康教育网络,强化健康知识传播,加快健康支持性环境建设,推广健康促进和健康生活方式行动,广泛开展全民健身活动等,提升群众健康意识,推动树立人人都是自己健康第一责任人的理念,激发群众维护自身健康强大的内生动能,改变"要我参与"为"我要参与"的健康城市建设被动模式。"倡导健康文明生活方式,预防控制重大疾病",推动"以治病为中心"的治疗观念向"以健康为中心"的管护理念转变,为建设美丽繁荣和谐的攀枝花提供健康保障。

# B.18
# 琼海市健康细胞工程建设现状、问题及对策

庄辉烈*

**摘　要：**　健康细胞工程建设是健康城市建设的重要基础工程。海南省琼海市的健康细胞工程建设统筹规划稳步推进，主要体现在强化组织领导，做好建设指导，设置好分类目标，先行试点、稳步推进。以此为基础，形成健康细胞工程建设广泛开展的良好局面，优化了健康服务，提高了人群健康水平，营造了健康环境，构建了健康社会，弘扬了健康文化。针对当前健康细胞工程建设面临的主客观问题，要突出问题导向，加强组织领导，强化监督评估，按照科学严谨的健康细胞工程工作流程，做好健康风险评估报告和健康干预措施及效果评价，注重人才培养，开展社会动员，针对不同单位查找出的问题，有针对性地加强健康细胞工程建设。

**关键词：**　健康细胞　基线调查　中期评估　琼海市

## 一　健康细胞工程建设统筹规划稳步推进

海南省琼海市加强学校、机关与企事业单位、医疗卫生机构、社区，以

---

* 庄辉烈，经济学学士，海南省琼海市爱国卫生运动委员会办公室主任，研究方向：爱国卫生与健康城市建设。

及农村地区的健康促进与教育工作，提高社会参与度，为全面开展健康城市建设打下坚实的微观基础，将健康列为社会治理的重要目标，全面推进健康细胞工程建设，统筹规划健康村镇、健康单位、健康学校、健康家庭等健康细胞工程建设。

### （一）强化组织领导

琼海市将健康细胞工程建设纳入经济社会发展规划和年度工作计划，实行"一把手"负责制和领导包抓制，层层落实领导责任。同时，对健康细胞工程建设指标任务进行分解、细化，明确完成任务的单位及标准要求、完成时限、责任领导等。例如，健康村示范单位琼海市博鳌镇沙美村形成了村书记全面抓、村干部具体抓、一级抓一级、层层抓落实的分级管理责任制，形成上下联动的管理格局，为健康促进工作顺利开展提供了有力的组织保障。又如，健康学校示范单位琼海市第一小学建立健康学校建设创建小组，正副校长分别兼任正副组长，并具体负责工作的落实。组员由教导处主任、总务主任、校医、食堂负责人、心理老师、各年级的班主任等人参加，组成强有力的健康促进学校管理网络，从根本上保证健康学校的各项规章制度得到全面贯彻落实。

### （二）做好建设指导

为推进健康细胞建设的整体发展，实行统一规范下的分类指导，结合琼海实际，琼海市爱国卫生运动委员会办公室2018年4月20日编印了《健康城市之细胞工程——健康细胞建设指导手册》。

为进一步落实琼海市委、市政府相关文件要求，积极建设健康细胞工程，规范评审验收程序，提高建设水平，制定了《琼海市健康细胞工程建设评审命名暂行办法》（海爱卫〔2017〕41号）。该办法所称健康细胞工程是指机关、单位、学校、社区、企业等社会构成细胞。健康细胞工程建设的管理办法分申报、指导、评估、公示、命名、复审六个方面的内容。建设健康单位的工作流程主要有申报、启动准备、基线调查、实施干预、中期评估、按调整方案继续实施干预、干预后调查、验收前准备、验收评估、表彰授牌。其中，健康细胞基线调查是指采用定量（问卷调查、体检资料等）或定性（座谈会、满意度测评等）调查的方法收集单位与健康有关的问题，了解单位的有关制度、环境、职工健康状况、生活行为方式、心理卫生等方面的内容。健康细胞工程之一的健康学校基线调查表如表1所示。

表1　健康学校基线调查表（A表）

单位：

| 序号 | 调查内容 | 回答结果 | 备注 |
|---|---|---|---|
| 1 | 是否制定健康促进学校章程？ | ①是　②否 | |
| 2 | 是否有完善的健康教育工作网络？ | ①是　②否 | |
| 3 | 校园环境是否做到整洁、绿化、美化,是否定期保洁,四害密度是否达标 | ①是　②否 | |
| 4 | 是否制定校内禁止吸烟和使用非法药物的规定及措施,禁止学生饮酒,学生控烟率达到？ | ①是　②否控烟率__%; | |
| 5 | 学校建筑、设备、设施安全符合有关卫生标准并取得卫生部门许可 | ①是　②否 | |
| 6 | 使用卫生厕所并保持清洁。女生15人1个蹲位,男生30人1个蹲位,有洗手设施 | ①是　②否 | |
| 7 | 教学楼走道、楼梯进出口通畅,学生公寓、宿办楼、教室照明、采光、通风等符合卫生标准 | ①是　②否 | |
| 8 | 是否符合无烟学校要求？ | ①是　②否 | |
| 9 | 教学设施是否符合最新卫生要求？ | ①是　②否 | |
| 10 | 是否提供充足、安全的饮用水？ | ①是　②否 | |
| 11 | 提供安全、合理的营养膳食,学生食堂三证齐全,达到相应标准 | ①是　②否 | |
| 12 | 校园不出售无证企业生产的食品或过期变质食品 | ①是　②否 | |
| 13 | 学校设立卫生室,为学生提供健康教育、医疗服务和心理辅导 | ①是　②否 | |
| 14 | 是否按照600:1的标准配备保健人员 | ①是　②否 | |
| 15 | 建立突发公共卫生事件、传染病、学生常见病与多发病管理机制 | ①是　②否 | |
| 16 | 配合有关单位,开展传染病监测和学生常见病综合防治工作 | ①是　②否 | |

| 序号 | 调查内容 | 回答结果 | 备注 |
|---|---|---|---|
| 17 | 无集体性食物中毒和安全事故发生,无传染病暴发流行 | ①是　②否 | |
| 18 | 积极预防控制营养不良、视力不良、肥胖、龋齿、贫血等学生常见疾病 | ①是　②否 | |
| 19 | 开展特定主题的健康教育活动,提高学生健康素养 | ①是　②否 | |
| 20 | 开展特定主题的心理健康教育活动,提高学生心理健康素养,并为有需求的学生提供心理援助 | ①是　②否 | |
| 21 | 是否达到学校门口 200 米范围内无商摊 | ①是　②否 | |
| 22 | 是否对学校进行健康危险因素评估,制订健康干预计划并付诸实施 | ①是　②否 | |
| 23 | 学生的健康知识知晓率? | 占比＿＿% | |
| 24 | 学生的健康行为形成率? | 占比＿＿% | |
| 25 | 教师的健康知识知晓率? | 占比＿＿% | |
| 26 | 教师的健康行为形成率? | 占比＿＿% | |
| 27 | 教师预防"三高"知识知晓率? | 占比＿＿% | |
| 28 | 35 岁以上教师知晓自己的血压、血糖、血脂水平分别达到多少? | ＿% 、＿% 、＿% | |
| 29 | 教师心理健康知识知晓率? | 占比＿% | |
| 30 | 学生是否坚持做眼保健操? 手法和穴位正确率? | ①是　②否<br>占比＿% | |
| 31 | 教职工规律参加体育锻炼的人群比例达到? | 占比＿% | |
| 32 | 学生是否做到每天锻炼 1 小时? | ①是　②否 | |
| 33 | 体育锻炼时间和运动负荷是否达到《中小学生体育锻炼运动负荷卫生标准》(WS/T101 - 1998)要求? | ①是　②否 | |
| 34 | 《国家学生体质健康标准》达标率? 良好率? | ＿＿% 、＿＿% | |
| 35 | 每年组织师生进行健康体检,建立健康档案,并进行健康管理 | ①是　②否 | |
| 36 | 开展多种形式的有益于师生身心健康的文化娱乐活动 | ①是　②否 | |
| 37 | 是否定期开展预防自然灾害演练? | ①是　②否 | |
| 38 | 健康教育课每学期是否安排 6 课时以上? | ①是　②否 | |
| 39 | 积极编写健康教育的教学课件,保证教学图文资料,音像制品等教学资源丰富 | ①是　②否 | |
| 40 | 健康教育授课教师是否定期接受健康教育技能培训? | ①是　②否 | |

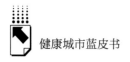
续表

| 序号 | 调查内容 | 回答结果 | 备注 |
|---|---|---|---|
| 41 | 是否对全校教职员工开展健康教育技能培训？培训率？ | ①是　②否<br>占比__% | |
| 42 | 学生是否参加课间操活动？ | ①是　②否 | |
| 43 | 对开展健康学校创建工作的意见和建议？ | | |

资料来源：《健康城市之细胞工程——健康细胞建设指导手册》，琼海市爱国卫生运动委员会办公室编印，2018年4月20日。

在健康细胞基线调查后，对收集的资料进行分析整理，形成诊断报告（健康风险评估）。诊断报告一般包括单位的基本情况、调查内容、调查方法、调查人群、调查结果和分析、发现存在的健康问题及原因、提出解决这些问题的策略和方法，被调查单位则对存在的问题采取措施实施干预，积极落实整改。

### （三）先行试点、整体推进

采取先行试点、整体推进的方法，选择有条件的镇区、社区（村）、部门、单位开展健康细胞工程建设试点工作，取得经验后整体推进。2018年1月15日，琼海市召开健康城市建设暨巩固创建成果工作部署会。会议解读了《琼海市开展建设健康细胞工程试点工作实施方案》文件精神，确定了健康细胞工程建设试点单位，要求各试点单位按照评价参考标准开展创建工作，先试先行，认真贯彻该实施方案的总体思路和要求，多措并举，务实进取。为加快琼海市健康城市健康村镇建设，积极开展健康细胞工程试点工作，市爱卫办组织市级专家于2019年3月4～5日对琼海市2018年度开展健康细胞工程试点的98个单位进行了考核评估。通过听取汇报、查阅资料、查看现场等方式开展市级抽查，在各单位自评和市级抽查的基础上，综合评定出琼海市2018年度健康单位、健康村（社区）、健康单位示范点、健康村（社区）示范村（社区）。同时，对部分健康单位示范点、健康村（社区）示范村（社区）的经验做法进行了总结提炼，形成案例，供各单位加强借鉴交流，深入推进健康细胞工程建设试点工作，不断巩固和提升试点成果，努力形成可推广的经验和模式。

## 二　形成健康细胞工程建设广泛开展的良好局面

围绕"健康琼海"建设目标，琼海市以巩固国家卫生城市、全国文明城市创建成果为契机，以解决影响人群健康主要因素为着力点，以《琼海市开展建设健康细胞工程试点工作实施方案》为指引，不断丰富健康细胞建设工作的内涵、方法和措施，抓重点、攻难点、创亮点，全力攻坚，以健康社区（村）和健康单位为重点，以整洁宜居的环境、便民优质的服务、和谐文明的文化为主要内容，推进健康细胞工程建设，进一步营造健康环境、构建健康社会、优化健康服务、弘扬健康文化、提高人群健康水平。

### （一）优化健康服务

健康细胞建设以优化健康服务来提升居民健康素养水平。琼海市各健康细胞工程单位积极发布健康知识和核心信息，引导健康知识的生产和传播，提高健康教育的针对性、精准性和实效性；加强健身宣传教育，普及科学健身知识和方法，让体育健身成为群众生活的重要内容；促进心理健康，向家庭和个人就近提供生理、心理和社会等服务，倡导团结和睦的人际关系，提高家庭健康水平；提高公共体育设施的可及性，组织本地区公共体育设施规划编制工作，在新建、改建、扩建的居民住宅区、商业区规划中安排体育健身活动场地，加强健身步道、全民健身中心、体育公园等场地设施。例如，作为健康医院示范单位的琼海市人民医院积极开展"优质服务体系建设"，医务人员对待病人和蔼和亲，使用文明礼貌用语，为病人提供高质量医疗卫生服务。对有心理需求的患者，该院制定了患者心理疏导制度，成立领导小组，对重症、手术患者进行心理疏导，有效缓解患者的压力。在门诊设有健康小屋、客服部，开设预约服务（包括诊断、功能检查、体检）、资料打印

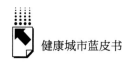

及复印服务、现场咨询、特需服务全程陪护及便民服务，全方位满足残疾人群、老年人群和其他特殊人群的多种需求。

## （二）提高人群健康水平

健康细胞工程建设倡导健康生活方式，开展减盐、减油、减糖、健康口腔、健康体重、健康骨骼等专项行动，引导群众建立合理膳食、适量运动、戒烟限酒和心理平衡的健康生活方式。加强对各类人群的健康管理，落实健康体检、职业健康检查、职业防护、安全管理等方面的制度，重点加强学校卫生与健康工作，将健康教育渗入校园、课堂，引导学生养成健康生活方式，改善学校卫生环境，确保学生饮食安全和营养供配。例如，作为健康学校示范单位的琼海市嘉积中学根据 2017 年学生体检数据统计结果，学生良好以上等级还未达到 40% 以上，采取了以下干预措施：确保高中每周 2 课时体育课的质量；没有体育课当天安排 1 小时集体体育锻炼；利用大课间活动时间，安排年级轮流跑操；提倡学生每天骑自行车或步行上学，在家积极参加社区各种户外体育运动，保证每天的运动量。在这一干预措施的影响下，学生健康素质得到提升，良好以上等级达到了 40% 以上。又如，琼海市人民检察院作为健康机关示范单位，组织干警开展全民健身活动，落实工作场所工间操制度；组织单位职工和其他单位进行足球、篮球友谊赛，参加市里组织的羽毛球等多项体育比赛。通过组织活动，使全院干警在紧张工作之余有了放松身心的途径，精神面貌焕然一新，身体素质明显提高。再如，博鳌镇人民政府作为健康机关示范单位，积极邀请博鳌卫生院专家开展合理膳食、控制视力、有效戒烟、心理健康等健康教育，参与率均达 80% 以上；结合所学知识开展健康知识竞赛，确保内容全面、有所成效。

## （三）营造健康环境

城乡环境卫生状况事关人民的身体健康，尤其是在污染日益严重的今天，人民对于环境卫生状况表达出了更高的诉求。为此，健康细胞建设首先要营造整洁的环境，美化城乡环境卫生。琼海市以学校、企业、机关和事业单位等为重点，完善控烟措施，营造有益于健康的环境，例如，作为健康村示范单位的琼海市博鳌镇沙美村，着力优化原有自然景观，精心打造"滨海长廊""锦汇三江、鳌游沙美"和"金牛偃月"等沙美特色生态景观，按照"山水林田湖草是一个生命共同体"的生态保护理念，推进沙美内海全面退塘还林还湿，恢复生态和景观功能，复植红树林568亩，形成以红树林保护为主的湿地生态区。又如，作为健康学校示范单位的琼海市嘉积中学，加强环境治理，校园道路为水泥路，道路两旁均为绿化带。校园内绿树成荫、绿草如茵、郁郁葱葱、鸟语花香。教室、校园清洁区、公寓楼每天有检查记录，并公布评比结果。

### （四）构建健康社会

在全市范围内构建健康社会，为健康细胞建设在构建健康社会方面提供有力支持。一是完善社会保障，结合海南省"全民参保登记计划"工作进程，加快社会保险从制度全覆盖向人群全覆盖推进的步伐，加强社会保障费用征缴，扩大社会保障基金筹资渠道。提高医保保障水平，建立健全村镇居民大病保险和医疗救助制度，实施失地农民保险制度。二是促进基本公共服务均等化，加快发展残疾人事业、社会慈善和社会福利事业。三是积极发展健康养老服务，创新体制机制，积极推进医疗卫生与养老服务相结合，建设以居家为基础、社区为依托、机构为补充的多层次养老服务体系，满足多样化健康养老服务需求。各健康细胞单位也在构建健康社会方面努力作为，例如，作为健康医院示范单位的琼海市人民医院，开展社区健康促进与合作，制定社区居民的健康教育工作流程，完善常见疾病的健康教育工作要点，面向社区开展了多种形式的健康活动。2018年，该院志愿者在"健康扶贫"义诊活动中，到长坡、烟塘等9家卫生院开展活动，共接诊385名贫困患者。

### （五）弘扬健康文化

为让健康理念深入人心，各健康细胞单位通过各类媒体广泛传播健康知识，教育部门和学校确保健康教育课时等。各单位利用互联网、微信、微博

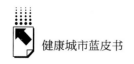

等新媒体宣传普及卫生应急知识，倡导建设公众自救互救体验场馆，提高公众公共安全意识和自救互救能力。例如，琼海市人民检察院作为健康机关示范单位，组织实施本单位健康教育活动，发放健康教育宣传资料、举办健康知识讲座、制作健康教育宣传栏等，让健康理念深入人心。又如，博鳌镇人民政府作为健康机关示范单位，播放公益倡导片、养生宣传片，利用微信公众号宣传倡导健康知识，在单位食堂张贴健康小贴士，各个办公室张贴禁烟标志等，营造浓厚的健康单位创建氛围。

## 三　当前健康细胞工程建设面临的主客观问题

通过健康细胞基线调查可以看出，琼海市健康细胞工程建设虽然取得了一些成绩，绝大多数指标已经达到或接近健康细胞评价指标体系规定的水平，但与全国爱卫办、海南省爱卫办的要求和群众对健康环境、健康服务、健康社会等的期盼还有一定距离，这与推动健康细胞工程建设进一步发展的支持性环境不足即客观原因有关，当然与自身主观努力与能力不够也有很大关系，这些主客观问题主要表现在以下几个方面。

一是部分领导干部创建积极性不高。部分单位及镇村领导干部未能意识到健康细胞工程建设工作的重要性，健康细胞工程建设步伐较慢、标准不高。部分单位工作反馈不及时，需进一步加强重视提高效率。

二是健康细胞工程建设要为人民提供优质的健康服务。但是，全市范围内影响群众的健康因素仍然较多，这在一定程度上制约了健康细胞工程建设的开展，如食品安全、公共交通安全等问题仍然突出，慢性病防治、意外伤害防治等有待加强，养老床位较少等。此外，居民卫生素质有待进一步提高，全民健康教育工作亟待加强，在提升居民科学健康观、基本医疗素养、妇幼健康素养、中医养生素养等方面都有大量工作需要做。这需要各健康细胞单位针对妇女、儿童、老年人、残疾人、流动人口等重点人群，开展符合其特点的健康促进和健康素养传播活动。

三是健康细胞工程建设要为人民提供健康的环境，良好的基础设施是前提。目前，全市范围内基础设施建设有待进一步加强，这在一定程度上制约了健康细胞工程的健康环境建设的开展。琼海市城市规划完善和实施任务较重，随着村镇建成区扩大、人口增加，街巷道路改造、环卫等城市基础设施建设相对滞后，管理难度增加，如城市建设配套不到位，垃圾处理设施仍较落后；公共厕所数量不足，等级偏低；城中村及城乡接合部排污排水等卫生基础设施较差；城市污水管网建设不完善，雨污分流不彻底等；农村污水处理设施尚未实现全覆盖；在建设过程中施工扬尘、道路扬尘，水污染防治、污水处理等都需要解决；乱搭乱建、乱停乱放等"十乱"问题在部分村镇依然不同程度存在。以上问题需要在全市范围内进一步加大整治力度，为进一步促进健康细胞工程的健康环境建设的开展提供更加有利的条件。

四是健康细胞工程建设管理队伍仍相对薄弱，健康教育及健康促进相关活动形式过于单一。目前负责健康细胞建设的专职人员较少，工作内容繁多，工作压力很大，多项任务常常需要一两个工作人员完成，很容易顾此失彼，疲于应对。受此局限，健康教育活动方式有待进一步丰富。

五是健康细胞工程建设专项资金投入有限，还不能完全满足创建工作的需要，也需要各健康细胞单位继续统筹协调，分好财政支出"蛋糕"，适当对创建工作给予资金倾斜，助力创建工作顺利开展。

六是健康细胞工程建设在健康管理操作上还不够科学和完善。例如，专家调研发现，健康细胞基线调查在组织管理、健康环境、健康社会、健康文化等方面的数据都比较完备，健康服务和健康人群指标中则有部分缺项，健康教育的专业能力还需要加强，在操作和管理上还需要更加科学规范，如健康风险评估的准确性、健康监测评价体系更加完善。

七是健康细胞工程建设缺乏健康文化的支撑。健康细胞理念宣传有待加强，社会力量关心、参与、支持健康细胞工程建设的积极性有待提高。

## 四　以问题为导向提升健康细胞工程建设水平

进一步促进健康细胞工程建设，要在全市范围内推动健康细胞工程建设

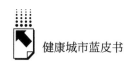

的支持性环境发展。此外，各健康细胞单位更要积极认真科学开展健康细胞工程建设评价工作，全面总结经验和做法，查找问题和不足，对存在的问题不断进行改正，这是提升健康细胞工程建设水平的重要途径。

### （一）加强组织领导

要高度重视健康细胞工程建设工作，将其摆在更加突出的位置，作为当前和下一阶段的一项重要政治任务来抓。建立领导协调机制，切实落实健康细胞工程建设工作有关任务要求，对有关任务进行细化分解，实行"一把手"负责制，制定相关工作细则，扎实推进健康细胞工程建设工作，努力构建一环扣一环、一级抓一级、层层抓落实的工作格局。

### （二）强化监督评估

要将健康细胞工程建设工作纳入各单位绩效考核内容，细化考核目标，建立常态化、经常化的督查考核机制，强化激励和问责。做到创建任务一级抓一级、层层有人抓、事事有人管。建立定期评估机制，开展阶段性的检查验收，力争达标一项验收一项，巩固一项发展一项。定期进行自查，对完成任务好、工作成效大的单位给予表彰奖励；对工作不力、严重影响全市创建工作的责任单位进行通报批评，责令整改。健康单位每三年进行一次复审。主管单位按照健康单位标准，提前组织复查，并于第三年6月底前报市爱卫办，市爱卫办结合复查意见组织复审，根据复审结果，报市委、市政府或市爱卫会对符合标准的健康单位予以重新命名。对不符合要求的健康单位，整改后仍然不达标的，撤销命名。

### （三）按照科学严谨的健康细胞工程工作流程，做好健康风险评估报告和健康干预措施及效果评价

首先，做好健康风险评估工作。健康风险评估报告的内容一般主要有：单位物质环境，如设施、设备、职业危害因素等；社会环境，如单位制度、社区关系等；职工健康状况，包括体检资料分析结果、知识及生活行为方式

问卷调查分析结果、心理量表评估结果等；服务人群特点及健康需求；其他基线调查资料。其次，根据评估报告制订年度计划，量化效果考核指标并制定干预措施，干预措施包含环境、制度、心理、行为等因素，突出系统性。

### （四）注重人才培养

建立健康细胞工程建设人才培养机制，加强临床医学、公共卫生、健康教育、社会医学、卫生应急、卫生信息化等专业的人才培养。充分发挥海南省现有高等院校在医学和管理领域的专业优势，调动社会力量，开展健康管理师、营养师、心理咨询师、康复治疗师等健康人才的培训。

### （五）开展社会动员

加强健康细胞工程建设理念宣传，充分发挥电视、广播、报纸等传统媒体优势，积极运用网络、微信、微博、短信等新媒体平台，大力宣传建设健康细胞工程的重要意义、指导思想、基本原则、工作目标和主要任务等，及时通报进展情况。加强舆论监督、科学引导和典型报道，增强社会对健康细胞工程建设的普遍认知和行动支持，形成全社会关心支持健康细胞工程建设的良好氛围。

### （六）强化资金支持

将健康细胞工程建设项目预算纳入政府财政预算，并根据实际情况合理安排，确保每年项目预算资金及时到位；建立财政经费项目管理制度，实施项目化管理，专款专用，落实项目进度、绩效评价；进一步拓展资金来源渠道，建立多元化资金筹集机制，引导和鼓励社会资本参与，广泛调动全社会力量参与健康细胞工程建设大局。

### （七）针对不同单位查找出的问题有针对性地加强健康细胞工程建设

一是加强健康村建设。全面推进健康村镇建设，持续开展环境卫生整洁

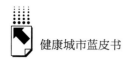

行动，有效提升人居环境质量，建设健康、宜居、美丽家园。二是加强健康学校建设。改善学校卫生环境，加强控烟宣传和无烟环境创建，做好学生常见病的预防与控制工作；确保学生饮食安全和供餐营养，实施学生营养改善计划；开展学生体质监测，重视学校体育教育，促进学校、家庭和社会多方配合，确保学生校内每天体育活动时间不少于1小时。三是加强机关和企事业单位健康细胞工程建设。加强无烟机关建设，改善机关和企事业单位卫生环境和体育锻炼设施，落实工间健身制度，倡导每天健身1小时；举办健康知识讲座，开展符合单位特点的健身和竞赛活动，定期组织职工体检。四是加强医疗卫生机构健康促进与教育工作。各级各类医疗卫生机构要加强医患沟通和科普宣传，围绕健康维护、慢性病和传染病防治、妇幼健康、心理健康、合理膳食、老年保健等重要内容，开展健康教育和行为干预，普及合理用药和科学就医知识，提高群众防病就医的能力；要改善医院诊疗和卫生环境，创建医疗卫生机构无烟环境，在医院设置戒烟门诊，提供戒烟咨询和戒烟服务。五是加强健康社区建设。依托社区，广泛开展"健康家庭行动""新家庭计划""营养进万家"活动。以家庭整体为对象，为家庭成员提供有针对性的健康指导服务。提高家庭成员健康意识，倡导健康生活方式。

# B.19
# 探索健康城市建设路径，
# 创新人群健康测评模式
## ——北京市平谷区人群健康状况调查实证研究

李军考斯*

**摘　要：** 北京市平谷区委、区政府响应健康中国战略，策划实施平谷区人口健康状况抽样调查，摸清本区域百姓健康、亚健康和疾病的现状，为政府进行健康管理和健康服务工作提供数据支撑。目前，人群健康管理工作中的主要问题是尚未区分健康管理与疾病预防的不同，缺乏量化健康和亚健康状态的检测手段，没有便捷可行的人群健康检测模式，没有明确的健康服务和健康管理财政投入预算。基于此，平谷区政府大胆改革创新，在开展人群健康管理工作中创造条件，探索人群健康管理的工作基础，分析人民健康管理理念的变化，创新人群健康测量评估的方法，打造人群健康管理服务的模式。平谷区"万名百姓健康评估大行动"主要有六个方面的经验和启示：建立落实大健康理念的抓手、探索人群健康状况调查实施路径、建立全民健康管理数据库、创新全民健康管理体系建设、创新全民健康管理运营模式、开展健康管理服务绩效考核的第三方评价。

**关键词：** 人群健康管理　功能健康测评　人群健康指标　平谷区

---

* 李军考斯，博士，北京立方社会经济研究院院长，高级统计师，研究方向：健康社会学及功能健康测评。

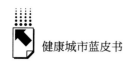
# 一　平谷区开展人群健康管理的政策背景

北京市平谷区开展人群健康状况调查研究是按照国家健康战略、落实健康规划纲要、完成健康管理任务而立项实施的。

2016 年 8 月 19～20 日，全国卫生与健康大会在北京举行。习近平总书记出席会议并发表重要讲话。他强调"没有全民健康，就没有全面小康""要把人民健康放在优先发展的战略地位"①。要以普及健康生活、优化健康服务、完善健康保障、建设健康环境、发展健康产业为重点，加快推进健康中国建设，努力全方位、全周期保障人民健康，为实现"两个一百年"奋斗目标、实现中华民族伟大复兴的中国梦打下坚实的健康基础。

《"健康中国 2030"规划纲要》提出，把健康城市和健康村镇建设作为推进健康中国建设的重要抓手，针对当地居民主要健康问题，编制实施健康城市、健康村镇发展规划。要加强健康城市、健康村镇建设监测与评价。到2030 年，建成一批健康城市、健康村镇建设的示范市和示范村镇。

《北京市国民经济和社会发展第十三个五年规划纲要》明确提出"要以全面促进人的健康为中心，将健康理念融入城市发展，预防为主、防治结合，构建适应城乡居民健康需求、全生命周期、全人群健康服务体系，推动健康服务从疾病管理向健康管理转变，让城乡居民更健康地生活"的目标和任务。

《北京市平谷区国民经济和社会发展第十三个五年规划纲要》提出，要以建设"健康平谷"为目标，以"保基点、抓基层、促整合"为重点，深化医药卫生体制改革，完善医疗卫生服务体系和分级诊疗就医格局。在"积极培育健康服务产业"方面，要构建以医疗卫生为核心的健康服务业复合发展体系，将平谷区打造成为京津冀区域性健康服务中心与首都健康服务业创新发展区。

平谷区委、区政府响应健康中国战略，立足区情，心系百姓，以人为本，落实"健康平谷"规划目标，切实为百姓健康提供服务，开展"健康

---

① 《习近平谈治国理政》第 2 卷，外文出版社，2017，第 370 页。

平谷——万名百姓健康评估大行动"，策划实施平谷区3%人口健康状况抽样调查，摸清本区域百姓健康、亚健康和疾病的现状，为政府进行健康管理和健康服务工作提供数据支撑。

## 二　目前人群健康管理工作中的主要问题

北京市于2009年发布了《健康北京人——全民健康促进十年行动规划（2009—2018年）》，健康管理工作起步早、力度大，取得了一定成效。但是，全国各省份的健康管理工作与习近平总书记所讲的"以治病为中心转变为以人民健康为中心"[①] 的"大健康"理念，仍存在一定差距，具体表现如下。

### （一）尚未区分健康管理与疾病预防的不同

健康不只是没有疾病。世界卫生组织认为，健康是"人们身体、心理和社会适应力"处于完好状态的一种体现。目前，我们多数人的观念还停留在"无病即健康"，对预防保健和健康管理的工作内容差异认识不清。疾病预防主要是从已病人群的信息出发，对未病人群进行预防，存在信息时间差和错位的问题；预防保健的主要措施还是疾病筛查、预防接种和健康促进活动。而健康管理是对人体健康、亚健康状态和健康风险程度的检测、评估、指导、干预和分析研究。

### （二）缺乏量化健康和亚健康状态的检测手段

2017年，北京有218家医院体检中心和专业健康管理中心，每年约有375万人次进行健康体检，占常住人口的17.3%。这些常规体检还不是反映城市人群健康状态的检测方法。因为这种检测不仅样本量群体存在偏差，而且检测数据也有局限性。医院的体检中心和健康管理中心采用的方法基本上是"套餐式"的常规性检查和临床医学检查，采集到的数据也是病理学的"医疗检查数据"，分析这些数据对疾病预防工作会有一定的帮助，但不能准确反映城市市民当前的健康状态。而且，能够参加常规性体检的人大多是国有企业员工、

---

① 《习近平谈治国理政》第2卷，外文出版社，2017，第372页。

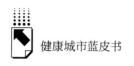

政府机关事业单位和社会中上层，把这类人的数据作为北京市健康管理工作的依据，对制定全民健康管理政策难以提供全面、准确的科学支撑。

### （三）没有便捷可行的人群健康检测模式

传统的健康管理是基于健康体检结果，建立个人专属健康档案，给出个性化健康管理方案；而且体检套餐大部分内容是临床医学检查，受设备、场地、人员和费用的限制，很难推广到基层，让广大老百姓受益。目前，社区卫生服务中心的健康档案大量存在"空档"和"死档"的现象，社区健康档案数据利用率低。由于传统体检存在抽血、化验、辐射等副作用，也存在套餐项目指标数据不统一等管理运营上的难题，甚至出现老年人免费体检参检率都不高的现象，导致区域性、大规模、大样本人群健康问题研究滞后于政府健康管理工作的发展需求。

### （四）没有明确的健康服务和健康管理财政投入预算

尽管北京市对基层社区卫生服务中心进行了大胆的改革试验，提出了"六位一体"的工作职能，按照"收支两条线"的模式，投入了大量财政经费解决基层医务人员的待遇问题，但是在人群健康测量、调查、评价等服务和管理工作方面没有明晰的财政资金给予保障，全市没有对全民健康管理经费和服务经费的专项投入预算。

## 三　平谷区开展人群健康管理的工作基础

面对种种困难和问题，平谷区政府大胆改革创新，在开展人群健康管理工作中创造条件，探索开展人群健康管理工作。

### （一）厘清人民健康管理理念的变化

传统的健康管理是对健康人群、亚健康人群、疾病人群的健康危险因素进行全面监测、分析、评估、预测、预防、指导和干预的全过程。其宗旨是预防和控制疾病发生和发展、降低医疗费用、提高生命质量，提高自我管理意识和水平，并对其生活方式相关的健康风险因素进行个性化管理和干预。

"大健康"的管理理念与传统的健康管理不同。"大健康"观念大大超越了疾病防治的传统范畴，把以治病为中心转变为以人民健康为中心，这是我国卫生与健康工作从理论到实践的一次重大飞跃。大健康的管理理念要求政府"把保障人民健康作为经济社会政策的重要目标，全面建立健康影响评价评估制度，系统评估宏观经济、交通、农业、教育、住房、就业等经济社会发展规划和政策，以及重大工程项目可能对健康的影响，及早、主动实施干预，从源头上消除健康隐患"。从政府健康管理的五个重点工作来看，则是要把"普及健康生活、优化健康服务、完善健康保障、建设健康环境、发展健康产业"作为重点工作，加快推进健康中国建设，努力全方位、全周期保障人民健康。

## （二）创新人群健康测量评估的方法

健康测评主要是对健康风险状况的测量与评估。这个概念最早由美国的罗宾斯（Robbins）医生在20世纪60年代首次提出。随着时间推移，发达国家（如美国、加拿大、日本）造就了一批以健康风险评估为基础，以健康管理、健康指导为手段，以健康促进为目的的公司和研究机构，如美国密西根大学健康管理研究中心。如今，发达国家越来越多的企业和非营利组织依托专业的健康管理机构，以健康风险评估作为检测手段，开展员工的健康管理。

健康管理理念越来越变得现实和具有可操作性。其中，健康风险评估理念引发了对人群开展健康管理的需求。而以健康指导、健康干预和健康促进活动为目的的新业态，推进了健康风险评估技术的发展，使健康管理逐步发展为介于医疗服务与公共卫生之间的一门交叉科学，形成了既包含而又有别于流行病学、统计学、行为科学、预防病学、社会学、心理学、营养学、体育学、健康学、管理学等多种学科的一门边缘科学。

我国的健康管理问题也越来越凸显，相关研究起步较晚，健康管理理念与发达国家差距较大。虽然全国健康管理机构已有5000多家，但其中多数仅从事体检活动，一般不进行健康风险评估，只提供若干固定搭配的"体检套餐"。

在平谷区"预防保健体系、疾病诊疗体系、医疗康复体系"的健康保障系统基础上，以世界卫生组织对健康内容的阐述"身体、心理和社会适应能力"三个

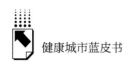
方面为基础，把身体健康作为前置条件来考量，委托北京立方社会经济研究院研究出了"立方康评"的新方法，在平谷区试点探索人群健康测评的新模式。

"立方康评"是按照"医体结合"的思路，应用生物电感应技术，利用国际上最先进的人体电阻抗检测技术，采用计时电流统计分析方法，通过生物电传感器，采集测量组织细胞的电阻、电传导性、电压以及动作电位等，进行3D数学模型重建，根据各器官、组织和系统的电阻抗变化情况，对人体目前的功能状态进行健康风险评估。

"立方康评"是按照大数据分析的功能健康测评标准，把一般人群的身体健康功能状况划分为五个风险等级进行测评，把测量结果与国民体质测试和中医体质辨识结果相结合，形成"体质＋体能＋功能"的三维人体功能健康测评指标体系，用于揭示人体器官、系统和综合的健康、亚健康和早期疾病的风险程度，进而从运动、饮食、营养、生活习惯等多个方面，提供健康指导和亚健康干预方法，它既是对国家体育总局倡导的国民体质测试的一个重要补充，也是对常规体检进行精准性早期筛查的一个前置环节。

### （三）打造人群健康管理服务的模式

目前，"立方康评"还是一个新生事物，在大健康产业领域还是一个新业态。北京立方社会经济研究院按照大健康管理理念，已经形成了健康测量、评估、指导、干预的健康管理服务运行模式，目前通过与政府合作，面向基层社区和乡镇农村，为百姓上门进行健康风险评估和检测服务。这种模式与传统的健康管理服务有三点区别。

一是服务和评价的对象不同。传统的健康管理是基于常规健康体检结果，建立个人专属的病理性检查档案，并提出健康管理方案和建议。立方康评是通过健康风险检测仪器的量化评估手段，对采集到的功能性健康风险数据进行健康影响因素的分析和整合，不仅可以为个人提供全身健康状况基础信息、早期疾病信息和健康风险信息，还能为当地政府提供人群健康管理靶向、管理依据、管理效果和管理工作的绩效评价。

二是健康管理内容不同。传统的健康管理是预测个人在一定时间内发生某种特定疾病或因为某种特定疾病导致死亡的可能性，并据此按照个人需求提供有针对性的控制与干预。"立方康评"结合国民体质测试和功能性健康风险评估而量化形成一套标准检测指标体系。以"没病不等于健康"为核心理念，将健康人群分为5个健康风险等级。通过5个风险等级的划分，让被检者了解自己当前身体所处的状态，通过运动、饮食、生活习惯等方式进行干预，实现风险等级的降低，让亚健康的身体功能状态朝健康方向发展。

三是健康实施对象不同。传统的健康管理，一方面是政府医疗卫生主管部门从疾病预防的角度出发对所辖地区进行保健预防和健康促进活动，对人群的亚健康状态没有大数据分析和依据，也缺乏管理手段和措施；另一方面商业化的健康管理中心针对社会上层或富裕阶层进行一对一的健康管理服务，对人群健康状况也没有调查和研究的力量。"立方康评"面向百姓健康管理和服务，采取的是政府购买第三方服务或"PPP"的运营模式，打破了健康管理由政府部门或事业单位独家提供的局面，是社会力量参与地方政府健康管理和服务的新尝试，也是健康管理服务与健康产业结合的一种新模式。

## 四 平谷区人群健康状况调查的结果分析

平谷区委、区政府把落实"大健康"理念融入全民健康管理的具体工作，在"预防保健体系、疾病诊疗体系、医疗康复体系"的基础上，探索健康管理新体系，委托北京立方社会经济研究院进行专业的健康管理评价研究，从理念、方法、组织、运行和保障等多方位开展人群健康测评，把全民健康工作落到实处，使健康普惠民生，增强百姓获得感。

2016年7~12月，北京立方社会经济研究院在平谷区开展了3%常住人口健康状况抽样调查。由平谷区卫计委和平谷区体育局牵头，以15名专业健康管理师为骨干，以乡镇、社区健康生活指导员和社会体育指导员为依托，深入18个街道乡镇、100多个农村和社区，为12169名百姓进行了健康风险评估测量和健康问卷调查，甄别出了不同健康风险人群，对大约70%的低风险健康人群进行了健康知识宣讲；对超过25%的较高风险人群进行了健康指导和

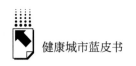

亚健康干预方法指导；对约 5% 的高风险人群交由平谷区中医医院进行了健康干预和及时跟进诊疗。北京立方社会经济研究院对调查的健康数据进行了分析整理，编写出《2016 平谷区健康状况抽样调查报告》《2016 平谷区健康管理评价报告》《2016 平谷区健康风险评估分析结果图解》《2016 平谷区国民体质测试与运动健康风险分析》《2016 平谷区潜在疾病风险提示分析》《2016 平谷区综合健康地图应用分析》《2016 平谷区 3% 人口健康地图册》等研究成果。

### （一）3% 抽样人群的基本情况

"立方康评"调查分析是根据统计学 PPS 随机抽样的原理，对每个乡镇街道和城乡社区按 3% 的等概率比例进行分层抽样的。同时考虑城乡社区和机关企事业单位人员分布的实际情况和样本结构要求，如样本人群的年龄、性别、职业等因素（见表 1）。

表 1　平谷区"立方康评"抽样情况统计

| 指标 | 类别 | 数量（人） | 占比（%） | 指标 | 类别 | 数量（人） | 占比（%） |
|---|---|---|---|---|---|---|---|
| 性别 | 男 | 4083 | 33.55 | 年龄 | ≤35 岁 | 1515 | 12.45 |
| | 女 | 8086 | 66.45 | | 36～45 岁 | 2354 | 19.34 |
| 户籍 | 本区非农业户口 | 6026 | 49.52 | | 46～55 岁 | 4016 | 33.00 |
| | 本区农业户口 | 4665 | 38.34 | | 56～65 岁 | 2811 | 23.10 |
| | 本市非本区户口 | 738 | 6.06 | | ≥66 岁 | 1473 | 12.10 |
| | 非本市户口 | 740 | 6.08 | 享受医保状况 | 职工医保 | 3883 | 31.91 |
| 学历 | 高中及以下 | 8642 | 71.02 | | 居民医保 | 1575 | 12.94 |
| | 大学专科 | 1246 | 10.24 | | 新农合 | 5548 | 45.59 |
| | 大学本科 | 1333 | 10.95 | | 没有医保 | 1163 | 9.56 |
| | 硕士研究生及以上 | 948 | 7.79 | 就业/身份 | 党政机关管理者 | 887 | 7.29 |
| 收入 | ≤3000 元 | 8737 | 71.80 | | 企事业单位管理者 | 449 | 3.69 |
| | 3001～6000 元 | 1571 | 12.91 | | 科研院所研究人员 | 247 | 2.03 |
| | 6001～9000 元 | 556 | 4.57 | | 企事业单位工作者 | 1072 | 8.81 |
| | 9001～12000 元 | 334 | 2.74 | | 服务业从业者 | 1016 | 8.35 |
| | 12001～15000 元 | 321 | 2.64 | | 工业劳动者 | 478 | 3.93 |
| | 15001～18000 元 | 324 | 2.66 | | 农业劳动者 | 7741 | 63.61 |
| | >18000 | 326 | 2.68 | | 学生 | 279 | 2.29 |

资料来源：北京市平谷区卫计委委托的"平谷区健康管理调查评价研究"课题成果。

### （二）抽样人群综合健康风险分析

一个健康城市健康管理效果如何，是要通过反映该城市市民健康状况的健康大数据分析来体现的。"立方康评"既是对人体当前功能性健康状态的一种检测，也是对人体健康风险等级的一种评估。把某个区域人群的不同健康风险等级状况按照一定的标准来界定该区域的健康风险状态，就能直观、全面和简捷地表达该区域的健康风险状态，从而用来评价政府的健康管理工作成效。"立方康评"区域人群健康测评的等级标准是将人群的健康风险分为"低、中间偏低、中间偏高、较高、高"五种状态，用于评价区域内居民健康的群体状态。

"立方康评"研究分析结果显示：平谷区抽样人群的健康风险综合评价等级的峰值在2＋级，占35.22%（见图1）。根据"立方康评"区域健康状况等级划分标准，平谷区抽样人群健康状况属于"中间偏高"状态。

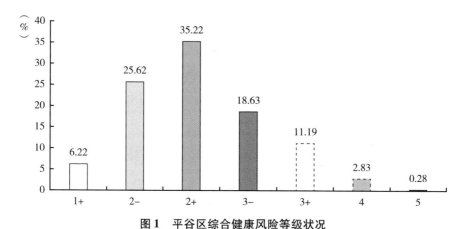

**图1　平谷区综合健康风险等级状况**

资料来源：北京市平谷区卫计委委托的"平谷区健康管理调查评价研究"课题成果。

如果将上述测评结果与性别进行交叉分析，可以分别得到以下的统计结果：男性群体健康风险综合评价处于"中间偏低"状态，女性健康风险综合评价处于"中间偏高"状态。显而易见，男性群体的健康状况好于女性群体（见表2）。

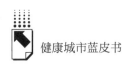

表 2　平谷区随机抽样性别健康测评结果

单位：%

| 标准 | 样本整体 | 男性 | 女性 |
|---|---|---|---|
| 1 | 6. 22 | 7. 93 | 5. 44 |
| 2 $^-$ | 25. 62 | 28. 27 | 24. 41 |
| 2 $^+$ | 35. 22 | 36. 60 | 34. 59 |
| 3 $^-$ | 18. 63 | 16. 77 | 19. 49 |
| 3 $^+$ | 11. 19 | 8. 50 | 12. 42 |
| 4 | 2. 83 | 1. 87 | 3. 27 |
| 5 | 0. 28 | 0. 06 | 0. 38 |
| 合计 | 99. 99 | 100 | 100 |

资料来源：北京市平谷区卫计委委托的"平谷区健康管理调查评价研究"课题成果。

如果将综合测评结果与各个年龄段进行交叉分析，可以发现："35 岁及以下"年龄段与其他四组的年龄段有明显的区别。可以解释为：除了"35 岁及以下"年龄段人群的综合健康风险与"66 岁及以上"老年人的健康风险等级占比程度不同外，"36～45 岁""46～55 岁""56～65 岁"的年龄组人群的综合健康风险和"66 岁及以上"老年人的健康风险等级占比程度基本相同（见图 2）。

从不同学历人群的健康状况来看，存在"高学历人群健康风险出现两极分化"的特征，"高中及以下"的健康人群（1＋）占比明显低于其他人群，但高风险人群（4 级、5 级）占比也明显偏低。这说明，学历较高的人群对健康知识的学习和健康管理比较积极，但是学历较高者也可能随着脑力劳动和生活学习压力增大，导致健康风险较高（见图 3）。

从不同收入人群的健康状况来看，似乎存在"收入水平越高，健康人群占比越高"的特征，这是因为"3000 元及以下"的健康人群占比最低。但是，月收入在 9001～12000 元的高收入人群的健康高风险人数占比明显高于其他收入人群。这说明，收入高的人群，赚钱的压力也在不断增大，导致健康风险变高（见图 4）。

在医保类型状况中，除了"新农合"健康人群占比偏低以外，与"职工

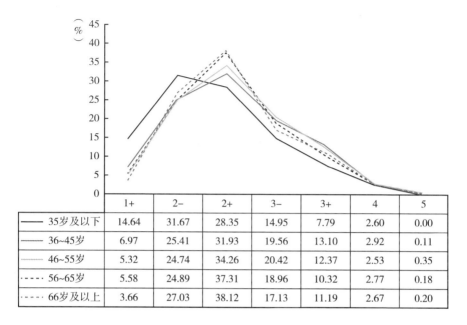

| | 1+ | 2− | 2+ | 3− | 3+ | 4 | 5 |
|---|---|---|---|---|---|---|---|
| 35岁及以下 | 14.64 | 31.67 | 28.35 | 14.95 | 7.79 | 2.60 | 0.00 |
| 36~45岁 | 6.97 | 25.41 | 31.93 | 19.56 | 13.10 | 2.92 | 0.11 |
| 46~55岁 | 5.32 | 24.74 | 34.26 | 20.42 | 12.37 | 2.53 | 0.35 |
| 56~65岁 | 5.58 | 24.89 | 37.31 | 18.96 | 10.32 | 2.77 | 0.18 |
| 66岁及以上 | 3.66 | 27.03 | 38.12 | 17.13 | 11.19 | 2.67 | 0.20 |

**图2 平谷区综合健康风险等级与年龄段的交叉分析**

资料来源：北京市平谷区卫计委委托的"平谷区健康管理调查评价研究"课题成果。

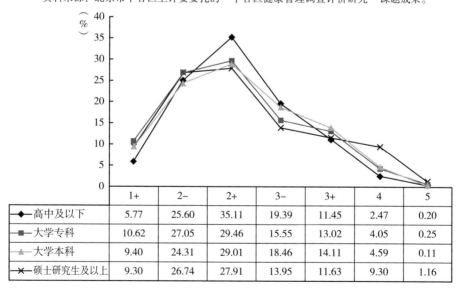

| | 1+ | 2− | 2+ | 3− | 3+ | 4 | 5 |
|---|---|---|---|---|---|---|---|
| 高中及以下 | 5.77 | 25.60 | 35.11 | 19.39 | 11.45 | 2.47 | 0.20 |
| 大学专科 | 10.62 | 27.05 | 29.46 | 15.55 | 13.02 | 4.05 | 0.25 |
| 大学本科 | 9.40 | 24.31 | 29.01 | 18.46 | 14.11 | 4.59 | 0.11 |
| 硕士研究生及以上 | 9.30 | 26.74 | 27.91 | 13.95 | 11.63 | 9.30 | 1.16 |

**图3 平谷区综合健康风险等级与不同学历人群的交叉分析**

资料来源：北京市平谷区卫计委委托的"平谷区健康管理调查评价研究"课题成果。

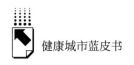

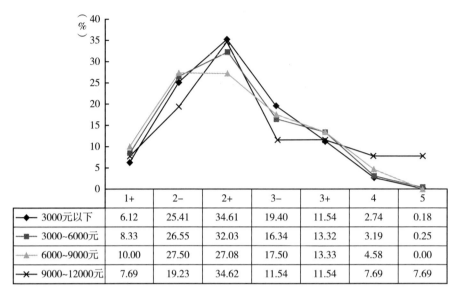

| | 1+ | 2− | 2+ | 3− | 3+ | 4 | 5 |
|---|---|---|---|---|---|---|---|
| ◆ 3000元以下 | 6.12 | 25.41 | 34.61 | 19.40 | 11.54 | 2.74 | 0.18 |
| ■ 3000~6000元 | 8.33 | 26.55 | 32.03 | 16.34 | 13.32 | 3.19 | 0.25 |
| ▲ 6000~9000元 | 10.00 | 27.50 | 27.08 | 17.50 | 13.33 | 4.58 | 0.00 |
| ✕ 9000~12000元 | 7.69 | 19.23 | 34.62 | 11.54 | 11.54 | 7.69 | 7.69 |

**图4　平谷区综合健康风险等级与不同收入人群的交叉分析**

资料来源：北京市平谷区卫计委委托的"平谷区健康管理调查评价研究"课题成果。

医保""居民医保""自费"的人群在健康风险3−、3+、4、5级的人群占比没有太大差异，但是"自费"人群在健康风险1+级的占比相对于其他医保类型更高。这说明，"自费"人群中，关注自身健康的人群最多（见图5）。

## （三）为政府健康管理提供有效抓手

根据对健康高风险人群的潜在疾病发展趋势的分析结果，建议平谷区卫生部门在消化、呼吸、神经、骨骼四个系统，针对有些疾病提前采取预防和未病健康干预。具体反映在以下几种疾病：一是呼吸系统疾病，如气管炎、支气管炎、支气管扩张症、支气管哮喘、肺气肿等；二是消化系统疾病，如胃炎、胃溃疡、肠炎、结肠息肉等；三是骨骼系统疾病，如骨质增生、颈椎骨关节炎、腰肌劳损、坐骨神经痛、腰椎间盘突出等；四是神经系统疾病，如脑血栓、出血性脑血管病等。由于以上几种疾病发生风险较高，需要引起当地卫生部门关注，尤其是在日后的健康促进和健康管理中，有的放矢地进行预防和管理。

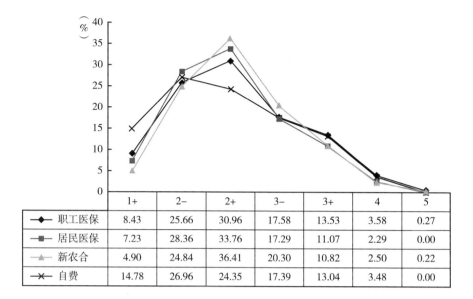

| | 1+ | 2− | 2+ | 3− | 3+ | 4 | 5 |
|---|---|---|---|---|---|---|---|
| ◆ 职工医保 | 8.43 | 25.66 | 30.96 | 17.58 | 13.53 | 3.58 | 0.27 |
| ■ 居民医保 | 7.23 | 28.36 | 33.76 | 17.29 | 11.07 | 2.29 | 0.00 |
| ▲ 新农合 | 4.90 | 24.84 | 36.41 | 20.30 | 10.82 | 2.50 | 0.22 |
| ✕ 自费 | 14.78 | 26.96 | 24.35 | 17.39 | 13.04 | 3.48 | 0.00 |

**图 5　平谷区综合健康风险等级与医保缴费类型的交叉分析**

资料来源：北京市平谷区卫计委委托的"平谷区健康管理调查评价研究"课题成果。

另外，对健康大数据的分析为我们提供了各种器官、系统和综合健康风险的可视化行政区划健康风险分布图。从北京市平谷区各行政区域综合健康风险分布来看，平谷区抽样人群综合健康风险呈现"南低北高"的现象。

## 五　平谷区开展人群健康测评的经验与启示

总结平谷区"万名百姓健康评估大行动"，主要有以下六个方面的经验和启示。

### （一）建立落实大健康理念的抓手

平谷区委、区政府在"大健康"观念的指引下，深入研究全民健康管理工作的新理念和新思路。首先，在健康测量方法上，按照"医体结合、中西结合"思想，通过健康体质辨识和功能性健康风险测评的模式进行健康检测；其次，丰富了个人健康管理的内涵，不仅关注疾病预防，而且强调

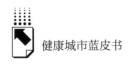

健康状态的信息采集，面向一般人群（健康人群、亚健康人群）的不同健康风险等级状况，进行不同层面的健康知识普及和健康干预；最后，针对全区大样本人群的健康风险信息和数据进行评估和研究分析，发现和预测影响本地区百姓健康的主要因素和潜在疾病风险，提前预防和指导干预，利用有限资源，降低区域医疗总费用，达到最大的健康管理效果。

### （二）探索人群健康状况调查实施路径

平谷区引入了全民健康风险评估手段，按照分层抽样法、概率比例抽样法（PPS）对全区乡镇街道进行抽样，面向基层百姓实现全覆盖。使用健康功能检测方法来实现健康检测和健康风险评估，它具有快速、准确、便捷、全面、安全、费用低等优点，能全面、客观、准确地反映本区域人口的健康状况信息，可以用于大规模、大样本的人群健康状况抽样调查和健康数据采集，进行区域性整体健康状况的分析研究。同时，健康大数据不仅反映了一个城市市民健康状况的基本特征，还能评价政府健康管理和健康促进工作的成效。

### （三）建立全民健康管理数据库

人口健康状况数据库是统计和分析人群性别、年龄、户籍、职业、学历、生活习性等各个方面与健康测量数据的相关关系，进行全方面、全过程、全生命周期的大健康管理。政府主导的全民健康管理工作不仅要为个人提供全身健康状况基础信息、早期疾病信息和健康风险信息，还要构建区域健康数据库，绘制本地区健康风险等级、影响健康风险因素、各年龄层健康变化趋势等方面的"健康地图"，供各相关研究机构进行多层面的深化研究，为政府制定相应的健康管理政策提供科学参考。

### （四）创新全民健康管理体系建设

全民健康管理体系不同于预防保健体系和疾病预防体系，它是在大健康理念的指导下，以提高人民健康水平为核心，以普及健康生活、优化健康服务、完善健康保障、建设健康环境、发展健康产业五个工作重点为研究方向，以健康测量数据和健康风险评估为基础，把个人的健康管理和政府的健康事业融入各项改革政策和卫计事业，创新健康管理领域发展方式，为健康管理评价提供支撑，为政府健康领域的发展提供新服务和新内容。

## （五）创新全民健康管理运营模式

"健康平谷——万名百姓健康评估大行动"是平谷区政府按照国家鼓励社会力量参与医疗、医保、健康运营的要求，采用购买第三方服务的运营模式，进行社会力量参与地方政府健康管理和服务工作的新尝试。这种模式在运行上按照 PPP 合作的契约精神，政府和第三方密切合作，共同打造健康管理团队。这支队伍不仅调动基层健康生活指导员和社会体育指导员的积极性，还为她们增添健康管理工作的新内涵。同时，以专业的健康管理师组成的健康风险测评小组，不仅为受检者进行健康风险评估和健康指导，还进行统计数据分析、实地考核评价、撰写研究报告，为建立平谷区百姓健康大数据打下基础。

## （六）开展健康管理服务绩效考核的第三方评价

全民健康管理服务是政府的一项基本公共服务内容，是落实大健康理念、推动健康服务供给侧改革的具体体现。一个城市百姓的健康状况好坏，是该地区卫计委工作成效的体现，与环保、水务、城管、土地、食药监督等许多部门的工作业绩紧密相连。通过建立健康风险评价指标体系，量化影响本地区健康危险因素的各方面责任，开展第三方健康管理服务绩效评价报告研究，为制定全方位健康管理政策提出建议和措施。

# 国际借鉴篇

**International Reference**

---

## B.20
## 日本医疗体制与寿命国际比较研究<sup>*</sup>

卓莲 〔日〕黑田尚彦 〔日〕津田宏明<sup>**</sup>

**摘　要：** 2018 年世界卫生组织最新公布的世界健康报告对“医疗水
平”“接受医疗服务的难度”“医药费负担公平性”等方面进
行了综合比较，日本因为“高品质的医疗服务”“医疗负担
的低水平程度”“国民平均寿命高”等，力压欧美，排名第
一。日本出色的医疗体制，不仅在用心呵护全体国民的生命
质量，也为日本成为世界上最长寿的国家做出了巨大贡献。

---

\* 本文所引用资料来源于日本厚生劳动省发表的调查资料，https://www.mhlw.go.jp/stf/
seisakunitsuite/bunya/kenkou_iryou/iryouhoken/iryouhoken11/index.html，最后访问日期：2019
年 9 月 1 日。

\*\* 卓莲，医疗福祉经营学博士，东京好莱坞大学院大学艺术形象设计商务研究科副教授，硕士
生导师，研究方向：老年健康管理、中日养老研究、医学美容服务、经营管理学；黑田尚彦，
税务师，税务师法人武藏会计师事务所，小松事务所所长，研究方向为法人税、所得税、继
承税、国际税务；津田宏明，日本律师，香港中文大学法学院毕业，熊谷·田中·津田律师
事务所合伙人，研究方向：中日企业交易的法律援助。

日本人长寿排世界第一，主要体现在其医疗史、医疗环境、医疗水平、全民保险制度和用药情况等方面独具特色。

**关键词：** 日本　医疗体制　长寿

# 一　国际医疗体制比较[①]

### 1. 国际比较

据联合国统计数据，世界约有 73 亿人口。要进行医疗的国际比较，在理想状态下应该以这 73 亿人口作为对象，但是当下从统计层面上来说，能够得到有效数据的国家和地区有限。因此，本报告从经济合作与发展组织 36 个成员中抽取代表国家的数据作为研究对象。

中国、印度、俄罗斯三个国家虽然未加盟经济合作与发展组织，但我们也将其作为本报告的研究对象。在世界人口 1 亿人以上的国家中，中国有 14 亿人，印度有 13.3 亿人，美国有 3.2 亿人，另外印度尼西亚、日本等共 13 个国家以及欧盟都未满 1 亿人。

日本总人口在 2018 年达到顶峰后呈下降趋势，至 2019 年 1 月 1 日约有 1.2632 亿人，预计 40 年之后（到 2060 年）将跌破 9000 万人。

### 2. 厚生劳动省资料：2012年经济合作与发展组织成员的医疗费情况

经济合作与发展组织是由来自欧洲、北美等 20 个国家改组 1961 年之前设立的机构形成的政府间国际组织，旨在共同应对全球经济挑战。日本于 1964 年加盟该组织。该组织目前成员总数为 36 个，俄罗斯、中国并未加盟。经济合作与发展组织定期公布各国和地区关于共同内容的调查结果，表 1 为根据 2012 年的医疗相关数据整理的内容。

---

[①] 世界医疗评价指标主要有每千户家庭的病人病床数、医生数量、医院和医疗设备的数量等。以下内容来自日本厚生劳动省关于医疗保障制度的资料、日本医师协会综合政策研究机构前田由美子的报告、"医疗数据的国际比较"中涉及的内容以及其他在网上公示的相关内容。

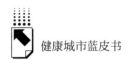
表1　经济合作与发展组织成员医疗方面的比较（2012 年）

| 指标 | 日本 | 美国 | 英国 | 德国 | 法国 |
|---|---|---|---|---|---|
| 每 1000 人的 | | | | | |
| 　总病床数(张) | 13.4 | 3.1 | 2.8 | 8.3 | 6.3 |
| 　急性期病床数(张) | 7.9 | 2.6 | 2.3 | 5.4 | 3.4 |
| 　临床医生数(人) | 2.3 | 2.5 | 2.8 | 4.0 | 3.3 |
| 　临床护士数(人) | 10.5 | 11.1 | 8.2 | 11.3 | 8.7 |
| 每 100 张病床的 | | | | | |
| 　临床医生数(人) | 17.1 | 79.9 | 97.7 | 47.6 | 48.7 |
| 　临床护士数(人) | 78.9 | 371.4 | 292.3 | 138.0 | 143.6 |
| 女性医师比例(%) | 19.6 | 32.7 | 45.7 | 43.7 | 42.1 |
| 平均住院天数(天) | 31.2 | 6.1 | 7.2 | 9.2 | 9.1 |
| 　急性期住院天数(天) | 17.5 | 6.4 | 5.9 | 7.8 | 5.1 |
| 人均医疗费(美元) | 3649 | 8745 | 3289 | 4811 | 4288 |
| 总医疗费与 GDP 比值(%) | 10.3 | 16.9 | 9.3 | 11.3 | 11.6 |
| 参考 | | | | | |
| 平均寿命　　　男　（岁） | 79.9 | 76.3 | 79.1 | 78.6 | 78.7 |
| 　　　　　　　女　（岁） | 86.4 | 81.1 | 82.8 | 83.3 | 85.4 |

资料来源：日本厚生劳动省发表资料（2012 年调查）。

（1）每 1000 人的总病床数。日本每 1000 人的病床数为 13.4 张，远超其他国家，在此上花费的健康保险费用给日本财政带来了巨大的负担。在总医疗费中，入院医疗费占 37.5%，超过了占 34.2% 的入院外医疗费。这是由于一些应该出院在家治疗的患者难以返回家中，尤其是老龄人群，只能够住院治疗。在日本制定了每三年给医疗机构支付费用的健康保险制度、重新评估了诊疗报酬等措施下，尽管做出了给相关人员支付费用等应对措施，但是由于仍然在医院住院患者的普遍住院天数长，总病床数仍居高不下。还有医院"西高东低"分布不均的现象，即先进的医疗机构在大都市，而在地方则是长期疗养用的医院居多。

（2）从每 1000 人的急性期病床数来看，日本急性期病床数也居世界前列。急性期病床数少，相对应的慢性期病床数就多。

（3）从每 1000 人的临床医生数来看，比起病床数，日本的医生数量少很多。这主要是因为在日本的私立大学需要负担长达 6 年的高额学费，只有国立和公立大学的医学部能够像欧洲国家那样得到国税支持，以保证要取得医师资格所需要的教育培训资金。在日本，一个医生需要接诊多个患者，这使日本的医生长时间劳动也成为亟待解决的问题。

（4）从每 1000 人的临床护士数量来看，日本的护士数量处于平均水平。

（5）从每 100 张病床的临床医生数量来看，日本的医生数仅有其他国家的 1/5，导致医生无法细致地对待每一位患者，从而有可能使患者入院时长增加。

（6）从每 100 张病床的临床护士数量来看，护士数也像医生数量一样很少。

（7）从女性医生比例来看，女性医生数量和医生总数量一样少，但所占比例与上述参照国家的半数相当，可以说日本女性医生相对较多。

（8）从平均住院天数来看，可能受日本病床数多、医生数量相对较少的影响，日本患者平均住院天数是正常数值的 3 倍。

（9）就急性期住院天数而言，日本的急性期住院天数也很长。

（10）从人均医疗费来看，如不将美国的高数值列入参考，日本该指标处于平均水平。

（11）从总医疗费与 GDP 的比值来看，日本的此项指标也处于平均水平（未将美国列入参考）。

（12）从平均寿命来看，各国平均寿命或者说健康寿命并无较大差异，日本 80 岁左右的平均寿命在发达国家中处于平均水平。

## 二　日本的医疗体制

### 1. 日本医疗史

（1）中医。公元 7～9 世纪，日本向中国派遣遣隋使和遣唐使，将当时的隋朝和唐朝的中医带到日本。8 世纪，日本制定了"医疾礼"的医疗规定。13～16 世纪，日本从镰仓时代至室町时代、安土桃山时代时期，法律

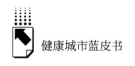
医疗制度失效，系统的医学教育也不存在，任何人都能成为医生。到了17世纪的江户时代，日本确立了"士农工商"的身份制度，医生这个职业也在身份制度之外。

（2）西医。19世纪，1868年明治维新之后，日本在"富国强兵"口号的呼吁下，急速西欧化、进行工业革命，医疗方面也西医化。1874年文部省颁布"医制"，确立了卫生行政和医疗制度的基本框架，设立了医院，制定了医生的许可制度等。20世纪，1945年第二次世界大战结束后，作为战后复兴的举措，1948年制定了医疗法，1961年导入全民保险制度，国民可以凭借健康保险证，仅自己负担医药费用的三成就可以在全国范围内享受医疗服务。

2. 医院环境

（1）法规。1948年日本制定了医疗法规，经过数次修订的日本医疗法规中明确了医院和诊所的区别。医院的规模在20张病床以上，19张病床以下的属于诊所，另外对医生、护士的数量，以及病房的配置都有各自的明确定义。按规模主要分为400张病床以上的特定功能医院，如大学附属医院；200张病床以上的地区医疗支援医院以及19张病床以下的诊所。

（2）日本医院的设备。日本国内有完善的制造精密医疗器械的环境，和医疗保险共同组成的医疗商业使日本的医院能够配备高价的MRI（核磁共振成像设备）和CT（电子计算机断层扫描设备），连城镇的诊所也开始着手配置。另外，手术自动化器材，如活跃在前列腺手术的达芬奇机器人，以及诊所普遍设有做心电图、胃镜和X射线的设备，这些在世界上处于顶级水平。

3. 医疗水平

（1）癌症手术的技术。根据2004~2009年度的调查，在日本有1/2得病率的癌症中，"大肠癌"的术后5年内的存活率为59.9%，和经济合作与发展组织成员中最高的68%相比，并非很明显的高数值。而"肺癌"的存活率为30.1%，明显高于其他主要成员国的存活率（10%~20%）。我们认为，这主要归功于日本人的聪明灵活和日本外科医生精妙的手术水平。癌症手术需要主刀医生对不同的症状临机应变，日本的医生在这方面有着较为显著的表现。

（2）护士的服务。医疗事业需要护士和医生共同合作。日本护士的数量在经济合作与发展组织成员中处于平均水平，但是护士所起到的作用却很显著。外国游客在日本期间生病或受伤入院时，无一不被护士的精心照顾所震撼。有精确细致的日语做基础，日本人特有的接待精神培养了护士们独有的铺床、配餐、擦拭身体等贴心服务。在日本这些工作是由护士完成的，而在别的国家则是由家人或者是护工照顾患者。

（3）探索先进医疗。日本的医生和护士水平处在世界前列，但是由于日本人对新事物的挑战精神欠缺，导致在探索先进医疗技术方面还有进步的空间。在这方面最活跃的是美国。日本是全民保险制度，包括暂住在日本的外国人都能够加入国民健康保险享受平等的医疗服务，而美国是竞争社会，针对一部分能够负担起高额医疗费的富裕阶层所建立起的高级医疗商业体系，成为培育拥有特定能力的专科医生的温床。日本在特定的领域拥有傲人的医疗水平。日本曾有 5 人获得诺贝尔生理学·医学奖，最近一次是在 2018 年，京都大学医学部本庶祐医学博士凭借"免疫检查点阻断因子的发现及其在癌症治疗上的应用"获得诺贝尔奖。

4. 医疗服务与全民保险制度

即使能够提供高水平的医疗服务，国民最关心的还是自己的经济水平以及时间成本能否与之相匹配。

（1）全民保险制度拥有众多承保人。日本于 1922 年首次制定了针对工厂劳动者的健康保险法，1942 年制定国民健康保险法，成立了健康保险协会，参与者超过了 2000 万人。1948 年修订了国民健康保险法，市镇村成为承保人，非健康保险协会会员的个体经营者和农民也能参保；另外在 1961 年，强制学生和无业者也加入健康保险，全民保险时代由此开始。到了 2008 年，强制 75 岁以上的老年人加入健康保险，并且开始了"超老龄医疗保险"制度，且范围扩大到了都、道、府、县范围。另外，由于财政限制，从 2018 年 4 月起，国民健康保险的承保人由原来的市镇村变更成了都道府

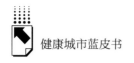

县，而具体事务仍然由原来的市镇村负责。

（2）医疗费用中自己负担的部分。投保了健康保险的被保险人有义务支付与自己收入相应的保险费用。而雇主则需要支付保险费用的一半。被保险人、包含被扶养人在内的患者，在日本全国大部分的医疗机构出示自己的健康保险证，即可仅支付医疗费用的三成，并能够入院治疗。学龄前儿童和超老龄人群只需负担两成的医疗费。而当医疗费用超出一定额度时，可以和其他的健康保险并用，享受双重保险，还可以减免所得税。医院和诊所对患者进行治疗后会按照规定的金额向患者收取诊费。针对先进的医疗服务等保险适用范围之外的治疗，患者可以自己全额支付，也可以自己任意参保另外的医疗保险。

（3）医生数量占人口比例。1980年，日本培养医生的大学医学部限制了人数定额之后，医生数量就变少了。从2014年起，日本政府展开了"社会保障和税费一体化改革"，意图增加消费税，同时医学部的人数定额增加，政策向着增加医生数量的方向变革。然而，承担尖端医疗的大学附属医院的实习医生呈骤减趋势。从2004年起，实习医生必须义务临床实习，比起大学附属医院，更多的医生流向了待遇更好的普通医院。欧洲的"私人医生"学习的医疗知识普遍注重广度而忽略深度，而日本的医疗领域则有着鲜明的内科和外科的专业分工。厚生劳动省针对这个问题制定了"综合诊疗专门医生"制度，然而这项制度还未普及。

（4）世界少有的公平性。在日本，无论在何时何地，任何人都能享受同等的医疗服务。英国的医生也是国家公务员，患者接受医生问诊之前还需要经历特定的流程。而在日本的大学附属医院看病需要携带医生的介绍信，如果没有介绍信，则可以通过支付一定的费用看病。

（5）用药情况。日本经济全体规模2018年约为550兆日元，日本制药业规模约为6.7兆日元，占经济全体规模的约1.2%。规模占比仅次于美国。在日本国内，由于日本国民医疗费逐年增长，因此制药业规模占国民医疗费比例由原来的三成降低到了两成。开发新药需要耗费巨资，因此在进入商业买卖层面时，药品的价格甚至会比成本高9倍。

就药品价格而言，可能很多人会认为"只要能治好病，药的价格贵一点也无所谓"。但是，考虑到像高血压患者那样需要终生服药，而且随着年龄的增长药品的价格也随之增长的现象，日本近年开始放开制造便宜的替代药。然而，这种替代药也仅占医药品市场全体的11%左右，还未成功普及。

从处方药来看，一般患者看完病之后就能够开出处方药，也有人指出这样会使患者产生赖药性。随着体力的恢复能够逐渐回到健康状态的患者，不应该过于依赖药品，然而现状是更多的患者还是依赖吃药恢复健康。

在新药方面，日本人的体质以及相对欧美人较为纤细的体格，使欧美人可以正常服用的新药日本人却很可能产生各种问题，因此在日本需要更多的时间调查清楚新药的普适性，从而新药要获得承认需要花费比其他发达国家更多的时间。

## 三 日本人长寿全世界排名第一

### 1. 世界长寿排名

（1）据世界银行调查。日本人寿命世界排名第二位。根据世界银行2018 年的调查数据，各个国家及地区长寿人口排名第一的是中国香港特别行政区：84. 227 岁；其次是日本：83. 985 岁。意大利、法国、英国、德国等国家是 80 岁多；美国是 78. 690 岁；中国是 76. 252 岁。而根据联合国的统计数据，日本人的长寿排名世界第一。①

（2）中国香港地区长寿世界排名第一。有 780 万人口、其中汉族占九成的中国香港地区，成为世界排名第一的长寿地区，这和香港地区常年"医食同源"密不可分。

（3）日本平均寿命的变迁。约 100 年前，日本退休制规定 50 岁是退休年龄，1920 年前后的大正年代平均寿命为 40 多岁；大约 70 年前的 1950 年时，男性平均寿命为 58 岁，女性平均寿命为 61. 5 岁；日本的平均寿命变迁

---

① 该统计分析将男女分别进行统计，且调查年份不确定。

从 100 年前一直顺畅地延伸至今。将来，大约 40 年后至 2060 年，预计男性平均寿命将达到 84.19 岁，女性平均寿命将达到 90.93 岁。日本新生儿死亡率在世界上也很低，这给日本平均寿命做出了杰出的贡献。根据联合国儿童基金会调查数据，2017 年日本新生儿死亡为 0.9 人，新加坡是 1.1 人，美国是 3.7 人。

（4）日本健康寿命。2000 年世界卫生组织将健康寿命定义为"没有因为身体健康出现问题从而影响正常生活的时间段"。日本对此也给予高度关注，担心去世时痛苦倍增的人们将目光集中到了安乐死的问题上。2016 年世界卫生组织的调查显示，健康寿命排名第一的是新加坡，76.16 岁；其次是日本，74.81 岁。法国、意大利等是 73 岁多。

平均寿命比健康寿命多出的部分就是限制日常生活的"不健康时间段"。2016 年日本这个差值男性为 8.84 岁，女性为 12.35 岁。

2. 日本政府的长寿化基本政策

（1）第二次世界大战失败后至高度经济成长期。1945 年，战后日本亟须重整荒废的经济。1951 年，日本与美国缔结和平条约，在回归世界舞台之前，在美国的指导下，实施了道奇方案等一系列政策。据说，当时在美国占领日本的总司令部 GHQ 立法负责人劝说日本当时的负责人实行了即使在今天的美国也无法施行的政策。11 年后的 1956 年，日本的经济白皮书写道："已经不是战后的样子了。"到 1973 年第一次石油危机发生的 17 年间，日本经济每年都有 10% 的增长速度，俨然进入高度成长期。在此期间，日本国内财政盈余，参考英国的"从摇篮到坟墓的终生"制定了社会福利制度。医疗和退休金制度始于 1961 年全民保险制度。这项制度一直持续到了 2019 年。

（2）2000 年"健康日本二十一条运动"。1991 年经济危机后，政府于 2000 年制定了针对 21 世纪的日本社会保障对策的"健康日本二十一运动"，于 2002 年制定了"健康增进法"，其中有旨在延长健康寿命而实行的预防生活习惯病和早发现早治疗政策。针对营养、运动、休息、压力、香烟、酒精、癌症、糖尿病 9 个方面进行了知识的普及，确定了具体的目标值。到这一法规实施 10 年后的 2012 年，最终结果显示约有 60% 有所改善，15% 有所恶化。在营养方面，从最初的规定 1 天需要摄入 30 个品种的食物到现在则变成了推荐一日摄入 150 克的蔬菜。

（3）2012 年第二次"健康日本二十一条运动"。此次运动旨在延伸健康寿命和缩小健康差距。对策中的健康检查制度将 40 ~ 74 岁的人作为对象，主要目的是预防被叫做"代谢症候群"的内脏脂肪症候群。癌症诊察的对象是针对老龄人口进行肺癌、胃癌、大肠癌、乳腺癌、子宫癌的诊察，以减轻市町村以及工作单位的健康保险医疗费用为目标。

（4）2012 年税制社会保障一体化改革。日本国家税收约为 60 兆日元，相应的社会保障费有 40 兆日元，成为国家财政的一个重大负担。为了减负，日本政府于 2012 年制定了"税制社会保障一体化改革"，旨在促进社会公平，增加消费税，以及健全国家和地方的财政制度。消费税自 1989 年的 3% 开始，于 1997 年增长至 5%，2014 年又增长到了 8%。2019 年 10 月，虽然计划对食品减轻税率，但预计也会增长到 10%。增加的税收仍将用于对抗老龄化现象，还将用来应对少子高龄化。

3. 日本医疗综合研究所工作报告：医疗数据的国际比较

该报告的内容和上述厚生劳动省的数据有所重复，因此我们只从以下几个方面进行介绍。

（1）吸烟情况。厚生劳动省 2014 年出台的《工作组标准质询分析中期报告——针对特殊健康检查·保健指导的医疗费用合理化效果验证》显示，在 14448013 名男性和 11971971 名女性中，"现在习惯吸烟"的人占 23%，其中男性为 34.2%，女性为 9.4%。而经济合作与发展组织成员则在 1965 ~ 2015 年的 50 年时间里，男性吸烟比例从 80% 多降至 30% 多，其他国家也从 50% 多减少到了 20% 多。从这些数据来看，日本男性的禁烟意识还很低。同期日本女性的吸烟率比韩国低，报告显示从原来的 10% 以上降到了 10% 以下。

现在日本的餐饮店实施的是分烟制，从 2020 年 4 月开始日本将在餐饮店施行全面禁烟。交通机构在既有的铁路线上施行全面禁烟，一些新干线上设有吸烟场所，客席的所有出入口都全面禁烟，而车站和公交车也普遍都是

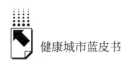
禁烟的。

（2）自杀死亡率。据经济合作与发展组织调查，日本每10万人的自杀死亡者为17.6人，仅次于韩国（28.7人）。1990年短暂下降之后又再次上升，在近几年有降低的趋势。

③交通事故死亡。随着机动车时代的到来，日本交通事故的死亡率也随之飙升。根据公布的数据，1949年日本死于交通事故的人数为3790人，到1970年死亡人数达到了历史最高的16765人，到2018年又减少到了3532人。这要归功于道路设备的完善、机动车的构造改良、驾驶执照的严苛化。

4. 以和食为中心的日本饮食

（1）减少脂肪摄入。长寿科学振兴财团的主页上介绍"日本人的长寿秘诀"的第一条就是和食，这在世界范围内也是较为独特的饮食文化。和食的第一个特点是"脂肪摄入量少"。据统计，日本人每日脂肪摄入量为80克左右，欧美国家是130克～140克，法国则达到了160克左右。另外，以米为主食使日本人谷物摄取量较多。喝绿茶的习惯，每餐1份汤和3道菜的配置以及容易获得新鲜食材都是日本人长寿的秘诀。在过去只吃和食的时代，日本人容易得脚气等病症，第二次世界大战后餐饮的西化使这些病症得到了明显缓解，大大延长了日本人的平均寿命。

（2）减少盐分摄入。有研究表明，摄取过多的盐分容易患上高血压。美国心脏学会呼吁减少使用盐分过多的酱油。

5. 自然环境、温泉和沐浴

日本和英国一样是四面环海的岛国。日本处在北极和赤道的中间位置，因此气候适宜，利于作物生长和人类生活。这种气候也为日本人长寿做出了贡献。日本还处在火山多发的板块上。因此，自古日本人就有利用温泉来疗养、休闲的习惯。

6. 运动场所

日本建有很多室内体育馆，很多都是地方自治体为了居民运动自发建设的棒球场或是运动中心。这些体育馆只收取居民很少的费用，在体育馆里可以进行排球、篮球、乒乓球、羽毛球、游泳等多种运动项目。

# B.21
# 世界健康国家排名对比研究

李小峰　刘　然*

**摘　要：** 2019 年 2 月 25 日，彭博社公布了最新的全球健康国家排名，西班牙跃升五名，成为本次健康国家统计中最健康的国家。世界健康国家健康指数排名不仅仅只是简单的对健康国家的名次进行对比，更重要的是对健康理念的一种彰显和追求。衡量一国健康状况的主要指标包括空气质量、医疗质量、可用水资源、城市化、饥饿人数、精神疾患。从"最健康国家"西班牙来看，其主要优势体现在气候环境、饮食习惯、生活理念、医疗保障这几个方面。中国排名上升的主要原因在于，健康中国战略稳步推进，环境保护加大力度，全面落实生态文明建设，医疗卫生体制改革落实到基层，扶贫攻坚让困难群体共享改革成果，保障人民身心健康，提高幸福指数。

**关键词：** 健康国家　健康指标　医疗

## 一　世界健康国家排名情况

自 2000 年以来，根据联合国人口署、世界银行以及世界卫生组织的可

---

\* 李小峰，北京民力健康传播中心理事长、北京健康城市建设促进会监事长，研究方向：美国、日本和中国台湾的有效经济模式；刘然，首都经济贸易大学硕士，研究方向：区域经济学。

统计数据，针对可收录数据国家公民的整体健康情况，彭博社已经做了三次世界健康国家排名统计。2012 年统计了 145 个经济体，新加坡居榜首；2017 年统计了 163 个经济体，意大利位列第一；2019 年可统计数据经济体为 169 个，西班牙健康指数排名第一，成为世界上最健康的国家。

彭博社是为全球市场服务的财经咨询公司，其根据健康指数——健康威胁指数的平均值计算出每个国家的健康指数并进行排名分析。2019 年世界健康国家排名情况如表 1 所示（前 56 名，并附有与 2017 年的排名对比）。

**表 1　世界健康国家排名及其变动情况**

| 名次 | | 国家 | 排名变动 |
|---|---|---|---|
| 2019 年 | 2017 年 | | |
| 1 | 6 | 西班牙 | + 5 |
| 2 | 1 | 意大利 | − 1 |
| 3 | 2 | 冰岛 | − 1 |
| 4 | 7 | 日本 | + 3 |
| 5 | 3 | 瑞士 | − 2 |
| 6 | 8 | 瑞典 | + 2 |
| 7 | 5 | 澳大利亚 | − 2 |
| 8 | 4 | 新加坡 | − 4 |
| 9 | 11 | 挪威 | + 2 |
| 10 | 9 | 以色列 | − 1 |
| 11 | 10 | 卢森堡 | − 1 |
| 12 | 14 | 法国 | + 2 |
| 13 | 12 | 奥地利 | − 1 |
| 14 | 15 | 芬兰 | + 1 |
| 15 | 13 | 荷兰 | − 2 |
| 16 | 17 | 加拿大 | + 1 |
| 17 | 24 | 韩国 | + 7 |
| 18 | 19 | 新西兰 | + 1 |
| 19 | 23 | 英国 | + 4 |
| 20 | 22 | 爱尔兰 | + 2 |
| 21 | 18 | 塞浦路斯 | − 3 |
| 22 | 21 | 葡萄牙 | − 1 |
| 23 | 16 | 德国 | − 7 |

| 名次 | | 国家 | 排名变动 |
|---|---|---|---|
| 2019 年 | 2017 年 | | |
| 24 | 27 | 斯洛文尼亚 | +3 |
| 25 | 28 | 丹麦 | +3 |
| 26 | 20 | 希腊 | -6 |
| 27 | 25 | 马耳他 | -2 |
| 28 | 26 | 比利时 | -2 |
| 29 | 30 | 捷克 | +1 |
| 30 | 31 | 古巴 | +1 |
| 31 | 35 | 克罗地亚 | +4 |
| 32 | 38 | 爱沙尼亚 | +6 |
| 33 | 29 | 智利 | -4 |
| 33 | 33 | 哥斯达黎加 | 0 |
| 35 | 34 | 美国 | -1 |
| 36 | 40 | 巴林 | +4 |
| 37 | 36 | 卡塔尔 | -1 |
| 38 | 41 | 马尔代夫 | +3 |
| 39 | 32 | 黎巴嫩 | -7 |
| 40 | 30 | 波兰 | -1 |
| 41 | — | 黑山 | — |
| 42 | 42 | 波黑 | 0 |
| 43 | 50 | 阿尔巴尼亚 | +7 |
| 44 | 37 | 文莱 | -7 |
| 45 | 46 | 斯洛伐克 | +1 |
| 46 | 43 | 阿拉伯联合酋长国 | -3 |
| 47 | 45 | 乌拉圭 | -2 |
| 48 | 52 | 匈牙利 | +4 |
| 49 | 48 | 阿曼 | -1 |
| 50 | 49 | 巴拿马 | -1 |
| 51 | 54 | 土耳其 | +3 |
| 52 | 55 | 中国 | +3 |
| 53 | 51 | 墨西哥 | -2 |
| 54 | 53 | 阿根廷 | -1 |
| 55 | 57 | 塞尔维亚 | +2 |
| 56 | 44 | 马斯顿 | +12 |

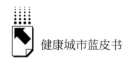

2012 年世界健康国家排名居于榜首的是新加坡，健康状况最差的是非洲的斯威士兰。斯威士兰地处非洲南部，在世界银行的标准里，是属于中等偏下收入的国家队列。同时，日本排名第 5 位，韩国排名第 29 位，中国排名第 55 位，美国排名第 33 位。此次排名靠前的多为欧美国家，榜尾的集中于非洲国家，而美国作为第一大经济体，是发达国家中排名较为靠后的国家。

2017 年世界健康国家排名居于榜首的是意大利，同期平均寿命最短的国家是西非的塞拉利昂，其平均寿命只有 52 岁。塞拉利昂是世界上公认的最贫穷落后的国家之一，干净水资源匮乏，饮用水难获得且易滋生细菌导致呕吐腹泻，生活方式原始。同时，日本排名第 7 位，韩国排名第 24 位，中国排名第 55 位，美国排名第 34 位。2012 年最健康的国家新加坡下滑至第 4 位，但仍是亚洲最健康的国家，而西班牙排名第 6 位。在排名前 10 位的国家中，欧洲国家有 7 个，亚洲国家有 2 个，中东国家有 1 个。

2019 年世界健康国家排名居于榜首的则是西班牙，从 2017 年的第 6 位一举跃升到第 1 位。意大利降至第 2 位，新加坡降至第 8 位。同时，日本排名第 4 位，韩国排名第 17 位，美国排名 35 位，中国排名第 52 位，新加坡不再是亚洲最健康的国家，由日本取而代之（见图 1）。排名前 10 位的国家中，欧洲国家仍占了 6 个，亚洲国家有 3 个，中东国家有 1 个。在健康排序靠后的 30 个国家中，只有 3 个国家不属于撒哈拉以南非洲国家，非洲国家占据着非常高的比例。全球排名第 74 位的毛里求斯，因传染病率最低，成为撒哈拉以南非洲最健康的国家。

根据表 1、图 1 给出的数据可知：西班牙、新加坡、意大利、日本、冰岛、瑞士、瑞典、澳大利亚、以色列等国家基本稳居前 10 名。排名靠前的以欧洲国家为主，这有赖于欧洲国家完善发达的医疗体系以及其独特的地中海气候和饮食；低分国家集中在撒哈拉以南非洲及其附近，从区域位置上来看，这显示出贫困对一国的健康状况有着较大的影响作用；而英国、美国作为发达国家，尤其是美国作为第一大经济体，排名不容乐观，且美国的排名每年都以微小的变动下滑。这是因为，大量服用药物和高自杀率导致美国人

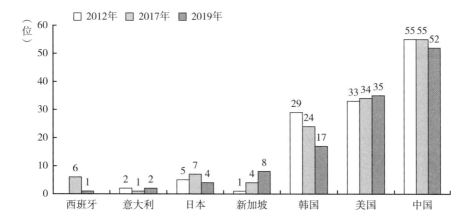

图1　健康国家排名变化情况对比

　　的预期寿命一直呈下降的趋势，这源于许多美国民众受精神疾病的困扰，多食快餐也让美国民众在血压和胆固醇指数等方面的情况不容乐观。

　　2019年彭博社发布的世界健康国家排名与2018年《柳叶刀杂志》发布的全球医疗质量排行大体有些相似，这说明医疗水平在很大程度影响了健康国家的排名。在这份医疗质量排行名单中，位居前3名的分别是冰岛、挪威、芬兰，意大利排第9位，日本排第12位，西班牙排第19位，美国排第29位，而中国虽排第48位，但比2017年进步了13位。《柳叶刀杂志》也对中国进行提名表扬，在中等SDI①国家中，中国是进步最大的国家。2019年3月5日，《纽约时报》在对空气质量的报道中也称赞近年来中国环境治理成效显著。

　　就我国来说，由之前的排第55位进步到现在第52位，虽然排名仍处于中等水平，但在环境治理、医疗卫生等方面都在不断进步，处于不断上升的态势。并且，根据华盛顿大学健康数据指标分析得出的预期结果，在2040年的时候，中国人的预期寿命有可能超过美国人的预期寿命。

① 社会人口学指数（SDI）——根据人均收入水平、平均受教育程度和总生育率综合衡量各国家的发展水平，将国家分为5个发展等级：低、中低、中等、中高、高水平。中国为中等等级。

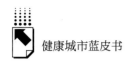

# 二　健康国家成因分析

## （一）最健康国家——西班牙

榜单上数据的细微变化显现出小国的主导地位越来越强，超过了一些经济发达的大国。西班牙作为小国的代表，排名优势一直存在，如今又被评为世界上最健康的国家。那么，是什么一直在背后推动着西班牙的健康发展？

西班牙实际上并不太小，在国土面积上排欧洲第 5 位，自 20 世纪 70 年代以来其健康指数就一直在稳步增长。可以说，西班牙的健康素养是具有历史渊源的。在以往的健康国家排名中，西班牙的排名就一直位于前列，而此次也是直接摘下"最健康国家"的头衔。西班牙的平均预期寿命在欧盟国家中是最高的，而在世界范围内，与日本和瑞士一同构成了世界平均预期寿命最高国家中的前三名。根据健康评价机构的统计，到 2040 年西班牙的预期寿命将为世界最高，达到 86 岁，超过同期的日本和瑞士。这说明，西班牙的健康水平在未来还会继续保持利好的趋势。西班牙的死亡人群主要来自心血管疾病、癌症和呼吸疾病等病发人群，而该人群数量也在逐年下降。

通过表 2 统计数据中几个简单指标的对比分析可以看到，西班牙的健康指标基本都优于世界平均水平。截至 2016 年，西班牙 5 岁以下儿童死亡率

**表 2　西班牙和世界平均水平健康指标对比**

| 指标 | 西班牙 | | | 世界平均水平 | | |
|---|---|---|---|---|---|---|
| | 总体 | 男 | 女 | 总体 | 男 | 女 |
| 5 岁以下儿童死亡率（‰） | 3.3 | — | — | 40.5 | 42.4 | 38.3 |
| 15 岁以上人群吸烟率（%） | 29.4 | 31.4 | 27.4 | 19.9 | 33.7 | 6.2 |
| 基本饮用水覆盖人群（%） | 100 | 100（城市） | 100（农村） | 89 | — | — |
| 健康饮用水覆盖人群（%） | 98 | — | — | 71 | — | — |

注：表格中除饮用水情况为 2015 年数据，其余均为 2016 年数据。

资料来源：世界卫生组织网站，http：//apps. who. int/gho/data/？theme = main，最后访问日期：2019 年 9 月 1 日。

一直呈下降的趋势，且近10年来一直在5‰以下；基本饮用水覆盖人群一直保持在100%的水平，饮用水情况良好，基本卫生得到了保障。

西班牙保持着如此优良的健康成绩，其背后的原因值得我们深究。

### 1. 优良的气候环境

西班牙是典型的地中海气候，气候温和，光照充足，这种气候有助于人们每天都保持舒畅的心情。西班牙作为足球国家，天生爱运动也为他们的健康加分不少，大大降低了西班牙人的患病概率，运动还使人保持较好的体型体态，这也是西班牙人肥胖人群数量较少的原因。

### 2. 饮食习惯

西班牙盛产小麦、燕麦、玉米、葡萄以及橄榄油等。西班牙人在餐桌上讲求饮食均衡，瓜果蔬菜、深海鱼以及其他海鲜是西班牙人餐桌上的常备之物。西班牙地中海式的饮食能帮助国民有效预防心血管疾病、预防糖尿病、缓解老年痴呆症甚至还可以延年益寿。相比于低脂饮食来说，这种地中海式的饮食习惯才是更健康的，可以通过降低身体里的"坏胆固醇"维持身体机能的良好运转，是西班牙人健康长寿的关键。

### 3. 健康的生活理念

从国家层面来讲，西班牙秉持着以人为本的健康理念，将人的健康需求放在首位。西班牙对不同人群进行有针对性的健康管理，对健康进行分层管理，专人专治，高效便捷，也从根本上降低了整体的患病概率和医疗成本；西班牙整体的生活和工作氛围也以轻松愉悦为主，生活节奏慢，工作压力小，人们更愿意把工作之余的时间花费在享受高品质的生活上。

### 4. 完善的医疗

整个欧盟的医疗水平一直都处于世界领先水平，作为其中代表的西班牙，其医疗水平也一直保持着较高水准，并且还在一直完善。在公共医疗卫生事业上，西班牙是做得最好的国家之一，体系内机构分工明确、协作配合，将基层医疗保障工作做得非常完善。西班牙的社区里密集分布着卫生中心或医院，医疗网络建设也比较完善，社区居民就医十分便捷，同时也避免大病小病都往大医院跑，节省就医成本和医疗资源，使社会资源得到了合理

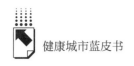
利用。而且其基本卫生服务和医疗保险覆盖的范围非常广，不仅包括本国国民，甚至是连居住在西班牙的华侨也能享受到这种待遇。

西班牙医疗体制是以政府为主导的，西班牙政府投入大量的财政支出支持卫生事业，并对医药政策的制定和监管进行全程把控。在医疗费用的控制上，西班牙采取政府向医院购买医疗服务的方式与其协商医疗预算费用，预算之外的医疗费用由医院自行承担，还鼓励私立医院在正常监管下与公立医院竞争，引入市场机制激励医院改进医疗服务。

全民免费医疗的高待遇、先进的医疗设备、高超的医疗水准、独特高效的医疗政策让西班牙的医疗保健系统在世界上最好。在 2017 年国外媒体发布的"全球疾病调查报告"① 中，西班牙得到了 90 分的高分（百分制），说明西班牙不仅在预防保健上的工作做得好，在疾病治愈上也做出了卓越的业绩。

总之，西班牙对健康的追求不只是停留在理念上，政府以及国民个人对健康做出的努力都值得我们学习。

## （二）前20位健康国家归纳分析

2019 年世界健康国家前 20 位依次为：西班牙、意大利、冰岛、日本、瑞士、瑞典、澳大利亚、新加坡、挪威、以色列、卢森堡、法国、奥地利、芬兰、荷兰、加拿大、韩国、新西兰、英国、爱尔兰。在这 20 个国家中，除了韩国是新起之秀，其他国家排名都基本稳定在前 20 位之内。也就是说，这 20 个国家基本代表了世界健康国家的创建水平。

在这些国家中，有 13 个国家是欧洲国家。从地理区位上来说，欧洲地区得益于其良好的生态环境，其健康水平更胜一筹。当然，这些国家一直稳居在前 20 位，除了自然优势外，人的原因更值得我们探究。

首先，就所有评估国家的健康数值来看，世界整体的健康状况呈增长态势。这说明，大部分国家的健康状况越来越好，人们的健康意识也越来越强，健康管理也越来越到位。根据排名变动情况，我们可以将评级国家分为

---

① 该调查显示的是 25 年来 32 种疾病的治愈情况。

"增长型""稳定型""下滑型"三种类型。"增长型"主要是指排名上升名次大于 2 的国家,"稳定型"指排名情况未发生变化或者排名上下浮动 1~2 名（为做出更详细的划分,将排名变动 2 个名次的国家分为"稳定增长型"和"稳定下滑型"）;"下滑型"是指排名名次下滑超过 2 个名次的国家。基于此,我们对排名前 20 位的国家做了类型划分。

增长型:西班牙、日本、韩国、英国;

稳定增长型:瑞士、瑞典、澳大利亚、挪威、法国、奥地利、新西兰、爱尔兰;

稳定型:意大利、冰岛、以色列、卢森堡;

稳定下滑型:芬兰、荷兰、加拿大;

下滑型:新加坡。

从图 2 可以看出,在排前 20 位的健康国家中,上升幅度最大的国家是西班牙和韩国,下降幅度最大的国家是新加坡,大部分国家排名是比较稳定的。对于这些国家为何能在全球可统计的约 170 个国家中脱颖而出,我们从

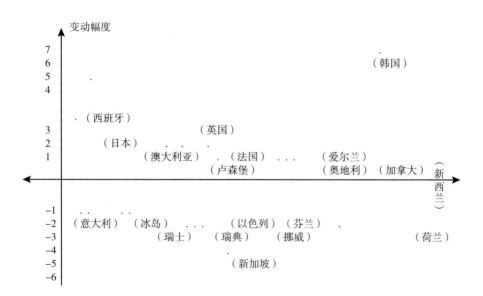

**图 2　排前 20 位的健康国家变化情况**

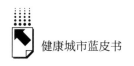

以下几个方面进行分析。

1. 高收入国家

贫困是阻碍一个国家成为更健康国家的关键因素，尤其是对于低收入国家来说。低收入国家亟待解决的是粮食、住所以及衣物的问题，生活在这些国家，每天连基本的生存都得不到保障，健康对他们来说就是非常奢侈的字眼。低收入国家自身往往无法支撑一个国家的发展，需要联合国、世界卫生组织等组织进行资金支持以及人道主义援助，典型的还是撒哈拉以南非洲地区，是受到联合国资金援助最多的地区。由于经济不发达，无法改善恶劣的自然环境对人体构成的健康威胁，也难以保障基本卫生服务和基本饮用水的获得，疾病对于他们来说更是一种负担，医疗费用会让他们陷入极度贫困的状况，医疗体系的不完善和医疗水平较低也使治愈率较低。非洲本来就多自然灾害，生态脆弱加上经济落后更会加重健康威胁，这也是这些地区饥饿人数和营养不良人数、死亡率和传染病发病率等居高不下的原因。本次健康国家排名前20的国家都是高收入的国家，能保证国民基本卫生服务，在保障最基本的生存条件的同时能满足更高水平的生活需要，能应对自然灾害并改善生存环境，有能力去改善医疗水平，降低健康威胁因素带来的伤害。国家的经济发展状况好，政府能提供给国民的社会福利待遇也就越好，国民自身保障健康的经济压力也就越小。同时，也能对医疗健康的研究事业提供更多的支持，有能力监督医药市场，培养更多更高素质的专业型人才，贡献更多关于如何达到更高水平的健康的科研成果。一个国家的收入的高低对一个国家的整体健康水平起着至关重要的作用，是基石，也是助推器。对于那些健康状况不太好的国家来说，需要从大力提高经济发展水平着手来一步步提升健康水平。

2. 高幸福生活指数

保持身心的愉悦是健康的第一要素，有一个愉快的心情是健康的最大保证。世界卫生组织关于健康的定义也包括一个人在身体、心理和社会适应能力等方面都保持一个良好的状态。但是，如果仅仅考虑经济因素的话，我们可以看到，英美等国家在健康国家排名的榜单并不占优势，尤其是美国，不仅没有排在前 20 名，还存在每年都缓慢下滑的趋势。高收入仅仅只是保证国家整体健康水平的第一步。

在联合国 2018 年发布的全球幸福指数的名单上，排名前 10 的国家为：芬兰、挪威、丹麦、冰岛、瑞士、荷兰、加拿大、新西兰、瑞典、澳大利亚。在幸福指数和健康国家两份排名榜单中，都位于前 10 的国家是挪威、冰岛、瑞士、瑞典和澳大利亚。从全球幸福指数分布情况来看，得分最高的国家仍然集中在欧洲地区（主要是北欧地区），而得分最低的国家仍然是撒哈拉以南非洲地区居多。北欧国家经济发展稳定，居民社会福利待遇好、贫富差距小，社会包容性强，每个人都能得到应有的尊重，从而社会安定有序，暴力以及酒精有害使用情况较少，健康威胁因素少，非正常死亡率较低，人均预期寿命也较高。不像美国，由于枪支管控自由，暴力事件频繁发生，社会不和谐因素较多带来社会动荡，拉低幸福指数，对国民的身心健康都构成一定的威胁。国民幸福生活指数在很大程度上也是和健康水平成正比的，一个国家的幸福指数越高，社会越和谐有序，越有利于一个国家健康水平的提高。幸福指数也是衡量一个国家整体健康状况的重要指标。

### 3. 高水准的医疗

不管是大国还是小国，都离不开完善的医疗设施和服务对整个国家居民的健康作支撑，不管是西班牙，还是美国，其医疗体系都比较完善。美国这类国家的突出点在于先进的医疗设备、药物和医术成果的研发。而欧洲国家更多的是在医疗体系和先进的健康理念上。与西班牙相似，欧洲国家更加注重的是把时间放在精神享受上，享受艺术文化的熏陶，把健康当成一件很重要的事情去认真对待。欧洲国家患精神疾病的人群数量也是较少的。

在这一点上，古巴是值得我们学习的国家。虽然古巴没有位列前 20 名，但是古巴是唯一一个在所有健康排名中超过美国却没有被世界银行列为高收入的国家，古巴此次排名第 30 位，比美国还高出 5 位。古巴是世界上人均家庭医生最多的国家，它的全民医疗系统是它排名如此出色的关键。古巴的

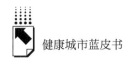

医疗观念重在预防疾病，而不是在患病之后进行干预治疗。现在的古巴约有14700家社区医疗站和500家综合门诊部，构成了其基层医疗体系。古巴将大量的精力投入基层医务人员的配置，每一个社区都分布着家庭医生诊所，这些诊所提供24小时服务，还安排定时的家访出诊，医务人员上门就医，免去了去医院看病排队、往返路途远等不便利。社区医务人员面向的服务对象也很广泛，涵盖了社区的每一个人，全面照顾了弱势群体（老人、妇女以及儿童）以及慢性病群体的需要，能有效且及时地降低"小病变大病"的几率。古巴的人均医疗成本也很低，不会对居民造成医疗负担，即便是重大手术患者的住院费用平均每天也只需不到5.5美元，仅仅为美国的1/20，古巴的医疗体系以低成本实现了高效率，社会的医疗资源也得到了合理的利用，这值得所有的国家学习和借鉴，尤其是对于目前深受"看病难、看病繁"这一问题困扰的中国来说更有借鉴意义。

## 三 衡量一国健康状况的主要指标

健康是世界卫生组织、联合国等组织一直在关注并且越来越关注的话题，也是需要我们付出更多精力去改善和提高的方面。健康与我们的生活密切相关，与每一个国家的发展也密切相关。我们在谈论一个国家的健康状况的时候，根据世界卫生组织的数据筛查，对一个国家整体健康水平的关注主要体现在空气质量、医疗质量、可用水资源、城市化、饥饿人数、精神疾患六个方面。

### （一）空气质量

世界卫生组织家庭、妇女和儿童卫生事务的助理总干事福拉维亚·布斯特罗（Flavia Bustreo）博士说："空气污染是造成疾病和死亡的一个主要原因。"据空气污染暴露与健康影响的国家数据估算，由室外空气污染直接或者间接造成的死亡案例每年约有300万例，在2012年，有近650万例死亡（约占全球死亡总人数的11.6%）与空气污染有关。这种威胁在儿童身上也有体现，有约1/4的儿童死亡是空气污染引起的。而目前，世界上近90%

的儿童每天都还笼罩在有害气体污染的阴影下，都还在呼吸着有害气体。①

空气污染不仅直接损害身体健康还容易诱发各种呼吸性疾病，而空气状况对国家健康的影响在不同收入等级的国家之间有着明显的区别。相比于高收入国家，低收入和中等收入国家面临着最沉重的环境疾病负担。在健康排名靠后的 30 个国家中，撒哈拉以南非洲占据着 90% 的高比例。这些地区地处热带，自身环境恶劣，多蚊虫，对人体尤其是幼儿青少年带来更大风险的疾病困扰。空气污染是低收入国家最大的环境风险，是儿童健康的最大环境风险，是导致低收入国家儿童死亡率居高不下的关键原因。

## （二）医疗质量

一个国家的医疗水平越高，对某些疾病的预防和治愈率也就越高，能够在一定程度上拉低死亡率，也会带来预期寿命的差异。关于一个国家的医疗质量，我们从自费医疗支出比例、医疗产品、获取医疗卫生服务的机会来进行数据分析。随着各国政府对国家健康状况的关注程度越来越高，在医疗卫生支出上的花费也就越来越多，但国民的自费支出比例还是较高。就全球范围来看，政府医疗支出占了将近 65% 的比例，剩下的 35% 还是要由患者自身来承担。这对于低收入国家以及一些国家的低收入地区来说还是较为沉重的负担，会使人们的生活陷入更加贫困的状态。医疗产品质量的差异也来源于收入差距，在低收入和中等收入国家流通的医疗产品中，伪劣产品占到了 10%，这不仅造成了个人以及政府医疗资金的浪费，还会导致疾病恶化，增加患病率以及死亡率。在 2013～2017 年世界卫生组织收到的 1500 份关于伪劣医疗产品的医疗报告中，有近一半的报告来自撒哈拉以南非洲地区。② 同样，撒哈拉以南非洲地区在基本卫生服务方面的可获得性也是比较低的，获

---

① 引自世界卫生组织网站，https：//www. who. int/zh/news－room/detail/29－10－2018－more－than－90－of－the－world%E2%80%99s－children－breathe－toxic－air－every－day，最后访问日期：2019 年 9 月 1 日。

② 根据联合国网站数据整理，https：//www. who. int/zh/news－room/detail/28－11－2017－1－in－10－medical－products－in－developing－countries－is－substandard－or－falsified，最后访问日期：2019 年 9 月 1 日。

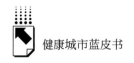

取卫生服务的机会的不平衡性会带来预期寿命的差异，这不仅体现在国别上，还体现在性别上。越是在高收入国家，女性寿命越是比男性高；相反，越是在低收入国家，由于卫生服务难以获取，男女预期寿命的差异是比较小的。

### （三）可用水资源

是否有清洁的饮用水资源以及清洁用水获取的便捷性，是衡量一个国家健康状况的重要指标。在低收入国家，供水和卫生设施服务是缺失的，先不说获取的水是否可直接饮用，连获取水资源都十分困难。2017 年健康国家排名的最后一名塞拉利昂的居民用水是需要提着木桶到 10 公里远的井口去取水，自身天气湿热，水里多细菌，也没有改善的卫生设施，因此无法规避本可预防的疾病风险。

### （四）城市化

城市化对健康的影响主要体现在发达国家中。这些国家城镇化率较高，城市病较突出，城市化给这些国家带来一系列健康风险：城市环境往往不利于身体活动，城市生活节奏还助长了年轻人不健康的饮食习惯，人口和车辆的过度拥挤不仅给人们带来视觉、听觉以及呼吸上的污染，对居民心情和性格也带来更多伤害。城市生活中有害酒精使用率也比较高，无形中还增加交通安全风险。城市生活在给我们带来繁华的同时，人多且杂、难以管理也在进一步威胁我们的健康，这也有可能导致一些高收入且城镇化率较高的国家的健康状况，在一定程度上中等收入且城市化率也处于中等水平的国家。

### （五）饥饿人数

截至 2017 年，世界总饥饿人数达到了 8.21 亿人。南美洲、非洲呈现情况恶化的趋势，这或许和气候变异有关。儿童营养不良，粮食安全风险进一步加剧，对儿童以及青少年的健康和存活率都有重要的影响。2017 年世界卫生组织的数据显示，非洲和亚洲的发育迟缓儿童总共占据了全球的 94%，非洲为 39%，亚洲为 55%；而在北美洲地区，饥饿与肥胖并存的状况也比较严重。

### （六）精神疾患

随着工作和生活的压力越来越大，人们普遍受到或多或少的精神困扰，如因精神疾患导致的自杀是全球 15 ~ 29 岁人群死亡的第二大原因。而目前我们对精神疾病的关注度和治愈率远不及身体疾病。对于精神疾病，我们更多的是冷漠、疏离、不理解，而事实上精神疾病就像生理疾病一样需要我们用正确的态度去对待和治疗。不论是发达国家还是发展中国家对精神疾病的援助都处于"发展中"阶段，这更需要我们投入更多的时间和精力去研究。

## 四 中国排名变化上升分析

2012 ~ 2017 年，中国在健康国家排名中一直保持在 55 位，2019 年上升为 52 位，一举跃升三位。虽然跃升的步伐在健康国家排名中不算最大，但由于中国人口众多，地域辽阔，气候多样，城市化进程不一，仍是非常可喜的成绩。究其原因，我们分析有以下几点。

### （一）健康中国战略稳步推进成果显现

随着改革开放的不断深入，我国城乡环境面貌明显改善，全民健身运动蓬勃开展，医疗卫生服务体系日益健全，人民健康水平和身体素质明显改善，为全面建成小康社会奠定了重要的基础。特别是 2016 年 10 月，中共中央、国务院印发《"健康中国"2030 规划纲要》，提出要"把健康城市和健康村镇建设作为推进健康中国建设的重要抓手"，"把健康融入城乡规划、建设、治理的全过程，促进城市与人民健康协调发展"。健康中国建设驶上快车道，为中国城市和乡村的发展增添了新的活力，全国城乡相继启动了健康城市健康村镇建设，短短几年已经取得重要进展。健康中国战略落实到位，中国的空气质量、医疗质量、城市化进程等多项指标不断优化，最终影响到在健康国家中的排名。

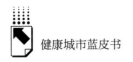

### （二）加大环境保护力度，全面落实生态文明建设

中国坚持保护环境和节约资源并举，扎扎实实推进生态文明建设，广受关注的重大生态保护和修复工程进展顺利，收效明显。特别是生态文明制度体系加快形成，生态环境治理明显加强，影响环境质量的节能减排工作不断取得重大进展，中国积极参与和引导应对气候变化国际合作也广受好评。从中央到地方，加强生态文明建设形成一盘棋，上下拧成一股劲，"绿水青山就是金山银山"的理念正在化为广泛共识，绿色发展方式和生活方式正在为健康中国加分。

### （三）医疗卫生体制改革落实到基层

改革开放以来，中国建成了包括养老、医疗在内的世界最大的社会保障体系，医疗保险覆盖超过 13 亿人。居民预期寿命由 1981 年的 67.8 岁提高到 2017 年的 76.7 岁。其中，上海、北京等超大城市居民预期寿命更是超过 80 岁。按照《"健康中国"2030 规划纲要》，中国正在全面推进建成体系完整、分工明确、功能互补、密切协作、运行高效的整合型医疗卫生体系。努力创新医疗卫生服务创新模式，提升医疗服务水平和质量，加强重点人群健康服务，将医疗卫生体制改革切实落实到基层，让广大群众老有所养、病有所医。

### （四）扶贫攻坚让困难群体共享改革成果

中国坚持在发展中保障和改善民生，不断改善人民生活，增加人民福祉。据统计，改革开放以来，全国居民人均可支配收入由 171 元增加到 2.6 万元，中等收入群体持续扩大。中国贫困人口累计减少 7.4 亿人。这在世界各国发展历程中是空前的。特别是近年来脱贫攻坚战取得决定性进展，6000 多万贫困人口稳定脱贫，贫困发生率从 10.2% 下降到 4% 以下。全面建成小康路上不让一个困难群众掉队，精准扶贫收效明显。实施的健康扶贫工程，明显改善贫困地区医疗服务能力。加上一大批惠民举措落地实施，广大人民群众的获得感显著增强。

## （五）保障人民身心健康、提高幸福指数

在健康中国战略中，将卫生与健康事业摆在了经济社会发展全局的重要位置。在国务院发布的《"十三五"卫生与健康规划》中，主要任务明确要加强重大疾病的防治，除了实施慢性病综合防控、重大传染病防治、实施扩大国家免疫规划、推进职业病防治工作、加强突发事件卫生应急外，其中还有一条是强化精神疾病的防治，提出要加强严重精神障碍患者报告登记、服务管理和救治救助，在册的严重精神障碍患者管理率达到80%以上。要求逐步建立和完善精神障碍患者社区康复服务体系，开展焦虑、抑郁等常见精神障碍早期筛查和干预试点，抑郁症治疗率显著提高，还要加强心理健康服务等。这些举措的逐项落实都在为保障人民群众身心健康、提高幸福指数做着实实在在的努力。

一年一度的世界健康国家排名表的公布，像一个窗口可以折射出世界不同国家在健康方面的状况和投入的努力。对排名结果人们可以做出各种解读，有的国家长期稳定在前列值得敬佩，也有的国家后来居上令人刮目相看。中国作为最大的发展中国家在排名中有新的进步，体现的是中国各级政府和全体国人的努力正在进入收获期，健康中国战略的实践蓝图宏伟，任重道远，但潜力巨大，前景光明，我们共同期待中国在2019年的健康国家排行榜上有新的突破，为健康世界贡献中国智慧和中国力量。

# B.22
# 荷兰生命公寓对中国养老模式的启示

马乃篪　朱锦程*

**摘　要：** 人口老龄化问题是一个世界性问题。荷兰是世界上人口老龄化较早的发达国家之一，不仅建立了相对完备的养老保障制度体系，还在社会服务等方面有着很多实际经验。由汉斯·贝克教授创办的生命公寓，以推崇"Yes文化""自理自主的主人翁""公寓大家庭""私人订制的设施和环境"等核心服务理念，被称为享誉世界的养老模式，吸引了全球的目光。荷兰相比于中国很早就迈入了老龄化社会，经过长期实践形成了相对完善的养老服务体系和养老模式，也给我们带来了不少启示：学会尊重、倾听、正视老年人的养老需求；兴建养老设施和环境要人性化设计，社会加强温情关怀；注重人才配套，实现医养结合；形成政府引导、企业主导的经营模式；制定相关政策法规，依法监管养老行业。

**关键词：** 荷兰　养老模式　生命公寓

## 一　中国养老问题的严峻性和养老产业存在的问题

国际社会普遍认为，60岁以上老年人口在总人口中的比例超过10%或

---

* 马乃篪，大学本科，外科主治医师，北京枫华老年互助资源中心理事长，研究方向：共享视角下的互助型居家养老模式探索与实施；朱锦程，首都经济贸易大学城市经济与公共管理学院行政管理专业硕士研究生，研究方向：公共政策分析。

65 岁以上老年人口占总人口中的比例超过 7%，即可视为老龄化社会。根据联合国的数据，2000 ~ 2050 年，全球老龄人口（指年龄超过 60 岁的老年人）预计将翻倍，从现在的 10% 上升到 22%。① 在许多发达国家，老年人的数量已经超过了儿童，而且出生率已经跌至谷底。到 2050 年，很多国家的老年人数量将是儿童的 2 倍。

与此同时，在发展中国家，老年人的比例也将从现在的 8% 上升到 2050 年的 21%，儿童的比例从 33% 下降至 20%。更加引人注目的是老龄化的进程，即不超过 30 年，全世界 3/4 的老年人将生活在发展中国家。国际社会已经认识到，应当把全球老龄化的进程同更广泛意义的发展结合起来。

人口是社会经济发展的基础。随着经济飞速的发展，中国现阶段已经进入老龄化时代，解决老人的养老问题已经迫在眉睫。养老问题关乎老人个体，更是关系国家健康稳定发展的大问题。根据国家统计局最新发布的人口统计数据，到 2014 年底，我国 60 岁以上的老人数量已经达到 2.12 亿人，约占总人口的 15.5%（见图 1）。到 2018 年末，我国 60 周岁及以上人口为 2.49 亿人，占总人口的 17.9%（见图 2）。据国家统计局预测，到 2025 年我国老年人将占全国总人口的 19.34%，预计到 21 世纪中叶老人数量将超过 4 亿人，届时每 3.5 个人中就有 1 个老人，而且我国老年人的数量约占全球老年人口的 1/4，将出现"未富先老，未备先老"的状态。

截至目前，在应对老龄化、少子化的趋势下，国内的养老市场出现了多元化的发展，多种形式并存，如"居家养老""社区养老""机构养老""旅居养老"等。就不同的方式，很多人有着不同的看法和理解。我们以下重点介绍三种主流的养老模式。

## （一）家庭养老模式

我国社会之前普遍实行家庭养老模式。家庭养老模式的好处显而易见：

---

① 《人口老龄化标准》，出国留学网，https：//www. liuxue86. com/k_，最后访问日期：2019 年 9 月 1 日。

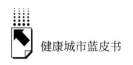
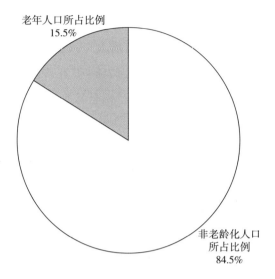

**图1　2014年末全国人口比例分布**

资料来源：国家统计局。

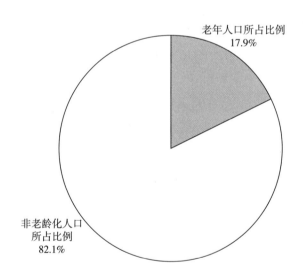

**图2　2018年末全国人口比例分布**

资料来源：国家统计局。

老人住在自己的家里或是与子女同住，老人们会比较习惯和放心，还可以增进与子女之间的感情交流，这符合中华民族的传统习俗，有利于弘扬敬老爱老的社会正能量，传承优秀传统美德。同时，在当前生活压力和成本加大的情况下，老人们还可以在家帮助子女照看下一代。但是，随着计划生育政策的实施，子女数量减少，养老的经济负担不断加重。年轻人白天出去工作，早出晚归，晚上回来又要关心下一代儿女的教育成长问题，有时可能会忽视老人的感受，缺少对老人的关心关怀；老人们看到子女特别辛苦，有时也不忍心多麻烦子女，生病了就去随便买点药，白天得不到子女的陪伴和照顾，精神上也会觉得有些孤单，这时传统的家庭养老模式就出现了问题。

## （二）机构养老模式

机构养老依托的主要是敬老院、养老院等养老机构。机构养老具备养老护理水平专业化、标准化等特点。机构养老和家庭养老相比具有一定的优势。机构养老一般都是老人们住在养老院，养老院护理水平高于家人，饮食专人制作，医疗服务定期开展，老人数量也集中，更加方便老人们之间的交流和沟通，同时会开设一些娱乐和文化设施，在一定程度上会消除老人们的孤独感和寂寞感，大大减轻了一部分工作繁忙、无暇照顾老人的子女的压力。但是，截至目前，我国各地的养老机构的数量还远远不能满足老人们对养老机构的需求，尤其是西部和农村地区，同时养老机构的专业护理人员数量也比较匮乏，因为养老行业的特殊性，就业市场上对养老行业择业意愿也较低。

经营不善，管理不到位，配套设施不健全，安全隐患较多，更是很多养老机构的致命弊病。有些养老机构经营不善，出现资金链断裂问题，导致关门、跑路。有的机构把关不严，肆意放低招聘门槛和标准，护理人员素质较低，监管部门没有及时严格监管，致使虐待、打骂老人的事件发生。为了节约成本，养老机构存在的安全隐患也不加整改，严重威胁着老人们的生命健康和财产安全，容易发生造成恶劣影响的负面事件。总体来说，我国养老机构的服务质量有待提高，经营管理也不够完善，发展还不够成熟。

## （三）社区养老模式

社区养老模式是一种介于家庭养老和机构养老中间的养老模式。社区养老模式既可以让老人享受在家生活的便利，又可以充分利用社区里的各种资源，如开展走进社区图书馆、社区大讲堂、老年人学校等活动，丰富老年人的日常文化和精神生活。但是，伴随着城镇化的步伐，城市社区里空间相对紧张，相关基础设施建设也不够完善。受到很多客观因素影响，社区目前能够为老人们提供的资源也相对较少，加上互联网的普及，平时人与人之间联系的减少，一些活动也得不到开展，老年人有时也不愿意走出家门参与活动，而且社区养老仍然没有解决老年人平时需要陪伴和照顾的问题。有效吸纳其他国家在养老方面的先进经验，少走弯路，结合我国实际特点和问题，探索出本土化的适合我国国情的养老体系，是下一步养老工作的重点内容。

## 二 荷兰生命公寓养老模式

据相关资料显示，荷兰于 20 世纪 60 年代左右就率先进入老龄化社会。为了应对老龄化问题，荷兰社会各界也积极为老龄人的养老难题建言献策，提出了很多解决方案，荷兰政府也听取了国内和国际的很多声音。最终，在养老机构建设和服务方面，汉斯·贝克教授打造的"生命公寓"理念得到实施。该模式采用的是企业主导运营，企业拥有养老项目的经营权和主导权，政府除必要的支持外，只提供建议和指导，不参与管理。荷兰生命公寓因其先进的管理服务和舒适安全的服务设施和环境，在 2012 年通过了国际养老权威测评机构的评估，被评为世界上最好的养老模式。汉斯·贝克教授本人也被养老产业业内誉为"银发产业的教父"。[①] 从此，荷兰生命公寓养老模式开始享誉全球，吸引了很多发达国家和发展中国家的目光，大家纷纷到荷兰考察学习效仿这家先进的养老机构。那么这家养老机构到底好在哪里？为什么得到这么多国家的推崇？下面我们一一揭开它的面纱。

首先，生命公寓的核心价值观主要包括家族式关怀、自我管理、积极参与、肯定式文化。

---

① 李克纯：《荷兰生命公寓的快乐养老模式》，《中国房地产报》2014 年 9 月 22 日。

其次，荷兰生命公寓会把收住的老人大概分为以下三类：完全不能自理类、半自理类、自理生活类。根据不同分类，调配安排不同比例的工作人员负责，如完全不能自理类，主要面向失智、失能老年人。负责他们的工作人员以专业的医护人员为主，全面照顾他们的健康和日常起居。半自理类老人在公寓工作人员的帮助下，能有简单的生活自理能力，医护人员数量就相对减少。自理生活类，基本上是普通的老年人，对他们的照顾主要以公寓的日常管理服务人员为主，辅助一些医疗人员，协助日常生活并且提供一些便利。

最后，荷兰生命公寓在其运营和服务管理中秉承着核心价值观的理念，具有以下四大特色。

## （一）大力推崇"Yes 文化"

推崇"Yes 文化"是荷兰生命公寓最重要的服务理念。[①] 荷兰生命公寓在其管理和服务理念中大力推崇"Yes 文化"。"Yes"文化的本质是针对公寓内老年人提出的需求，公寓工作人员都会说"Yes"，最大限度满足老人们的要求。因为公寓认为，老人们来到生命公寓，其生命健康权必须受到尊重，养老机构不应该变成翻版的医院，不能限制老人们的自由和权利，来到生命公寓就是要快乐养老，放松身心，不去人为干涉老人们的生活习惯和兴趣爱好。很多事情要由老人们自己说了算，根据自己的意愿去生活，让老人们生活得更加体面，生活得更有质量，通过快乐养老来延缓他们衰老的速度。只要老人们提出的要求对他们自己的健康不构成妨碍，公寓工作人员都会欣然说"Yes"。

## （二）倡导"自理自主"的主人翁理念

荷兰生命公寓强调让老人尽可能地保持健康和积极的自理生活，这样能在生活中加强身体的锻炼，延缓身体器官的衰老。不鼓励对老人们进行

---

① 李丹等：《荷兰生命公寓对我国养老模式的启示》，《中国护理管理》2018 年第 9 期。

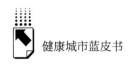

过度护理，而是注重培养老人们的自理能力，并在公寓内部积极创造各种
条件让老人们量力而行地自理自主生活，做自己生活的主人。公寓工作人
员平时也是穿着自己的衣服，按照老人们的要求定期定时照顾老人，提前
与老人们打好招呼，不轻易打扰老人们的生活，让老人们没有被"监视"
的感受。

### （三）打造"私人订制"的设施和环境

生命公寓在建造和设计之初就强调要以老人为中心的服务理念，公寓内
所有设施都采用无障碍设计，就是为了让老人使用方便。设施都是专门根据
老人们的身体、心理特点来制作的。例如，考虑台阶的高度设置多高会比较
合适、房屋的采光角度和要求，避免老年人上下床发生跌倒而使用能调整高
度的升降床，等等。同时，生命公寓还可以为老人们提供私人订制的生活环
境，各种风格的居住环境任老人们挑选。老人们入住公寓时，还可以携带自
己原来的生活用具，或是根据自己的生活习惯和喜好改造环境等，公寓工作
人员都会全力协助，只为能给老人们一个独立、开心、舒适的空间，充分尊
重老人们的需求。

### （四）培养"公寓大家庭"意识

培养"公寓大家庭"意识的本质是要照顾到老人们在生命公寓中有社
交和被关怀的感觉，让他们把公寓视为一个大家庭。这种"大家庭意识"
能够形成，得益于生命公寓从选址到内部设计建设都充分考虑到老年人的生
理和心理特点。生命公寓大多建造在社区附近或者是对社区里的一些建筑进
行改造，且对社区居民开放，人们可以自由进出公寓和社区，享受公寓和社
区内方便的基础设施和公共环境，可以一起会面、交谈、散步或者聚会等，
这使老人们的融入感大大增强。[1] 很多老人都反映在来到生命公寓之前，他
们的内心会有孤独感和被遗弃感，这也常常会使老人们的内心压抑和郁闷。

---

[1] 李丹等：《荷兰生命公寓对我国养老模式的启示》，《中国护理管理》2018年第9期。

但是在生命公寓，工作人员会把每一位老人视为他们的亲人，都是公寓大家庭的一员，每天会给予他们需要的关心和关注。有时候，工作人员还会把"大家庭"里面的一些事务交给有意愿参与管理的老人，以此来增进老人们之间的交流和感情，关心关爱他人，打破封闭生活的局限，让老人们在轻松、愉快的氛围中拥有获得感和成就感。总之，生命公寓没有像很多养老院那样，院墙高耸，独门独院，反而是依托社区这一社会的基本单元，打造无边界的快乐养老天堂。

## 三　荷兰生命公寓对中国养老模式的启示

伴随着我国人口老龄化和经济的加速发展，伴随着人们对美好物质文化需求越来越强烈和日益激烈的生存竞争，年轻人压力越来越大的客观现实情况，现代社会家庭中对于养老这一传统功能渐渐在弱化，促使人们开始把目光转向社会来解决养老的难题。如何解决中国老龄化社会的养老模式问题，打造适合中国国情的特色养老模式，将是一件影响国计民生的大事。通过分析荷兰生命公寓和我国现阶段几大特色养老项目，笔者认为从中可以得到以下几点启示。

### （一）学会尊重、倾听、正视老年人的养老需求

荷兰生命公寓之所以受到全世界的称赞，最重要的原因就是它能让老年人在这里快乐地生活，提高晚年生活的质量，延长生命的长度。[①] 笔者认为，在未来的中国特色养老模式中应该秉持尊重老年人的原则来开展，平等对待每一位老人，借鉴生命公寓"Yes 文化""自理自主"的主人翁理念、"公寓大家庭"意识，问需于老，学会倾听老人们的诉求，照顾到老人的生理健康和心理健康，鼓励每位老人自理自主地生活。尤其是对需要做康复和治疗的老人，在保证安全的前提下，鼓励老人去尝试、探索不同的东西，给

---

① 李丹等：《荷兰生命公寓对我国养老模式的启示》，《中国护理管理》2018 年第 9 期。

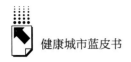

予他们足够的肯定。同时，鼓励他们积极参与社区、社会里的一些活动，或在养老机构内赋予他们一些管理权限，让他们感受到"自治"的快乐，改变养老机构原有的死板的管理制度和管理方式，将快乐养老理念植入我们的社会，积极创造轻松愉悦的氛围，让每位老人在快乐中养老，积极向上地生活，增加晚年的幸福感。

## （二）养老设施和环境要人性化设计，社会加强温情关怀

荷兰生命公寓的人性化设计及开放式环境，同样非常值得我国借鉴。首先，在养老设施的建设上要充分考虑到老年人的身体及生理特点，专门采用适合老年人的设计。比如，在公园、广场、住宅处应该设置无障碍通道，方便老年人行走。养老机构也尽量设置在社区或市区，加大对养老机构周边美容美发店、健身房、超市、饭店、老年大学等基础功能设施的建设，淡化养老机构和社会的界限，让老年人出门买得了东西，看得见朋友，享受得了服务。老年人也是这个社会的一员，让他们融入其中，为老年人开展一些他们所需要的精神文化活动，如心理辅导、互联网应用、移动支付手段培训、防骗指南、食品安全知识宣讲、医疗卫生常识讲座等活动，加强对老年人的温情关怀，一起协助老年人自立自主地快乐养老。同时，在居住上也考虑混住模式，根据老人的身体状况，分为完全自理、半自理和失能三个区域。自理老人帮助不能自理的老人，让自理老人感受到自己的价值，生活很充实，而不是感到自己没用了，要靠别人养着才能生活。生命公寓经常会有志愿者来照顾老人，组织一些学习和娱乐活动，为老人创造快乐。刚刚发布的国务院办公厅关于《推进养老服务发展的意见》国办发〔2019〕5号第19条指出："推动居家、社区和机构养老融合发展。支持养老机构运营社区养老服务设施，上门为居家老年人提供服务……打造'三社联动'机制，以社区为平台、养老服务类社会组织为载体、社会工作者为支撑，大力支持志愿养老服务，积极探索互助养老服务。"因此，需要国家加大对养老产业基础设施的资金投入，建设一批国家级、省级示范的养老机构、养老场所，培育一批高标准的试点养老城区、街区，树立模范带头榜样，各地可以仿效或学习。探

索营造因地制宜、人性化的养老设施和环境，通过大力宣传敬老爱老、互助养老，营造温情关怀的养老氛围，解决各个地方的实际养老难题。

### （三）注重人才配套，实现医养结合

生命公寓配置老年医生、康复/激活训练师、营养师、失智症引导师等专业人员，主要任务不是治病，而是防病，通过专业膳食调理、运动，帮助建立健康生活规律，也有一些帮助失智失能老人的专业康复服务；创建"主妇"职位，作为公寓的一家之主，不仅妥帖安排老人的吃穿住行，同时还配合其他专业人员，安排老人的各种活动/训练，组织各种社交活动。国务院办公厅关于《推进养老服务发展的意见》国办发〔2019〕5号第11条提出："建立完善养老护理员职业技能等级认定和教育培训制度……加强对养老服务机构负责人、管理人员的岗前培训及定期培训，使其掌握养老服务法律法规、政策和标准。"第18条提出："提升医养结合服务能力，促进现有医疗卫生机构和养老机构合作，发挥互补优势……推进基层医疗卫生机构和医务人员与老年人家庭建立签约服务关系。"在生命公寓与我国宏观政策的指引下，养老机构在各层面的人才配套上应着重下功夫，管理专业人才、医护专业人才、社会工作专业人才等缺一不可，才能打造全方位为老服务保障机制。

### （四）形成政府引导、企业主导的经营模式

生命公寓隶属于非营利性的基金会，机构的利润不能用于股东分配，而是通过机构的利润积累，不断开发新的机构。政府主要发动民间力量进行开发，提供相应政策支持，如提供优惠银行贷款、鼓励企业开发此类地产项目。开发企业通过将建成公寓定向销售或租赁给有需求的老人来获取利润，该利润用于建立新机构、完善设施与团队建设和培训。生命公寓一半是销售一半是租赁，价格较周边项目高，不向年轻人出售，也不属于长期投资项目，购买者必须本人居住，这就给投机者制造了一定的交易壁垒。生命公寓项目采用企业主导模式运营，企业拥有养老项目的经营权和

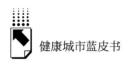
主导权，政府除必要的支持外，只提供建议和指导，不参与管理。该种运营模式有利于朝着打造具有影响力的养老机构品牌，支持规模化、连锁化发展。

### （五）制定相关政策法规，依法监管养老行业

党的十九大报告提出："转变政府职能，深化简政放权，创新监管方式，增强政府公信力和执行力，建设人民满意的服务型政府。"① 服务型政府是以社会发展和人民群众的共同利益为出发点，以为人民服务为宗旨并承担相应服务职责的现代政府治理模式。政府在养老方面的作用应该是支持、鼓励、引导，我国要针对养老行业和现今的养老市场制定更为详细的政策和法律法规，不断完善已有的制度体系，加强政府对养老行业的监管，打击违法违规的养老项目，对不合格的养老机构和项目，一律取缔，织密养老产业监管的大网，公安、消防、民政、卫生、金融机构等部门要及时调研，检查相关机构是否符合相关要求，依法依规保障老年人的合法权利。鼓励社会力量，如新闻媒体、人民群众对政府部门的工作进行监督，对违法违规项目进行举报。同时，要保障养老行业从业者的合法权利，开展职业资格培训、养老项目国家认证、心理健康筛查等，提高养老产业从业人员素质，引导就业市场对养老市场的认可，采取多种措施鼓励更多的劳动力进入养老市场就业，缓解我国现在养老市场人才紧缺的状况，随时对不合格的从业者采取强制退出等惩罚措施。政府要在全社会范围内推广养老产业创新创业项目，让创新的种子在养老行业中成长。这也将解决一大批劳动力的就业问题，缓解就业难的局面。陪伴是最长情的关爱，国家相关部门还应探讨在全国范围内对符合条件的家庭推广"陪伴假""看护假"的可能性，多给年轻人一些适当陪伴老年人的机会，这更体现了一个民族的优良传统和孝顺理念。

---

① 习近平：《决胜全面建成小康社会 夺取新时代中国特色社会主义伟大胜利——在中国共产党第十九次全国代表大会上的报告》，人民出版社，2017，第39页。

# 四 结语

养老问题不是一个简单的问题，是关系国计民生的大事，也是一个系统性的全局问题。这就需要鼓励社会各界力量来参与解决养老问题，政府、企业、非营利组织、公民等都必须参与其中。截至目前，我们看到国家已经相继出台了很多养老政策，积极推进养老产业的发展，社会上很多企业也瞄准了养老这一朝阳产业，不断调整发展战略，向养老产业进军，并取得了一些进展。

党中央强调："使市场在资源配置中起决定性作用和更好发挥政府作用。市场决定资源配置是市场经济的一般规律，健全社会主义市场经济体制必须遵循这条规律。"[①] 所以，让市场机制充分发挥作用，打开养老产业发展的新天地，不仅"老有所养，老有所依"可期，也能为经济社会的发展注入新的活力。

世界上有很多种养老模式，各有利弊，各有特色，我们不能照搬照抄其中的任何一种，每个人也都有选择自己喜欢的养老模式的权利。笔者认为，对于大部分人来说，应该在仔细了解我们国家养老的具体国情的基础上，吸收借鉴国内外先进的养老理念和管理思想，脚踏实地地研究符合自己特点的养老模式，并且这样的养老模式也不只是有一种，会是多种，因地区和环境等因素而不同。只有发挥我们的智慧，利用可以支配的资源，因事施策，打造有中国特色的养老新模式，才能真正实现"老有所养，老有所乐"。

---

[①] 中共中央文献研究室编《十八大以来重要文献选编》（上卷），中央文献出版社，2014，第513页。

# B.23
# 后　记

2017年10月18日，习近平总书记在党的第十九次全国代表大会报告中提出健康中国战略。2019年7月，《国务院关于实施健康中国行动的意见》和《健康中国行动（2019—2030年）》印发，健康中国行动推进委员会成立，《健康中国行动组织实施和考核方案》出台。

当前，以健康中国战略为顶层设计、以《"健康中国2030"规划纲要》为行动纲领、以"健康中国行动"为抓手的国民健康保护体系已全面形成。在《中国健康城市建设研究报告（2019）》付梓之际，看到党中央和国务院对健康问题高度重视，同时健康中国建设取得重大进展，我们深感责任重大，并且备受鼓舞。

本书由中国城市报中国健康城市研究院、中国医药卫生事业发展基金会、首都社会经济发展研究所、北京健康城市建设促进会和北京健康城市建设研究中心共同组织编写完成。由中国城市报中国健康城市研究院名誉院长王彦峰，人民日报中国城市报社总编辑杜英姿担任编委会主任，中国城市报中国健康城市研究院院长、北京健康城市建设促进会理事长、北京健康城市建设研究中心主任王鸿春，首都社会经济发展研究所所长盛继洪担任主编。整个研创工作是由王彦峰、杜英姿、王鸿春和盛继洪集体策划组织实施完成的。

感谢全国爱国卫生运动委员会办公室在本书策划和编辑过程中，在政策上给予的指导，以及在沟通协调方面给予的大力支持。

感谢社会科学文献出版社社长谢寿光先生、社会政法分社总编辑曹义恒先生的大力支持和耐心指导。

北京健康城市建设促进会副秘书长兼宣传部主任夏吴雪和北京健康城市

建设促进会副秘书长兼办公室主任范冬冬做了大量的组织协调工作。

　　本书编辑委员会谨代表全体成员，对为本报告做出贡献、给予支持、提供帮助的各位领导、专家和同仁表示由衷感谢！

《中国健康城市建设研究报告（2019）》

编辑委员会

2019 年 10 月于北京

# Abstract

This book consists of nine parts: General Report, Health Environment, Health Society, Health Service, Health Culture, Health Industry, Health People, Cases, and International Reference.

The General Report puts forward that the healthy city work has become an important content and grasp of implementing the healthy China strategy, summarizes the practice of the healthy city construction in China and the evaluation of the healthy city work, and puts forward the thinking, points out that the healthy city construction in the new period should summarize and popularize the Chinese experience of healthy city construction, actively deal with the imbalance and weak link in the healthy city development, actively and steadily promote the work.

From the perspective of the relationship between urban planning and public health, the chapter of Health Environment puts forward the core contents of the three-in-one healthy urban planning. Based on the causes of high-temperature heatwave and its negative effects, some countermeasures are proposed.

Through the in-depth discussion on the application of intelligent old-age care service technology and practice at home and abroad, the chapter of Health Society provides the academic reference for defining the strategic direction of wisdom old-age care in our country; analyzes the status quo and existing problems of the successful national food safety demonstration cities, and puts forward some countermeasures and suggestions.

Combined with the case analysis of healthy towns under construction in China, the chapter of Health Service discusses the construction ideas and suggestions of healthy towns in TCM; discusses the present situation of the supply system of basic-level medical and health services from five aspects, analyzes the main problems, and puts forward some thoughts on the construction of integrated basic-level health service system.

The chapter of Health Culture points out that health communication needs to improve the health literacy of the whole people by means of accurate communication, data dissemination, scene communication and professional communication. It is pointed out that traditional Chinese medicine plays an irreplaceable role in carrying out healthy China strategy and building healthy China.

The chapter of Health Industry summarizes the initial results of healthy tourism development in China, analyzes the main problems and puts forward the development suggestions. Taking the "Ankang Le Zhi" industry platform of aerospace engineering as the research object, this paper introduces the development background and trend of the platform, and puts forward the construction development plan.

For the purpose of helping the healthy aging, improving the quality of life, establishing the national antioxidant health index and anti-oxidation and anti-aging system, The chapter of Health People introduces the background, formulation process, content and implementation of tobacco control regulations in Beijing, and summarizes the achievements of comprehensive control of tobacco in Beijing.

In this paper, six typical cases of healthy cities were selected in Zhuhai City, Guangdong province, Wuxi City, Jiangsu Province, Tongxiang City, Zhejiang province, Panzhihua City, Sichuan Province, Qionghai City of Hainan Province and Pinggu District of Beijing.

The chapter of International Reference introduces the practice and experience of Japanese medical system. Summarize the experiences of healthy countries, and summarize the world health country health index. Through the analysis of the Dutch life apartment, provide valuable experience for finding the old-age pension model with Chinese characteristics.

**Keywords**: Healthy China; Healthy City; Healthy Environment; Healthy Society; Health Service; Health Culture; Health Industry; Healthy Population

# Contents

## I   General Report

**Abstract**：On the one hand, the healthy city work of our country draws lessons from the idea and strategy of the international healthy city, on the other hand, it pays attention to the combination of China's national conditions and the specific stage of social and economic development, and has its own characteristics in the way of organization and implementation, work content and so on. A series of appraisals led by China Health Education Center show that China's health city work has greatly improved the health management level of cities and counties. The pilot city health management has obtained the actual effect, the population health is superior to the national average level；There is still much room for improvement in the construction of healthy cities in pilot cities, and the development is not balanced between different regions and different construction areas. At present, the healthy city work has become the important content and the grasp hand to carry out the healthy China strategy. We should summarize and popularize China's experience in healthy cities, actively address the imbalance and weaknesses in the development of healthy cities, and actively and steadily promote the construction of healthy cities.

**Keywords**：Healthy Cities；Healthy China；Healthy City Evaluation

# Ⅱ Healthy Environment

**Abstract**: Healthy urban planning provides strategic thinking and operational rules for the allocation of spatial elements in healthy urban construction, which is conducive to improving public health through optimizing built-up environment. Based on the extensive relationship between urban environment and human health, it is necessary to design and design for health, and to incorporate health considerations into planning and design becomes an important intervention and promotion dimension for urban spatial quality. At present, the difficulty of healthy city construction is as follows: in the aspect of mechanism, healthy city is based on health city construction to a certain extent, which is dominated by the department of health and health committee system. There is a shortage of knowledge reserve on how to build a healthy city. The knowledge related to healthy city needs localization urgently. Therefore, it is necessary to establish the healthy urban planning of the "research-practice-policy" in a trinity of theory and empirical research, carry out the evidence-based practice of spatial planning and design, and promote the evaluation of the health impact of urban planning plan.

**Keywords**: Healthy City; Public Health; Urban Planning

**Abstract**: Based on the causes of high-temperature heat wave, in the face of

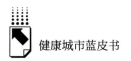
high-temperature heat wave weather, various adaptive measures should be effectively adopted to greatly reduce the possible impact of heat wave on health. The most important and effective measures are to establish and improve the high-temperature heat wave pre-plan system to reduce the impact of heat wave on human health; strengthen the legislation of high-temperature heat wave, accumulate to protect human health and mitigate the urban heat island effect, mitigate the high temperature heat wave and other methods to avoid and reduce the harm caused by the high temperature heat wave.

**Keywords:** High Temperature Heat Wave; Public Health; Health Impact

# Ⅲ   Healthy Society

B. 4   Bibliometric Analysis and Social Collaboration Network
Analysis of Intelligent Old-age Care
—*Based on the Analysis of Literature and Information from 1900 to 2018*
*Wang Hongman, Li Chunying* / 053

**Abstract:** From the angle of academic papers at home and abroad, 94 countries all over the world have carried out the research of intelligent old-age care service. The accumulated data show that the research abroad has started early, but the academic research in China has entered a period of rapid development in recent three years, and the international academic papers rank in the top three, which is closely related to the development policy of old-age service in our country in the new era. At the same time, it is closely related to the development level of Internet technology, Internet of Things technology and large data technology in China. There have been some achievements in the research of intelligent old-age service in China, such as the investigation of the demand of old-age service, the configuration of old-age service platform system, the application patent of artificial intelligence technology and the service system of old-age care under different old-age mode. In order to better serve the aging healthy city, healthy China, human destiny community construction, our country wisdom old-age care should focus on the core artificial intelligence technology, the old-age service platform and the ecological environment aspect carries on the strategic development layout, and develops promotes our country from "the manpower old-age care" to "the happy old-age care", from "the government subsidy" to "the consumption market", from "follows the development" to "the wisdom old-age care service China plan.

**Keywords**: Intelligent Old-age Care; Bibliometrics; Patent Metrology; Social Network Analysis; Strategic Direction

B. 5   The Present Situation, Challenge and Future of Food Safety

Demonstration City (District) Construction in China

*Liu Zhiyong, Zhu Jincheng / 072*

**Abstract**: Based on the seriousness and complexity of China's food safety situation at present, the state has decided to promote and implement national food safety demonstration city-building activities throughout the country since 2014. After on-the-spot investigation, the present state-level food safety demonstration city has obtained certain effect in the promotion and the establishment process, but still has some outstanding problems. The analysis of the status quo and existing problems of the national food safety demonstration cities which have been successfully established shows that the national push for the construction of food safety demonstration cities (districts) has a strong driving and demonstration significance, and more cities (districts) join in this trend and play an important role in ensuring food safety. At the same time, there are still some problems in the established demonstration city (district), such as imperfect system, backward supervision technology, weak responsibility consciousness of enterprise main body, little publicity, insufficient investment and lack of food safety social co-governance, which need to be perfected in the further reform.

**Keywords**: State-level Food Safety Demonstration Cities; Food Safety; Corporate Responsibility

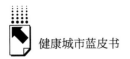
# Ⅳ   Healthy Service

B. 6   Basic Ideas and Suggestions on the Construction of TCM

Health Town          *Ge Junshu*, *Zhang Zhijun and Li Jiangbin* / 091

**Abstract**: Healthy town is an important type in the construction of town. The healthy town development industry includes the health industry and the traditional Chinese medicine industry. According to the difference of function, the small towns of traditional Chinese medicine can also be divided into industry category and public welfare category. Tonglu healthy town in Zhejiang province and Taibaozhuang street heat-sensitive moxibustion town in Shandong province also chose healthy town of traditional Chinese medicine as the development direction, and achieved certain results. But it belongs to different categories: the former mainly embodies the development of industry; the latter realizes the value of public welfare.

**Keywords**: Characteristic Town; Traditional Chinese Medicine; Health Industry

B. 7   Constructing an Integrated Grass-roots Health Service

System to Help Healthy Cities Construction of Healthy

Villages and Towns

*Zhang Dongxian*, *Chen Lu and Zhang Jiajia* / 104

**Abstract**: The main idea of building an integrated grass-roots health service system is to focus on the health of the people, focus on promoting the shift of the focus of health care work and the sinking of high-quality medical resources, and, in accordance with the requirements of the national health reform policy, the construction of healthy China and the strategy of rural revitalization, focus on the

"Institutional reconstruction, mechanism reconstruction, resource integration and capacity enhancement", reanimate the stock resources, sink the dominant resources, realize the sharing of resources, effectively enhance the basic medical service capacity, and enable the masses to enjoy the services of fair and systematic continuous prevention, treatment, treatment, rehabilitation and promotion and other services.

**Keywords:** Grass-roots Health Service System; Healthy Village and Town; Healthy City

# V   Healthy Culture

**Abstract:** Improving the health literacy of people is not only a key indicator but also an essential foundation for us to achieve the Strategy of Healthy China. Besides, it's better for people to prevent and control chronic diseases. In terms of health communication, this paper believes that is a necessary means for people's health literacy promotion, particularly in current dramatically changing public opinion environment. At present, we can make use of precision communication, data dissemination, scene dissemination as well as improving professionalism of contents to improve health literacy of the whole society.

**Keywords:** Healthy China; Health Literacy; Health Communication

**Abstract:** Traditional Chinese medicine is closely related to China's excellent traditional culture. It has a long history and rich connotation. It has exerted a

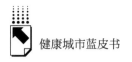
subtle influence on our way of life, ideas and behaviors along with traditional culture, and penetrates into every aspect of daily life. With its own uniqueness, Chinese medicine plays an irreplaceable role in the implementation of the healthy China strategy and the construction of a healthy China. The strength of Chinese medicine cannot be ignored.

**Keywords:** Traditional Chinese Medicine; China Traditional Culture; Healthy China

# VI   Healthy Industry

**Abstract:** Health tourism is a new mode of business formed by the integration of health service and tourism service. Accelerating the development of China's healthy tourism is not only an important task to implement the strategy of healthy China, but also an important area to promote the deepening of supply-side structural reform. Taking the construction of the first national health tourism demonstration base as the lead, China's healthy tourism development achieved initial results, formed a "treatment" -based high-end specialized medical model, "recuperation" -based health care service mode, both "treatment" and "recuperation" of the medicine characteristics model, and local medical highland model of four representative development models, health tourism industry chain gradually expanded, service quality gradually improved, the policy environment gradually improved, and the important to promote urban and rural overall planning. At the same time, the development of healthy tourism in China also has some problems, such as unclear development orientation, unclear main force, low degree of fusion and agglomeration, and imperfect regulatory standard system. The development of healthy tourism should be aimed at meeting non-basic medical needs and diversified health needs, take non-public medical and health institutions as the main service provider, take commercial health insurance as the main channel of payment, play the role of government policy support and investment guidance, strengthen comprehensive supervision, mobilize the enthusiasm of social forces, guide the standard, orderly and benign development of the industry.

**Keywords**: Health Tourism; Medical Tourism; Demonstration Base; Health Industry

**Abstract**: The development layout of the "Ankang Lezhi" industrial platform is put forward by China Aerospace Science & Industry Corp, and is guided by national strategy and market demand. It means taking the idea of safety, health, happiness and knowledge as the driving force of the development of human civilization. With the development of policy environment, industry and profession, we aim to build a modern service industry platform, which focuses on technology innovation, in order to better serve our country, the whole society, business and individuals. The "Ankang Lezhi" industrial platform construction is based on the resources of the industrial Internet platform and the offline supporting resources. Assisted by the overall planning and top-level design, the total solution to the construction of the 'Ankang Lezhi' industrial platform is proposed, including strategic ideas, goals, paths and plans for platform construction, systems of Products and service, business models, and etc., creating new economic and social benefits for enterprises and opening up new models and formats for the development of health industry.

**Keywords**: "Ankang Lezhi"; Modern Service Industry; Platform Construction; Industry Development

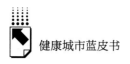
健康城市蓝皮书

# VII Healthy People

B. 12 Study on Anti-oxidation, Anti-aging and Implementation of
Health Strategy in China

*Sun Cunpu, Wei Jingan, Peng Xueqin and Wei Wenqing / 170*

**Abstract**: In 1999, the population over 60 years of age accounted for 10%
of the total population. In 2000, the population over the age of 65 accounted for
7% of the total population, according to the general practice of the world has
entered "aging society". China's aging population has the characteristics of large-
scale population, rapid growth, pre-rich, regional imbalance, urban and rural
inversion. In response to the grim trend of China's aging development, we should
take active action to implement the healthy China strategy, improve the health
quality of the Chinese people, and help the elderly to take initiative to be healthy.
Measures should be taken to organize research and development and develop more
anti-oxidant methods with strong anti-oxidation and anti-aging scientific research
foundation and abundant scientific research achievements. Establishing a national
antioxidant health index based on large data; Research and test technology,
establish standardized, standardized, industrial anti-oxidation, anti-aging ( anti-
aging) system, help healthy aging, improve the quality of life, achieve the good
wishes of human "Prolonging one's life and ending one's life".

**Keywords**: Antioxidant; Anti-aging; Healthy Aging; Healthy China Strategy

B. 13 Progress and Prospects on the Comprehensive Tobacco
Control Governance in Beijing

*Chang Chun, Xu Xiaoli and Zheng Yunting / 176*

**Abstract**: Since 1995, Beijing has taken a series of measures to control tobacco in urban areas and accumulated valuable experience, including smoking ban in indoor public places, tobacco advertising and promotion, tobacco control publicity and social mobilization, the establishment of smoking cessation support system, and the establishment of supervision and enforcement mechanisms. In particular, since the implementation of "Beijing Regulation on Smoking Control", the comprehensive control of tobacco has achieved remarkable results, Beijing adults to control tobacco regulation and smoke awareness rate has increased significantly, cigarette sales began to continue to decline, adult smoking rate has declined, indoor public places of second-hand smoke exposure rate has dropped significantly, smoking residents to quit smoking rate has increased. In the future, Beijing's tobacco control management should adhere to the concept of "Integrate health into all policies", focus on strengthening the construction of tobacco control system dominated by the government and jointly managed by the whole society, continue to improve the governance mechanism, continue to adhere to evidence-based decision-making and public participation, further carry out social publicity and social mobilization, improve supervision, assessment and law enforcement mechanisms, promote the health of the whole people, and achieve a healthy Beijing.

**Keywords:** Tobacco Control; Smoking Rate; Healthy Beijing

# Ⅷ   Case

**Abstract:** On the road of building beautiful Zhuhai, Zhuhai always adheres to the concept of green development, takes health as the center, carries out six important construction projects such as rule of law, blue sky, blue water, clean land, green land and quality, pays attention to environmental protection at the same time of economic development, constantly optimizes healthy environment, lets the citizen share healthy green ecological life, unceasingly promotes the

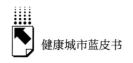

happiness index of the citizen's life, and promotes the happy Zhuhai of "urban and rural common beauty" construction.

**Keywords**: Healthy City; Healthy Environment; Zhuhai

**B. 15　Implement the "Four One" Working Mode, Continue to Explore New Practices in Building Healthy Cities**

*Wu Xianzan, Wang Lu / 202*

**Abstract**: In 2008, Wuxi launched the healthy city construction, adhering to the concept of "integration of health into all policies", taking the protection of the health rights and interests of the masses as the starting point, focusing on the improvement of the urban environment, the effective promotion of health service quality and the continuous improvement of the residents' health literacy. Three special plans of action were launched, with different priorities in different cycles, each of action plan was carried out before the development of health, and after the implementation of healthy people were evaluated, and gradually formed into four models.

**Keywords**: Healthy Cities; Resident Health Literacy; Healthy Cells; Health Service

**B. 16　Practice and Consideration on the Construction of Tongxiang Healthy City**

*Lu Minghai, Zhu Duoli / 216*

**Abstract**: As a pilot city of national healthy city, Tongxiang city began to explore in 2008, in December 2017 to formulate a "Tongxiang City Plan of Action for Building Healthy Cities 2018 - 2020", launched a new round of healthy city construction, based on local characteristics, closely around the prominent problems affecting the health of the masses, and vigorously improve the health environment, build a healthy society, optimize health services, build a healthy culture, cultivate healthy people, the construction of a healthy city into the municipal government's key work, for the overall promotion of healthy Tong township construction laid a solid foundation. On the basis of early exploration and practice, the new round of healthy city construction in Tongxiang City has achieved certain results. In the following work, it is necessary to establish a large-scale government-led, sector-linked structure; strengthen demonstration to lead, with the big push of the point belt surface; to create an atmosphere of participation by the whole people and co-construction by the whole people; to form a good atmosphere of mobilization, action, participation and supervision by the whole people.

**Keywords:** Healthy Cities; Health Tongxiang; Urban Construction

## B. 17 "Health Report" for Writing Sunshine City in "1236 Working Method"

*—Practice of Panzhihua in the Construction of Healthy City*

*Li Xiaojun, Zhang Shuang / 230*

**Abstract:** As a result of the ore, because steel and boom, Panzhihua has been "hundred li steel city" business card famous all over the world, but also because of "one industry alone" full of "damage" bitter. The special mission during the three −line construction period of production first and life later, which results in the lag of urban planning and construction; The industrial structure and air pollution of heavy industry, mainly steel and coal chemical industry, were once the main risk factors for the health of urban population. Panzhihua Iron and Steel Co. has successfully overcome the worldwide problem of flue gas desulphurization by sintering of vanadium − titanium iron concentrate and solved the problem of major pollutants in urban atmosphere. At the same time, with the re − understanding of natural endowment, re −excavate, find a comparative advantage. From the aspects of popularizing healthy life, optimizing health service, perfecting

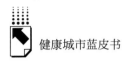
health guarantee, constructing healthy environment, developing healthy industry and so on, the city has extensively carried out healthy city construction activities, actively explored and formed the "1236" work method of building healthy city in Panzhihua city, the residents´ healthy life consciousness has been continuously cultivated, the healthy quality of life has been steadily promoted, the healthy city construction has obtained obvious effect, and has written the "healthy answer paper" of sunshine healthy city health.

**Keywords**: Healthy City; Health Care; "1236 Working Method"; Panzhihua City

B. 18    Current Situation, Problems and Countermeasures of
Health Cell Construction in Qionghai City    *Zhuang Huilie* / 248

**Abstract**: The overall plan for the construction of healthy cells in Qionghai City, Hainan Province has been steadily advanced, which is mainly embodied in strengthening the organizational leadership, guiding the construction, setting up the target of classification, pilot the project first and making steady progress. Based on this, a good situation of health cell engineering was formed, health service was optimized, health level was improved, a healthy environment was created, a healthy society was constructed, and a healthy culture was promoted. In view of the subjective and objective problems in the construction of healthy cell engineering at present, we should highlight the problem orientation, strengthen the organization leadership, strengthen the supervision and evaluation, according to the scientific and strict work flow of healthy cell engineering, do a good job in health risk assessment report, health intervention measures and effect evaluation, pay attention to personnel training, carry out social mobilization, In view of the problems found in different units, we should strengthen the construction of healthy cells.

**Keywords**: Healthy Cells; Baseline Survey; Mid-term Evaluation; Qionghai City

B. 19　Explore the Path of Healthy City Construction, Innovate the Model of Crowd Health Evaluation

—*An Empirical Study on the Health Status of the Population in Pinggu District of Beijing*　　　　　　　　*Jun Corser Li* / 261

**Abstract**: Beijing Pinggu District Committee, the district government in response to the health China strategy, the planning and implementation of Pinggu District population health sample survey, to understand the situation of the local people's health, sub-health and disease, for the government to conduct health management and health services to provide data support. At present, the main problems in crowd health management are that there is no distinction between health management and disease prevention, the lack of quantitative and sub-health detection methods, the lack of convenient and feasible population health detection model, and the lack of clear health services and health management budget. Based on this, Pinggu District government made bold reforms and innovations, created conditions in the management of population health, explored the working basis of population health management, clarified the change of people's health management idea, innovated the methods of crowd health measurement and evaluation, and established the model of population health management service. From the "Great Action on Health Assessment for 10, 000 People" of Pinggu District, there are six aspects of experience and inspiration: Establishing the grasping hand of implementing the big health concept, exploring the way of implementing the health status survey of the population, establishing the national health management database and innovating the national health management database.

**Keywords**: Population Health Management; Functional Health Assessment; Population Health Indicators

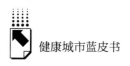
# IX  International Reference

**Abstract:** In the World Health Organization's latest report published in 2018, the World Health Organization made a comprehensive comparison on the "medical level", "the difficulty of receiving medical services", "the equity of medical expenses" and other aspects. Japan was the first in Europe and the United States because of its "high quality medical services", "the low level of medical burdens" and "the high average life expectancy of its citizens". Japan's excellent medical system not only takes care of the quality of life of all the people, but also makes a great contribution to making Japan the longest-lived country in the world. The Japanese people's longevity is the first in the world, which is mainly reflected in their medical history, medical environment, medical level, national insurance system and drug use.

**Keywords:** Japan; Health Care System; Longevity; Pinggu District

**Abstract:** On February 25, 2019, Bloomberg released the latest ranking of the world's health nations, with Spain jumping five places to become the healthiest country in the country's health statistics. The World Health Nation Health Index ranking is not only a simple comparison of the ranks of healthy countries, but also a reflection and pursuit of health concepts. Major measures of a country's health include air quality, medical quality, available water, urbanization, number of hungry people, and mental illness. From the "the healthiest countries" of Spain, the main advantages of climate, eating habits, life philosophy, health care and so on. The main reason for the rise in China's ranking lies in the steady progress of the "Healthy China" strategy, the strengthening of environmental protection, the comprehensive implementation of the construction of ecological civilization, the implementation of the reform of medical and health systems at the grass-roots level, and the sharing of reform results among the difficult groups in order to ensure the physical and mental health of the people and improve the index of happiness.

**Keywords:** A healthy Country; Health Indicators; Medical Treatment

## B. 22   The Enlightenment of Dutch Life Apartment to China's

Future Pension Mode                              *Ma Naichi*, *Zhu Jincheng* / 304

**Abstract:** The aging of the population is a worldwide problem. The Netherlands is one of the developed countries with an early aging of the population. It has not only established a relatively complete old-age security system, but also has a lot of practical experience in social services. The Life Apartment, founded by Professor Hans Baker, is known as the world-renowned pension model to promote the concept of "YES culture" 's self-governing, "apartment family" 's private, custom-made facilities and environment. Compared with China, the Netherlands has entered an aging society very early. Through long-term practice, it has formed a relatively perfect old-age service system and old-age mode, which has brought us many enlightenment: learn to respect, listen and face the old-age needs; The construction of old-age facilities and environment should be humanized design, society to strengthen warm care; Pay attention to personnel supporting, and realize the combination of medicine and nursing; To form a government-led, enterprise-led business model; Formulate relevant policies and regulations and supervise the old-age care industry according to law.

**Keywords:** Holland; The Mode of Old-age Support; Life Apartment

## B. 23   Postscript                                        / 316

社会科学文献出版社

皮书系列

## ✤ 皮书起源 ✤

"皮书"起源于十七、十八世纪的英国，主要指官方或社会组织正式发表的重要文件或报告，多以"白皮书"命名。在中国，"皮书"这一概念被社会广泛接受，并被成功运作、发展成为一种全新的出版形态，则源于中国社会科学院社会科学文献出版社。

## ✤ 皮书定义 ✤

皮书是对中国与世界发展状况和热点问题进行年度监测，以专业的角度、专家的视野和实证研究方法，针对某一领域或区域现状与发展态势展开分析和预测，具备原创性、实证性、专业性、连续性、前沿性、时效性等特点的公开出版物，由一系列权威研究报告组成。

## ✤ 皮书作者 ✤

皮书系列的作者以中国社会科学院、著名高校、地方社会科学院的研究人员为主，多为国内一流研究机构的权威专家学者，他们的看法和观点代表了学界对中国与世界的现实和未来最高水平的解读与分析。

## ✤ 皮书荣誉 ✤

皮书系列已成为社会科学文献出版社的著名图书品牌和中国社会科学院的知名学术品牌。2016年，皮书系列正式列入"十三五"国家重点出版规划项目；2013~2019年，重点皮书列入中国社会科学院承担的国家哲学社会科学创新工程项目；2019年，64种院外皮书使用"中国社会科学院创新工程学术出版项目"标识。

# 中国皮书网

（网址：www.pishu.cn）

发布皮书研创资讯，传播皮书精彩内容
引领皮书出版潮流，打造皮书服务平台

## 栏目设置

关于皮书：何谓皮书、皮书分类、皮书大事记、皮书荣誉、
　　　　　皮书出版第一人、皮书编辑部
最新资讯：通知公告、新闻动态、媒体聚焦、网站专题、视频直播、下载专区
皮书研创：皮书规范、皮书选题、皮书出版、皮书研究、研创团队
皮书评奖评价：指标体系、皮书评价、皮书评奖
互动专区：皮书说、社科数托邦、皮书微博、留言板

## 所获荣誉

2008 年、2011 年，中国皮书网均在全
国新闻出版业网站荣誉评选中获得"最具
商业价值网站"称号；

2012 年,获得"出版业网站百强"称号。

## 网库合一

2014 年，中国皮书网与皮书数据库端
口合一，实现资源共享。

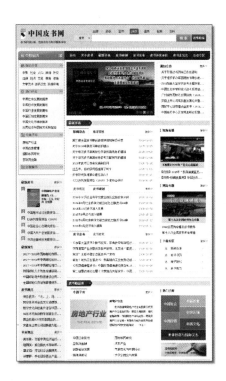

# 权威报告·一手数据·特色资源

# 皮书数据库
## ANNUAL REPORT(YEARBOOK)
## DATABASE

## 当代中国经济与社会发展高端智库平台

### 所获荣誉

- 2016年，入选"'十三五'国家重点电子出版物出版规划骨干工程"
- 2015年，荣获"搜索中国正能量 点赞2015""创新中国科技创新奖"
- 2013年，荣获"中国出版政府奖·网络出版物奖"提名奖
- 连续多年荣获中国数字出版博览会"数字出版·优秀品牌"奖

### 成为会员

通过网址www.pishu.com.cn访问皮书数据库网站或下载皮书数据库APP，进行手机号码验证或邮箱验证即可成为皮书数据库会员。

### 会员福利

- 已注册用户购书后可免费获赠100元皮书数据库充值卡。刮开充值卡涂层获取充值密码，登录并进入"会员中心"—"在线充值"—"充值卡充值"，充值成功即可购买和查看数据库内容。
- 会员福利最终解释权归社会科学文献出版社所有。

社会科学文献出版社 皮书系列
SOCIAL SCIENCES ACADEMIC PRESS (CHINA)

卡号：831584936332

密码：

数据库服务热线：400-008-6695
数据库服务QQ：2475522410
数据库服务邮箱：database@ssap.cn
图书销售热线：010-59367070/7028
图书服务QQ：1265056568
图书服务邮箱：duzhe@ssap.cn

基本子库
SUB DATABASE

## 中国社会发展数据库（下设 12 个子库）

全面整合国内外中国社会发展研究成果，汇聚独家统计数据、深度分析报告，涉及社会、人口、政治、教育、法律等 12 个领域，为了解中国社会发展动态、跟踪社会核心热点、分析社会发展趋势提供一站式资源搜索和数据分析与挖掘服务。

## 中国经济发展数据库（下设 12 个子库）

基于"皮书系列"中涉及中国经济发展的研究资料构建，内容涵盖宏观经济、农业经济、工业经济、产业经济等 12 个重点经济领域，为实时掌控经济运行态势、把握经济发展规律、洞察经济形势、进行经济决策提供参考和依据。

## 中国行业发展数据库（下设 17 个子库）

以中国国民经济行业分类为依据，覆盖金融业、旅游、医疗卫生、交通运输、能源矿产等 100 多个行业，跟踪分析国民经济相关行业市场运行状况和政策导向，汇集行业发展前沿资讯，为投资、从业及各种经济决策提供理论基础和实践指导。

## 中国区域发展数据库（下设 6 个子库）

对中国特定区域内的经济、社会、文化等领域现状与发展情况进行深度分析和预测，研究层级至县及县以下行政区，涉及地区、区域经济体、城市、农村等不同维度。为地方经济社会宏观态势研究、发展经验研究、案例分析提供数据服务。

## 中国文化传媒数据库（下设 18 个子库）

汇聚文化传媒领域专家观点、热点资讯，梳理国内外中国文化发展相关学术研究成果、一手统计数据，涵盖文化产业、新闻传播、电影娱乐、文学艺术、群众文化等 18 个重点研究领域。为文化传媒研究提供相关数据、研究报告和综合分析服务。

## 世界经济与国际关系数据库（下设 6 个子库）

立足"皮书系列"世界经济、国际关系相关学术资源，整合世界经济、国际政治、世界文化与科技、全球性问题、国际组织与国际法、区域研究 6 大领域研究成果，为世界经济与国际关系研究提供全方位数据分析，为决策和形势研判提供参考。

# 法律声明